Giovanni Jervis
Die offene Institution

Was setzt man an die Stelle der »negierten Institution«? Was tut der Psychiater, der sich nicht mehr als »Heiler«, sondern als »Erzieher«, als »Umerzieher« versteht? Jervis stellt sich diesen Problemen sehr offen, sehr subjektiv. Er berichtet in dem Hauptaufsatz »Der gute Umerzieher« über 20 Jahre psychiatrische Praxis, seine eigenen Lernschritte, auch seine Differenzen mit Basaglia. Er befaßt sich in anderen Aufsätzen mit Fehlentwicklungen der Sozial- wie der Antipsychiatrie, mit politischen Kurzschlüssen und ideologischen Abdriftungen. Er erörtert schließlich brennende Fragen der Praxis, die sich aus der in seinem *Kritischen Handbuch der Psychiatrie* entwickelten Position ergeben. Man sollte die hier versammelten Aufsätze als praxisnahes Pendant zu jenem Handbuch lesen, das der Psychiatrie neue Wege wies, ohne ihr bestimmte Vorgehensweisen zu verordnen: der Weg ist die Methode. Jeder muß seinen eigenen gehen, aber es gibt Erfahrungen, die sich mitteilen lassen. Eben dies tut Jervis.

Giovanni Jervis, 1933 in Florenz geboren, ist Facharzt für Neurologie und Dozent für Psychiatrie. Er arbeitete 1961–66 in der praktischen Psychiatrie in Rom, 1966–68 in der psychiatrischen Klinik in Görz (zusammen mit Franco Basaglia; er ist Mitautor der »Negierten Institution«). 1969–1976 leitete er den Psychiatrischen Dienst der Provinz Reggio Emilia. Seit 1977 unterrichtet er Doktoranden der Psychologie an der Universität Rom.

Giovanni Jervis

Die offene Institution

Über Psychiatrie und Politik

Aus dem Italienischen von Maja Pflug,
Ulrich Wienand und Helmer Tralst

Syndikat

Titel der italienischen Originalausgabe: *Il buon rieducatore. Scritti sugli usi della psichiatria e della psicanalisi.* Feltrinelli, Milano 1977.
Die deutsche Ausgabe ist gegenüber der italienischen um eine Einführung und die Aufsätze 11 bis 14 erweitert. Nicht aufgenommen wurde der Text »Psichiatria e tortura«.
Übersetzungen: Helmer Tralst (5. Aufsatz), Ulrich Wienand (10., 11. und 12. Aufsatz), Maja Pflug (alle anderen Texte).

CIP-Kurztitelaufnahme der Deutschen Bibliothek

Jervis, Giovanni:
(Sammlung ‹dt.›)
Die offene Institution: über Psychiatrie u. Politik /
Giovanni Jervis. Aus d. Ital. von Maja Pflug . . . –
Frankfurt am Main: Syndikat, 1979.
Einheitssacht.: Il bion rieducatore ‹dt.›
ISBN 3-8108-0126-7

Umschlag nach Entwürfen von Rambow, Lienemeyer und van de Sand
Motiv: Photo Giovanni Jervis
Satz: Satz-Studio RES, R.-E. Schulz, 6072 Dreieich
Druck und Bindung: Blümlein, Frankfurt
Printed in Germany
ISBN 3-8108-0126-7

Inhalt

Kalle: Für die Keuschheit sind Sie als auch nicht?
Ziffel: Ich bin gegen geordnete Zustände in einem Schweinestall.
(Brecht, *Flüchtlingsgespräche*)

Vorbemerkung

Ich habe in diesem Buch einige – zum Teil schon publizierte, zum Teil noch nicht veröffentlichte – Schriften zusammengefaßt, deren allgemeines Thema das *Problem des Therapeuten* ist (des Psychiaters, Psychotherapeuten, Psychoanalytikers, je nach Schule und Konvention) und gleichzeitig das Problem der Mittel, derer er sich bedient.
Die Sammlung ist nicht organisch und erhebt keinerlei Anspruch auf Vollständigkeit. Sie spiegelt eher Bedürfnisse und Erfahrungen als am grünen Tisch vorgenommene Forschungsarbeit wider: zu unterschiedlichen Anlässen, auf unterschiedliche Weise und auch sprachlich auf verschiedenen Ebenen geschriebene Aufsätze und Überlegungen ergeben hier zusammen einen Diskurs, einen diskontinuierlichen Weg, der auch persönliche Geschichte ist. Gleich der erste Aufsatz ist ein einführendes autobiographisches Zeugnis: kurz, um nicht zu langweilen, so präzise wie möglich, obgleich offen subjektiv, also unklar wie alle Zeugnisse, da unter der Oberfläche der erzählten Tatsachen unvermeidlich ein Rest an Ressentiments und Narzißmus zurückbleibt, tausend Fehlern und Ungerechtigkeiten ausgesetzt, und doch leider noch distanziert oder, besser gesagt, weit entfernt von einem wirklich persönlichen Diskurs, der vielleicht mit Gesprächspartnern aus Fleisch und Blut möglich gewesen wäre.
Viele Schriften mehr fachspezifischen Inhalts wurden in dieses Buch nicht aufgenommen: einerseits die Aufsätze zur Psychopathologie und die sozialpsychiatrischen Untersuchungen; andererseits zahlreiche Diskussionsbeiträge aus verschiedenen Epochen, deren Thema die »Politik« der psychiatrischen Versorgung in Italien, die Versorgungspraxis, die gelebten »alternativen« Erfahrungen, die Institutionen sind. So man wollte, könnten sie vielleicht weitere Aufsatzbände ergeben.
Trotz allem hat diese Sammlung eine gewisse Einheitlichkeit, denn es geht um ein einziges Thema: die Unmöglichkeit, ein »guter Umerzieher« zu sein. Dieses Thema wird, wie schon gesagt, nicht systematisch untersucht, sondern aus verschiedenen Gesichtspunkten betrachtet. Die persönlicheren Zeugnisse verweisen auf die theoretischeren Teile des Buches und umgekehrt.
In diesem Sinne möchte ich den Leser bitten, das Buch *ganz* zu lesen, bevor er ein Urteil darüber fällt. Die einzelnen Schriften sind (mit Ausnahme des ersten Aufsatzes) chronologisch geordnet, aber der Leser hat natürlich das Recht, sie nicht der Reihe nach zu lesen. Er kann also ganz

nach dem Diktat seiner Neugierde vorgehen. Ein sehr kurzer Aufsatz wie »Der undankbare Patient« z.B. wird ihn sofort mitten in viele Probleme hineinführen.

Abweichend von der italienischen Ausgabe fehlt in dieser deutschen Übersetzung der Aufsatz »Psychiatrie und Tortur«, der mir im Vergleich zu den anderen weniger homogen und überholter erschien. Ich habe dafür – außer der Einführung – vier Aufsätze hinzugefügt, die zum Zeitpunkt der ersten italienischen Ausgabe des Buches noch nicht erschienen waren. Drei dieser vier letzten Aufsätze des Bandes betreffen direkt weder die Psychiatrie noch die guten oder schlechten Umerzieher. Sie haben einzig das Verdienst, auf polemische Weise einige theoretische Themen ethisch-politischen Charakters zu erörtern, die implizit an anderen Stellen des Buches berührt werden.

Im folgenden eine Liste der Aufsätze und ihrer Quellen:

Einführung: Die neue Psychiatrie in Italien: 1979 für die nicht-italienischen Ausgaben dieses Buches geschrieben.

1. *Der gute Umerzieher:* 1976 für dieses Buch geschrieben; der deutsche Text enthält gegenüber dem italienischen einige minimale Präzisierungen, Korrekturen und Einfügungen.
2. *Psychoanalyse und Ideologie:* fast unveränderte Wiedergabe des Hauptteils des Vorwortes zu H. Marcuse, *Eros e Civiltà,* Einaudi 1964.
3. *Die Sozialpsychologie als Problem:* unter dem Titel »Alcune considerazioni in margine allo studio della psichiatria sociale« erschienen in: *Annali di neurologia e psichiatria,* Jg. LIX, Beilage zu Heft 3, 1965; unverändert.
4. *Ein Wort über die Rolle des Psychiaters:* im Rahmen einer Diskussion in den *Annali* (Jg. LX, Heft 1/2, 1965) erschienen; unverändert.
5. *Die Radikalen und der Hexenmeister:* in *Quaderni Piacentini* Nr. 42, 1970, erschienen, unverändert.
6. *Fanon und die Subjektivität:* Vorwort zu den *Opere scelte* von Frantz Fanon, hrsg. von Giovanni Pirelli, Einaudi 1971; unverändert.
7. *Wozu dient Therapie?:* der weitgehend umgeschriebene Text eines 1974 gehaltenen Vortras.
8. *Psychiatrie als Unternehmen?:* Schlußteil des Vorwortes zu: D. H. Clark, *Psichiatria e terapia sociale,* Feltrinelli 1976.
9. *Der undankbare Patient:* 1976 geschrieben, bisher unveröffentlicht.
10. *Der Mythos der Antipsychiatrie:* in *Quaderni Piacentini* Nr. 60/61, Okt. 1976, erschienen; unwesentliche Veränderungen.
11. *Welche Bedürfnisse? Einige Bemerkungen:* in *Ombre Rosse* Nr. 17, Nov. 1976, erschienen; der deutsche Text enthält kleine Einschübe und Korrekturen.
12. *Eine Anmerkung zu Rationalität, Irrationalität und Irrationalismus:* in *Aut Aut* Nr. 161, Sept.-Okt. 1977, erschienen; im deutschen Text wurde die letzte Seite weggelassen, da sie sich hauptsächlich auf die Situation in Italien bezieht.
13. *Über die Methode im psychiatrischen Diskurs:* in *Sapere* Nr. 807, Jan. 1978, erschienen; der deutsche Text weicht geringfügig vom italienischen ab (kleinere Auslassungen und Einschübe).
14. *Beitrag zu einer notwendigen Klärung:* in *Quaderni Piacentini* Nr. 67/68, Juni 1978, erschienen; unverändert.

Die Aufsätze 11–14 sind nicht in der italienischen Ausgabe des Buches enthalten.

Einführung
Die neue Psychiatrie in Italien

Die hier gesammelten Texte spiegeln eine Debatte und eine gedankliche Evolution wider, und vielleicht kann dem ausländischen Leser mit etwas Geschichte geholfen werden, sich darin zurechtzufinden. Ich kann mich im folgenden nur aus meiner persönlichen Sicht heraus äußern, werde jedoch versuchen, so objektiv wie möglich zu sein.

Nach dem Faschismus und dem Zweiten Weltkrieg gab es in Italien weder eine nationale Studien- und Forschungstradition auf dem Gebiet der Psychologie noch ein breiteres Interesse für diese Disziplin; die Psychoanlayse war praktisch unbekannt; die Psychiatrie siechte dahin unter dem Gewicht einer streng organ-orientierten Tradition, gebunden an eine autoritär medizinische Ausrichtung, an die Neurologie, die pathologische Anatomie, die Lehre und Tradition der deutschen Psychiatrie. Die Irrenanstalten waren Orte der Nachlässigkeit, oft Orte des Schreckens.

Im wesentlichen blieb diese Situation in der Nachkriegszeit und während der gesamten 50er Jahre unverändert. Die italienische Psychiatrie akzeptierte keine Neuerungen: weder von Seiten der Ärzte und der akademisch-»wissenschaftlichen« Kreise noch von Seiten der traditionellen philosophischen und literarischen Welt der Kultur, die dem Idealismus von Croce und Gentile anhing und der Psychologie feindlich gesonnen war, und ebensowenig von Seiten des marxistischen Denkansatzes, der, vom stalinistischen Objektivismus bestimmt, aus einem Vorurteil heraus der Psychoanalyse feindlich, den modernen Strömungen der westlichen Psychologie mißtrauisch gegenüberstand.

Ganz allmählich geriet gegen Ende der 50er Jahre etwas in Bewegung: Junge Ärzte und Psychologen begannen mit Studienaufenthalten in den USA, in Frankreich und Großbritannien und brachten neue Ideen nach Italien mit, wenngleich sie weder über das notwendige Gewicht noch über die notwendige Macht verfügten, um die stagnierende Situation zu verändern. Einige Wissenschaftler wie Ernesto De Martino, von dem in diesem Buch die Rede ist, initiierten die ersten interdisziplinären Forschungsprojekte; politische Theoretiker wie Raniero Panzieri durchbrachen die rigiden Schemata des Stalinismus, des dogmatischen Leninismus und der Kontraposition Ost-West und traten für eine lebendigere und vorurteilslosere Lesart des Marxismus ein.

Zu Anfang der 60er Jahre begann sich alles zu verändern: Es war die Zeit des Wirtschaftsbooms, und Italien wurde europäisch; es bildeten sich

Gruppen, die in Büchern und auf Tagungen die modernen Strömungen der Psychoanalyse importierten; die Organisationen der »Neuen Linken« wurden gegründet; die Sitten und Gebräuche der Jugend veränderten sich; im Bereich der psychiatrischen Institutionen gab es Leute, die von den britischen »therapeutischen Gemeinschaften« und vom französischen »Sektor« sprachen. Im Jahre 1964 verblüffte der Franzose Daumézon die in Bologna tagenden italienischen Psychiater mit der Erklärung, das psychiatrische Krankenhaus sei überholt. Aber bereits seit 1962–63 hatten in Görz F. Basaglia und A. Slavich begonnen, in einem kleinen, rückständigen psychiatrischen Krankenhaus und in einer kulturell gewiß nicht günstigen Situation die antiautoritären und liberalisierenden Prinzipien der therapeutischen Gemeinschaft sehr mutig zur Anwendung zu bringen. In den Jahren 1965–66 entstand in der Provinz Perugia der erste Versuch von »Gemeindepsychiatrie«, d.h. von »alternativer« psychiatrischer Versorgung außerhalb der Mauern des psychiatrischen Krankenhauses.

1968 kam die große Wende. Die Explosion der Studenten- und Schülerbewegung an Universitäten und Schulen veränderte das politische Gesamtbild; neue politische und kulturelle Ideen, bis zu diesem Zeitpunkt kleinen Gruppen vorbehalten, wurden Allgemeingut der Massen. Die Bewegung von '68 stellte mit Nachdruck einige Themen zur Diskussion: Kampf den Institutionen (und insbesondere den Institutionen der Segregation wie Internaten und Irrenanstalten); Nicht-Neutralität der Wissenschaft (und insbesondere der Humanwissenschaften wie Pädagogik und Psychiatrie); antiautoritärer Egalismus; Kritik am bürgerlichen Normalitätsbegriff.

Dies vorausgeschickt, kann man den interessanteren und originelleren Charakter der psychiatrischen Erneuerung in Italien nach 1968 begreifen, nämlich ihre Politisierung. Einerseits erschöpfte sich die antiautoritäre Bewegung der Jugend nicht im Verlauf einer Saison, sondern übte auf die Arbeiterkämpfe 1969 einen starken Einfluß aus und ging in den folgenden Jahren als Massenbewegung weiter, die sich aktiv mit der psychiatrischen Frage und dem Irrenanstaltsproblem beschäftigte. Andererseits verstanden es die fortschrittlicher eingestellten Psychiater, unterstützt von den lokalen linken Verwaltungsbehörden und der KPI, politisch an die Forderungen und Parolen der Gewerkschaften, der Arbeiter- und Studentenbewegung anzuknüpfen. Die psychiatrische Erneuerung Italiens, in Görz und Perugia begonnen, dehnte sich zwischen '69 und '73 als Kampf der Bevölkerung gegen die gewaltsame Segregation in Irrenanstalten auf das ganze Land aus.

Ein Teil der Aufsätze in diesem Buch betrifft die Geschichte, die Ideen und die möglichen Ursachen für die rückläufige Bewegung der »neuen politischen Psychiatrie« in Italien. Ich möchte nochmals betonen, daß es, um eine derartige Bewegung zu verstehen und gewisse Lehren daraus zu ziehen, notwendig ist, sie historisch einzuordnen, sie nicht zum Mythos zu machen und ehrlich ihre Grenzen zu erkennen.

Man kann gar nichts von der »neuen Psychiatrie« in Italien verstehen, wenn man außer acht läßt, daß sie nicht *gänzlich* in frontalem Gegensatz zur »alten Psychiatrie« entstand, sondern vorwiegend als Ausdruck der modernen, fortschrittlicheren und demokratischeren Strömungen der nationalen Psychiatrietradition. Die Annahme, die »neue Psychiatrie« sei insgesamt ein Bruch mit der Vergangenheit, ist Teil einer vereinfachenden und schematischen Vorstellung, die durch die Polemik, die Begeisterung und zuweilen die Demagogie unterstützt wurde. In Wirklichkeit war sie vor allem ein Aufarbeitungsvorgang auf der Grundlage von nicht-italienischen Ideen und Erfahrungen; sie entstand nicht unvermittelt, sondern es waren ihr in den 50er und 60er Jahren viele Neuerungsversuche und viele Diskussionen vorausgegangen, und zu guter Letzt behielt sie einige der schlechtesten Seiten der »alten Psychiatrie« bei.

Aus einer Reihe von historischen und kulturellen Gründen wurde die Erneuerung der öffentlichen psychiatrischen Versorgung, die in Großbritannien und Frankreich in den 50er Jahren, ohne besondere politische Färbung, im Namen der Humanität, der Wissenschaft, des bürgerlich-gesellschaftlichen Fortschritts und des öffentlichen Interesses abgewickelt worden war, in Italien in den 60er und 70er Jahren mit einer klaren und expliziten linken politischen Orientierung durchgeführt. Nichts anderes geschah im übrigen nach '68 im Bereich der Pädagogik und der schulischen Organisation, der Versorgung von Behinderten und Alten, der Arbeitsmedizin.

Der Zusammenhang zwischen der »neuen Psychiatrie« und der antiautoritären Thematik der Studentenbewegung von 1968 war von Anfang an unvollständig, oft auf Mißverständnisse und zuweilen auf mehr scheinbare als reale Affinitäten gegründet. In der »neuen Psychiatrie« war (wenn auch oft nur latent) ein Kontrast zwischen zwei Linien vorhanden. Auf der einen Seite die »gemäßigte« Linie, die es (vor allem nach 1974–75) akzeptierte, sich auf die Seite des immer deutlicher werdenden Moderatismus der KPI zu stellen, wobei sie ihre neoakademische Berufung und die Tendenz zur Bildung von Machtgruppen wiederentdeckte. Auf der anderen Seite die radikalere Linie, vor allem vertreten von jüngeren Ärzten und Psychologen (mit weniger Macht) und von politisierten Studenten. Ein großer Teil dieser politisierten Studenten nahm extremistische Standpunkte »antipsychiatrischer« Art ein: Negierung des Normalitätsbegriffs, des Begriffs von psychischer Störung, von jeder Art psychiatrischer Versorgung, die von oben aufgezwungen wird. Kann man der ersteren dieser beiden Linien Opportunismus und tausend andere Fehler zur Last legen (in gewissen Fällen, sektiererisch eine »Schule« zu vertreten, und auch Demagogie), so kann man der radikaleren Linie leicht ihre Abstraktheit, den anmaßenden Extremismus und zuweilen das mangelnde Verant-

wortungsbewußtsein und Verständnis für die realen Bedürfnisse und Probleme der psychiatrischen Patienten zum Vorwurf machen.
Aber die neue Psychiatrie wird, wie die alte, von Psychiatern geleitet und verwaltet, und zuweilen von denselben Psychiatern, die die alte Psychiatrie an die Macht gebracht hatte. Gleichzeitig wird sie von den Politikern verwaltet: aber auch hier nicht von der Basis, sondern von Berufspolitikern, von den Verwaltungsbeamten der Ortskrankenhäuser und Institute, den Vertretern der Parteien.
Verrat an der »neuen Psychiatrie«? Nein, sicher nicht. Ich möchte mich klar ausdrücken: Meiner Ansicht nach ist das, was geschehen ist, nicht banal und darf absolut nicht negativ betrachtet werden. Die neue italienische Psychiatrie hat nicht die Psychiatrierevolution ausgelöst, noch hat sie sich in einen revolutionären Prozeß politischer Art eingefügt; aber innerhalb von zehn Jahren hat durch sie die öffentliche Versorgung (und vor allem die psychiatrische Versorgung in den stationären Einrichtungen) einen enormen, außerordentlichen, qualitativen Sprung nach vorn gemacht. Darüber hinaus, und das ist noch bedeutsamer und positiver, geschah das alles nicht durch eine Reihe technischer, von oben diktierter Verwaltungsmaßnahmen, sondern vor allem aufgrund der Bemühungen und durch die Mobilisierung der öffentlichen Meinung. Das ist wahrhaftig nicht wenig. Und doch muß man, an diesen überwiegend positiven Aspekten festhaltend, auch von den Schatten sprechen, die sich in den letzten Jahren über der italienischen Situation verdichtet haben, und von der neueren Lage der italienischen Psychiatrie.
Die Entwicklung der wirtschaftlichen und politischen Lage kann vieles erklären. Seit mindestens fünf Jahren ist in Italien Krise: eine Wirtschaftskrise, die sich (außer vielleicht 1978) tendenziell zunehmend verschlimmert und die mit einer immer besorgniserregenderen politischen Krise Hand in Hand geht. Die KPI ist keine Oppositionspartei mehr: Sie unterstützt die Regierung und macht auf der Ebene der Lokalverwaltungen in den Städten und auf dem Land eine immer vorsichtigere Politik, kompromißbereit und gemäßigt; im Bereich der Psychiatrie strebt sie (im besten Fall) eine unspezifische Modernisierung der Versorgung an oder, im schlimmsten und viel häufigeren Fall, nur eine Ausweitung und quantitative Intensivierung der Verteilung von Psychopharmaka, Beihilfen, klinischen Einschätzungen, guten Worten und mehr oder minder heimtückischen oder brutalen Formen von Verhaltenskontrolle. Die neueren Versuche von »alternativer« Psychiatrie werden auf Eis gelegt oder zur Schließung gezwungen. Im Jahre 1977 stirbt die »außerparlamentarische« Bewegung der Jugend, die 1968 explodiert war, und löst sich auf; heute (Ende 1978) gibt es die politischen Organisationen der »neuen Linken« nicht mehr, bzw. sie überleben nur noch in den Redaktionen einiger Zeitungen: *Il Manifesto, Lotta Continua, Il Quotidiano dei Lavoratori.* Die Jugendlichen ziehen sich en masse aus dem politischen Engage-

ment zurück, wenn möglich emigrieren sie, suchen Arbeit, oder suchen im »Privaten« oder in orientalischen Philosophien nach Sicherheiten; nicht wenige greifen zu Drogen; andere entscheiden sich für halb oder ganz im Untergrund operierende Organisationen, die den bewaffneten Kampf predigen. Selbstmorde von Jugendlichen sind zahlreich.

In dieser rückläufigen Entwicklung verliert die »neue Psychiatrie« in Italien ihre letzten oppositionellen Züge. Es bildete sich eine Vereinigung auf breiter Ebene (»Psichiatria Democratica«), die sich, großenteils von der KPI kontrolliert, eine Zeitlang mit recht fortschrittlichen Standpunkten für die Erneuerung der Versorgung einsetzte, aber im Laufe der Jahre '77–78 fast alle kritischen Inhalte verlor, somit auch den politischen Einfluß und letztlich die Glaubwürdigkeit.

Die Diskussion erlahmt. 1978 wird ein Psychiatriegesetz erlassen, das bei allen eine gewisse Unzufriedenheit zurückläßt und die stationäre Versorgung von den öffentlichen Irrenanstalten auf die Allgemeinkrankenhäuser abwälzt. Dieses Gesetz verstärkt eine Reihe sich bereits auswirkender besorgniserregender Tendenzen: die Psychiatrisierung der Versorgung »in der Gemeinde«; die psychiatrisch-fürsorgerische soziale Kontrolle; die verminderte Garantie für Schutz, Versorgung und Behandlung von Patienten, die akut an schweren Formen von Psychose leiden (die Allgemeinkrankenhäuser sind nicht für ihre Behandlung eingerichtet, ebensowenig sind die Familien dazu in der Lage; es gibt zahlreiche Suizide und schwere Zwischenfälle); die öffentliche Finanzierung von *privaten* psychiatrischen Anstalten (bzw. »Kliniken«), die, von dem Gesetz nicht betroffen, sich ausweiten und überall aus dem Boden schießen, wobei sie ein Versorgungsniveau liefern, das zumeist schlechter ist als in den alten öffentlichen Irrenanstalten und geringeren Kontrollen unterliegt (die Mehrheit der psychiatrischen Einweisungen erfolgt in Rom inzwischen in Privatkliniken); die erhöhte Bedeutung der psychiatrischen Anstalten für Strafgefangene, die dem Justizministerium unterstehen und ebenfalls von dem Gesetz nicht berührt werden; usw.

Es bleiben einige große theoretisch-praktische Probleme auf dem Tapet, die in den Seiten dieses Buches anklingen.

Das erste Problem ist, daß die psychiatrische Reform in Italien sozialfürsorgerisch orientiert war (nich *therapeutisch*), und zwar empirisch, oft spontaneistisch, zuweilen naiv, zu antitechnisch. Woran mehrere Jahre lang in den italienischen Versuchen von »neuer Psychiatrie« gearbeitet wurde, war die Liberalisierung des internen Anstaltsklimas (keine körperlichen Einschränkungen, Versammlungen, Gleichberechtigung, Informalität der Rollen, Öffnung der Türen etc.), die Wiedereingliederung chronischer Anstaltsinsassen (durch Beihilfen, Arbeitsplatzsuche etc.), die Wiedereingliederung behinderter Kinder in die Schulen, die Prävention von Einweisungen usw., wobei das Problem der Therapie im wesentlichen verdrängt wurde. Das psychiatrische Problem, auf plumpe und naiv unmittelbare Weise auf seine soziale Problematik reduziert, erschien als etwas, das ausschließlich mit gutem Willen, einer linken politischen Einstellung, der Teilnahme eines jeden an der Betreuung der leidenden Person lösbar sei. Zu dieser Tendenz haben zum einen die anti-intellektuellen Strömungen eines Teils der »Gegenkultur« nach '68, zum anderen technisch-kulturelle Unzulänglichkeiten der »neuen Psychiater« beigetragen.

Heute ist diese Verdrängung des Problems der psychiatrischen Therapie und der damit verbundenen theoretischen und kulturellen Fragen nicht mehr möglich. Insbesondere die Auseinandersetzung mit der Psychoanalyse ist unaufschiebbar geworden. Eine zu rigide Ablehnung der Psychoanalyse seitens der italienischen »neuen Psychiatrie« (und der Autor dieser Zeilen trägt seinen Teil der Schuld daran) hat sicherlich weder der neuen Psychiatrie noch der Psychoanalayse genützt.

Ein anderes offenes theoretisches Problem betrifft die Frage, welche Bedeutung der Subjektivität zukommt; ein weiteres die Bedürfnistheorie; und es darf nicht vergessen werden, daß die italienische Linke in den letzten Jahren eine veritable Marxismuskrise durchmacht.

Italien hat also kein Modell anzubieten, sondern eine Erfahrung, das ganz sicher. Weder bei mir noch, glaube ich, bei irgendeinem von uns, die wir in den letzten Jahren für die Affirmation neuer Ideen und für die Erneuerung der psychiatrischen Versorgung in Italien gekämpft haben, besteht der Eindruck, eine negative Bilanz ziehen zu müssen. Wir haben gekämpft und dabei oft persönlich draufgezahlt, Gleichgewichte und affektive Garantien geopfert, wir haben Fehler gemacht, wir haben gelernt, wir haben gegeben, wir haben alle viel erhalten. Ich bin nicht der Einzige, der denkt, daß die »neue Psychiatrie« Italiens am Ende ihres Weges angekommen ist: Vielleicht werden wir uns eine Zeitlang vor allem damit befassen müssen, zu lernen.

Aber ohne Zweifel haben wir ein positives und wichtiges Phänomen miterlebt. Die in diesem Buch gesammelten Schriften legen davon Zeugnis ab, parteiisch und bescheiden, sind aber – so hoffe ich – eine Anregung.

Giovanni Jervis

1. Der gute Umerzieher

Vage motiviert beschloß ich, Medizin zu studieren. Ich hatte ohne Lust und Klarheit das Lyzeum durchlaufen und kam aus einer Adoleszenz voller Lücken und Phantastereien. Die Psychoanalyse interessierte mich, doch sah ich sie als Teil der Kultur und nicht in bezug auf einen möglichen Beruf. Als Kind schon hatte ich mit Interesse ein populärwissenschaftliches Buch *Die Psychoanalyse* von Enzo Bonaventura gelesen, noch vor Beendigung der Schule hatte lange Freud meine Lektüre gebildet, und ich bemerkte erst später, bis zu welchem Punkt ich einige seiner Lehren als selbstverständlich angenommen hatte. Aber ich dachte nicht daran, Psychoanalytiker zu werden; wenn überhaupt etwas, so interessierte mich, aufgrund der diesem Alter eigenen Abstraktheit, die Philosophie.

Die medizinische Fakultät in Florenz war in den Jahren 1951 bis 1957 kein Scherz, aber, wie ich mir sehr bald klar wurde, auch keine ernsthafte Sache. Man mußte viel arbeiten, gewisse Examen waren Alpträume, und man wurde erdrückt von Bergen offensichtlich nutzloser Kenntnisse. Nach einer Weile überwältigte einen der Eindruck, man befinde sich in einer vollkommen irrationalen Maschinerie. Niemand lernte dabei wirklich, Arzt zu werden, außer man ging freiwillig in eines der kleinen Krankenhäuser auf dem Land, um zwischen einer Prüfung und der nächsten ein Praktikum zu machen. Eine formalisierte, schnelle Unterredung mit einem feindseligen und, was schlimmer ist, oft auch zerstreuten Professor beschloß Monate harten Studiums. Man ging daraus »bestanden« mit einer Note im Studienbuch hervor oder wurde bis zur nächsten Prüfungsperiode zurückgestellt. Allen gemeinsam war der Eindruck, der Schiedsspruch hänge sehr viel mehr vom Zufall als von der Vorbereitung ab.

Ich erinnere mich, daß nach den zwei Vorbereitungsjahren Allgemeine Pathologie das erste Schlüsselexamen darstellte. Die meisten machten es zweimal, andere wechselten die Fakultät, nachdem sie durchgefallen waren, oder gingen an eine andere Uni. Der Professor hieß Borghi und war gleichzeitig Rektor der Universität; unter den Studenten ging allgemein das Gerücht um, er sei total verrückt. Man konnte nicht vorhersehen, was er in der Prüfung drannehmen würde; haufenweise besuchten wir seine Vorlesungen in dem Versuch, seine Launen und wissenschaftlichen Manien zu erraten. Einmal widmete er eine ganze Vorlesung einer Schimpfkanonade über Kleinmotorfahrzeuge und Motorroller; beim Verlassen

des Hörsaals fragten sich einige von uns ernsthaft, ob auch dies vielleicht ein Prüfungsgegenstand sein würde.
Andere Male waren die Regeln eindeutiger. Wenn z.B. der Inhaber des Lehrstuhls für Physiologie, Spadolini, eine Neufassung seines sehr teuren und obskuren Traktats herausbrachte, sagten wir uns alle, daß die Prüfungsfragen bestimmt mit Vorliebe die neuen Kapitel zum Gegenstand haben würden, die in der alten Ausgabe nicht enthalten waren: so war der Verkauf des neuen Buches gesichert, und proportional dazu fiel der Wert der alten Ausgabe auf dem antiquarischen Büchermarkt. Ich beging die Unvorsichtigkeit, mich nach einem Skriptum amerikanischer Studenten vorzubereiten, das ich von einem Aufenthalt in den Vereinigten Staaten mitgebracht hatte. Es war viel besser gemacht (wozu es wenig bedurfte), aber vor allem war es klarer. In der Prüfung fragte mich Spadolini als erstes nach etwas (ich weiß noch, daß es »die klinische Elektromyographie« war), das sicherlich nicht zur Physiologie gehörte. Als ich ihn daraufhin stumm und mit offenem Munde ansah, war er so frei, mich gütigst darauf hinzuweisen, auf welcher Seite der neuen Ausgabe seiner Abhandlung ich diesen speziellen Absatz hätte finden können.
Natürlich wurde ich bei dieser Schule schließlich auf Opportunismus konditioniert. Ich war mir in der Tat damals nicht darüber klar, daß eine solche Art von Universität das Symptom einer allgemeinen politischen Situation und nicht Ausdruck kultureller Irrtümer war. Der Dozent, allmächtig in seinem Reich und unvermeidlich autoritär in einer autoritären Einrichtung, war abgeschnitten von jeder möglichen Form von Überprüfung und Protest. Von den Studenten kam ihm außerdem keinerlei Anzeichen eines kritischen Bewußtseins entgegen. Was uns interessierte, war einzig, die Prüfung zu bestehen, dann weiterzumachen; und wenn sich einige von uns für Politik oder für Ideologien interessierten, so kam ihnen nicht einmal entfernt der Gedanke, daß das etwas zu tun haben könnte mit den Fächern, die wir studierten, oder mit der Organisation der Universität oder mit unserer Situation als Studenten. Die einzig mögliche Opposition war individuell, und sie drückte sich, wegen des Mangels an politischen Instrumenten, unausweichlich in vagen Formen von Moralismus aus. Selbst die (wenigen) kommunistischen Studenten hatten von ihrer Partei nur eins mit auf den Weg bekommen: fleißiger zu studieren und respektabler zu sein als die anderen; mit größtem Eifer und einem absoluten Mangel an kritischem Geist nahmen sie die Inhalte und Gebräuche an der Universität an.
Wir waren auch unwissend. Als der Professor für Gerichtsmedizin Chiodi sich lange über die Güte des »Codice Rocco«[1] ausließ, kommentierten wir diese Ausführlichkeit, ohne sie uns erklären zu können: wir wußten einfach nicht, daß unser Professor Faschismusapologie betrieben hatte.
Ein anderer Dozent hieß Costa und unterrichtete pathologische Anatomie. Jeden Tag hielt er eine zweistündige Vorlesung anhand einer

Leiche oder anhand von frischen Stücken; er spürte die Krankengeschichte des Toten in einer der Universitätskliniken auf, und es bereitete ihm eine gewisse Genugtuung, wenn er – was oft vorkam – nachweisen konnte, daß seine illustren Kollegen hartnäckig falsche Diagnosen gestellt hatten. Wir lernten auch etwas: das Schlimme war, daß Professor Costa seine langen Vorlesungen als persönliche Show auffaßte; zwischen einer Erklärung und der nächsten erzählte er Witze und Annekdoten, die keineswegs sehr feinfühlig waren. Allerdings war er mit sehr viel Verve begabt, und unser rezeptiver und täglich gedemütigter Geist erwies sich diesen Scherzen schutzlos ausgeliefert. Im Grunde lachten alle. Oder vielmehr, alle außer einem: Ich erinnere mich, daß ein Student da war, Carlo Fumagalli, der etwas von Theater verstand und klassische Literatur liebte, und der den Professor überhaupt nicht schätzte. Er saß immer auf demselben Platz, in der zweiten Reihe, mit seinem Notizheft vor sich; seelenruhig sah er den Professor an und lachte nie. Angsterfüllt gingen wir uns seine Prüfung anhören. Die Vorhersagen der meisten bestätigten sich: obwohl sein Studienbuch voller »Sehr gut, mit Auszeichnung« und Fumagalli bestens vorbereitet war, fiel er durch.
Im Laufe meines Studiums wurde mir nach und nach klar, daß die Professoren bei jeder weiteren Prüfung angesichts meines guten Studienbuchs dazu neigten, mich die abstrusesten, akademischsten und nebensächlichsten Teile des Lehrplans abzufragen, während sie die banalen Seiten von Diagnose und Therapie den Studenten überließen, die sie für dümmer hielten. Bei dem großen Glücksspiel an der Universität setzte auch ich, wie alle anderen, auf das Ergebnis: Ich lernte vorherzusehen, über welche Themen ich wohl am ehesten befragt würde, und es handelte sich immer um die für einen praktischen Arzt nutzlosesten Dinge. Ergebnis war, daß ich, als ich schließlich mit der bestmöglichen Note und Auszeichnung den Doktortitel erwarb, alles über die seltensten Krankheiten wußte, aber nicht fähig war, mit Sicherheit Masern zu diagnostizieren, einen Abszeß aufzuschneiden oder eine Lungenentzündung zu behandeln.
Aber glücklicherweise bestand die Universität nicht nur aus Prüfungen, sondern es gab auch das klinische Praktikum. Hier liefen die Dinge besser, wenn auch nicht gut. Nach dem vierten Jahr ging ich in die medizinische Klinik. Der Inhaber des Lehrstuhls, Greppi, bei dem ich später Examen machte, war ein gebildeter und sympathischer Arzt, der Geige spielte, sich nicht zu ernst nahm und gern mit seinen Kindern scherzte. Ich lernte einige Krankheiten kennen, aber gleichzeitig trat ich ein in die Welt der Mediziner, der Aufträge, der Wettbewerbe, der persönlichen Interessen, Rivalitäten und Ambitionen, die über alles andere hinweggingen. Ich merkte, daß das, was wissenschaftliche Arbeit zu sein schien, oft inkonsistent und unehrlich war, aber zu Beginn nahm ich es als natürliche Tatsache hin. Ich wurde zum Komplizen bei Versuchen an den Kranken, und obwohl mir das nicht gefiel, dachte ich nicht daran, mich aufzulehnen. Als Student war

ich das letzte Rad am Wagen; in meinem weißen Kittel folgte ich brav der Visite des älteren Arztes: ich versuchte, mich anzupassen. Einge Dinge konnte ich nicht verdauen: z.B. daß während der »Visite« am Montagmorgen die Stationsärzte sich fast die ganze Zeit, über das Krankenbett gebeugt, laut über die Fußballspiele des Vortags unterhielten. Außerdem interessierte Fußball mich nicht, so war es mir eine Leichtes, mich von diesen Unterhaltungen zu distanzieren.

In mir wuchs eine vage Bewußtwerdung; an einem gewissen Punkt trat eine Wendung ein, die ich heute, in der Erinnerung, mit einem ganz bestimmten Vorfall verbinde. Eines Tages nahm mich die stellvertretende Stationsschwester, eine intelligente und heitere Krankenschwester, nicht mehr jung, etwas mütterlich, zu der ich ein gutes Verhältnis hatte, beiseite. Betrübt machte sie mir Vorwürfe; im wesentlichen sagte sie mir, ich würde mich verändern, meine Verhaltensweise gefiele ihr nicht; anfangs sei ich nicht so gewesen, ich hätte den Kranken gegenüber mehr Bescheidenheit, mehr Geduld gezeigt. Jetzt sei ich im Begriff, autoritär und hochmütig zu werden, ich begönne sogar, den zerstreutesten und arrogantesten Ärzten zu gleichen. Das beunruhigte mich sehr, ich versuchte, mich zu bessern, aber bald wurde mir klar, daß ich, wollte ich nicht bleibend von der Institution geprägt werden, nur eins tun konnte: gehen. Ich war fast mit dem Studium fertig; Greppi, der mich schätzte und – so glaube ich – mochte, sagte ich, daß ich nicht die Absicht hegte, nach Studienabschluß in seiner Klinik zu bleiben, ich würde auf die Forschung und eine Universitätskarriere verzichten: vielleicht wollte ich praktischer Arzt werden.

Die Promotionszeremonie war der letzte Schlag: Ich hatte eine beachtliche Forschungsarbeit mit Versuchen in Neurologie gemacht, aber ich mußte erleben, daß sie für alte Polemiken zwischen Lehrstuhlinhabern benutzt wurde; aus Distanz sah ich, daß die Beurteilung seitens der Kommission viel mehr nach den Grafiken, die ich in die Seiten der Doktorarbeit eingefügt hatte, als aufgrund ihres Inhalts ausgehandelt wurde: die Arbeit selbst hatte niemand gelesen.

In Wirklichkeit hatte ich niemals ernsthaft erwogen, praktischer Arzt zu werden; unter anderem wollte ich weiterstudieren und mich spezialisieren. Mir wurde klar, daß ich seit einiger Zeit mein Interesse für Psychiatrie vor mir selbst zensierte; bei verschiedenen Gelegenheiten hatte ich festgestellt, daß es mir gefiel, die persönlichen Probleme verstehen zu wollen, die die anderen mir – manchmal spontan – anvertrauten; ich versuchte, den weniger offensichtlichen Diskurs zu erfassen, der sich hinter ihren Worten verbarg, ich fühlte in mir das Vorhandensein jenes diskreten und intellektuellen *Voyeurismus*, der vielleicht eine der Triebfedern ist, Psychiater zu werden. Außerdem unterzog ich den romantischen Fetischismus der Arztpraxis der Kritik, und in einer kleinen Zeitschrift, an der ich mitarbeitete, stellte ich auf polemische Weise Céline und Cronin neben-

einander; ich erinnere mich genau, daß die Melancholie eines großen Arztes, den ich liebte, Tschechow, mich an diesem Punkt Freud wieder zur Hand nehmen ließ.
Von dem Florentiner Universitätsprofessor Cardona und seinen Assistenten war mir die Psychiatrie auf wenig begehrenswerte Weise dargestellt worden, und so beschloß ich, mich woanders zu spezialisieren. Ich wollte gerne in einer Großstadt leben; in Mailand gab es einen jungen Professor, über den schon damals nicht besonders viel Gutes erzählt wurde; ich entschied mich für Rom, der Chef der dortigen neuropsychiatrischen Klinik, Gozzano, hatte ein Büchlein über das Gehirn geschrieben, das mir gefiel. Ich hatte geheiratet, ließ mich 1957, mit 24 Jahren, in Rom nieder und schrieb mich für die Facharztausbildung in Neuropsychiatrie ein.

Den Facharzt zu machen bedeutete: Universitätsgebühren bezahlen, umsonst als Arzt in der Klinik arbeiten, jeden Tag, elf Monte im Jahr, drei Jahre lang, und alles lernen, was man irgend zusamenklauben konnte. Da ich keinen Pfennig eigenes Geld hatte, verdiente ich meinen Lebensunterhalt mit Übersetzungen aus dem Englischen und Französischen und machte Dienst als »Nachtwache« (extrem schlecht bezahlt) in Privatkliniken. Von der Möglichkeit einer ernsthaften, bezahlten psychiatrischen Arbeit keine Spur. Insgesamt war es etwas bedrückend: ich erinnere mich, wie ich in einer gräßlichen Privatklinik in der Nähe von Ciampino »Nachtdienst machte« und morgens, bevor ich mich zur Universitätsklinik begab, eine Weile zum Meditieren auf die Flughafenterrasse ging und zuschaute, wie die Flugzeuge abflogen.
Eines Sommers wurde mir die Möglichkeit einer festen Arbeit in der Schweiz angeboten, in der berühmten Klinik *Bellevue* in Kreuzlingen, die, von Ludwig Binswanger gegründet, von seinem Sohn geleitet wurde. Bewegt drückte ich dem großen Alten die Hand. Ich wurde einer Art Test unterzogen: Binswanger Junior und Fabrizio Napolitani (der eine Abteilung der Klinik nach den Kriterien der therapeutischen Gemeinschaft leitete) baten mich, einen Tag auf der Station zu verbringen und ihnen dann schriftlich meine Beobachtungen mitzuteilen; wenige Tage später würden sie mir an meine italienische Adresse mitteilen, ob ich angenommen sei. Der Ort überzeugte mich nicht ganz, und so beging ich beim Schreiben meines Berichts den Fehler, mich bezüglich der Aspekte, die mir bei der Organisation der therapeutischen Gemeinschaft am fragwürdigsten erschienen, ein wenig der Ironie hinzugeben. Das Urteil war negativ, mit der Begründng, ich hätte nicht »die geeignete Persönlichkeit«.
Das römische Universitätsmilieu war zerrütteter und zynischer als das florentinische, und die Korruption war entschieden größer. Dafür waren mehr Ideen im Umlauf. Der Chef, Gozzano, war ein etwas farbloser piemontesischer Ehrenmann; in der Hauptstadt fühlte er sich deutlich unwohl, trug immer dieselbe Jacke und dieselbe Krawatte, lief scheinbar

zerstreut, in Wirklichkeit autoritär und intolerant durch seine Klinik; er wußte, daß er über einen Dschungel herrschte. Seine Psychiatrie-Vorlesungen machten beim 19. Jahrhundert halt; als Neuheit führte er vorsichtig die Psychopathologie von Jaspers ein, die aus dem Jahre 1913 stammt. Von Freud und der Psychiatrie der letzten 50 Jahre nicht einmal ein Schatten. Andere, Jüngere, beschäftigten sich mit Psychoanalyse oder begannen eine Analyse, aber dies hatte keinerlei Bezug zu dem, was in der Universität geschah. Wieder andere hielten zuweilen interessante Vorlesungen. Lucio Bini, der den Lehrstuhl hätte erhalten sollten, aber durch Gozzanos Ankunft entthront worden war, kam manchmal gegen Abend, um vor wenigen Doktoranden in einem unbequemen Zimmerchen Vorlesungen zu halten; und obwohl er in jeder Hinsicht ein traditionalistischer Psychiater war, waren seine Abhandlungen und seine Diskussionen mit uns Juwelen an Methode und Intelligenz. Ein anderer, deutlich konservativer Psychiater, Bruno Callieri, wickelte unentwegt lange Cellophanstreifen auf und sprach dabei mit leiser Stimme; von ihm lernte ich dankbar etwas über Anthropophänomenologie.
Die Bibliotheken waren ein Desaster. In der Bibliothek der Universitätsklinik selbst fand ich die französische Übersetzung eines Buches von Fromm; es war schon lange da, aber die Seiten waren immer noch nicht aufgeschnitten, und dies war absolut alles, was dieser Ort zum Thema der modernen Psychiatrie zu bieten hatte. In der Bibliothek des Psychologischen Instituts der Universität bekam ich regelmäßig zu hören, ein bestimmtes Buch sei »verliehen« oder »verloren« oder »das hat der Professor« (der Institutschef Canestrelli); es war nicht möglich, die Bücher mit nach Hause zu nehmen; einmal antwortete der Bibliothekar auf meine Vorhaltungen: »Hier klauen sie alles«. In der Bibliothek des Psychologischen Instituts des CNR[2] lief es schon besser; obwohl es sich um eine in jeder Hinsicht öffentliche Bibliothek handelte, ließ mich eines Tages der Institutsleiter Meschieri rufen und sagte mir mit typisch professoralem Gehabe, er wundere sich, daß ich, bevor ich begonnen habe, die Bibliothek zu besuchen, nicht zu ihm gekommen sei, um mich vorzustellen.
Ich begann bald, mir Bücher aus dem Ausland kommen zu lassen, fand andere junge Facharztanwärter, mit denen ich diskutieren konnte, und beschäftigte mich mit Sozialpsychiatrie. Ich fing auch an, ins Ausland zu fahren, sowohl auf eigene Kosten als auch, einmal, mit einem Stipendium des *British Council*, das es mir ermöglichte, die »neuen« psychiatrischen Institutionen in England kennenzulernen (aber zu der Zeit hatte ich den Facharzt schon). Bei einer anderen Gelegenheit verbrachte ich einige Monate in London, um mich mit Kinderneuropsychiatrie zu beschäftigen, und meine Wut darüber, daß ich in Italien weder gute Bibliotheken noch gute Lehrbücher zur Verfügung gehabt hatte, war so groß, daß ich mich regelmäßig, sowie ich eine freie Minute hatte, in den Schoß der alten, sehr reichhaltigen, wunderbaren Bibliothek der *Royal Society of Medicine*

flüchtete, wo ich Stunden um Stunden las und Karteikarten und Heftchen vollschrieb mit allem, was ich über das Thema »Psychiatrie und Gesellschaft« finden konnte, dabei heimlich geröstete Erdnüsse aß und mir von Zeit zu Zeit zwischen den Katalogen die Beine vertrat.
Die Begegnung mit Ernesto De Martino im Jahre 1959 war sehr wichtig. De Martino suchte einen Psychiater für ein interdisziplinäres Forschungsprojekt über den Tarantismus in Apulien; beim Gespräch mit mir war er sehr erfreut, einem jungen Arzt zu begegnen, der seine Schriften über Ethnologie und Religionsgeschichte kannte, und er engagierte mich auf der Stelle. Dies war der Beginn einer Zusammenarbeit und einer Freundschaft, die jahrelang anhielten. Später ist mir die Bedeutung dieser Begegnung immer größer erschienen, und mit der Zeit verstärkte sich in mir auch die Wertschätzung der Originalität und Wichtigkeit der methodologischen Haltung von De Martino, sowohl bezüglich der Psychopathologie (z.B. bei Begriffen wie dem der »Krise der Präsenz« und der »territorialen Angst«), als auch, spezifischer, bezüglich des Gebiets der transkulturellen und Sozialpsychiatrie (insbesondere mit der äußerst reichen anthropologischen Thematik der »Entgeschichtlichung der Krise«, die ja im übrigen auch für die Psychopathologie wichtig ist).
Mit De Martino beteiligte ich mich also an der interdisziplinären Forschung über Tarantismus. Es war eine sehr lebendige Erfahrung: Unter anderem lernte ich in Apulien mit ihm die Armut und die psychische Entfremdung der Bauern besser kennen, die Betrügereien der Ärzte zu ihrem Schaden, die Unterdrückung und Täuschung durch die Psychiater; er half mir geduldig und mit Sympathie, aber auch auf hart provozierende Weise, diese Dinge von einer anderen Warte, mit veränderter Optik zu sehen, indem er mich meines ärztlichen Habitus entkleidete; und er lehrte mich verstehen, wie aus den Überresten einer uralten Kultur und aus magisch-religiösen Praktiken noch immer der Nachhall eines kollektiven Heilungsversuchs bei individuellen psychischen Krisen zu uns dringt.
Eines Abends fragte ich in einem Wirtshaus im Salento nach Bauern, die eine bestimmte Spinne kannten, die Latrodectus-Spinne, die aller Wahrscheinlichkeit nach bei der Entstehung der Tarantismus-Tradition eine Rolle gespielt hatte; ein nicht mehr junger Landarbeiter erbot sich, mir einige lebende Exemplare zu bringen, und kehrte am nächsten Tag mit etwa 20 Latrodectus-Spinnen in einem Fläschen zurück. Er wollte nicht belohnt werden; nach einigen Widerstreben sagte er mir, daß er ein alter Kommunist sei und hoffe, durch diesen Beitrag zu einer wissenschaftlichen Forschung vielleicht indirekt seinem Land nützlich sein zu können.
Auch in den folgenden Jahren diskutierte ich viel mit De Martino, aber vor allem lernte ich. In seinen letzten Lebensjahren arbeiteten wir an einem Projekt über die kulturellen Apokalypsen und das Thema des Endes der Welt bei Geistesstörungen.

In den Jahren meiner Facharztausbildung, zwischen 1957 und 1960, hatte ich auch begonnen, mich zu politisieren. Konkreter Ausgangspunkt war der Algerienkrieg; dann erschienen in Italien die ausgewählten Schriften von Mao, die ich systematisch und gierig las; rückwärts vorgehend ging ich zu Lenin über, dann langte ich bei Marx an. Hier muß ich eine Zwischenbemerkung einschieben. Wenige von denen, die das nicht durchgemacht haben, können heute begreifen, was für ein Unglück es war, im politischen Klima der 50er Jahre aufzuwachsen. In meinem Fall kam noch eine zusätzliche Schwierigkeit hinzu: So klein ich noch war, hatte ich doch den Widerstand miterlebt. Am 8. September war meine Familie geflohen, mein Vater war nachts ins Gebirge aufgebrochen, um die ersten Partisanengruppen zu organisieren. Eines Tages wurde er von den Deutschen gefangengenommen, monatelang gefangengehalten, gefoltert, schließlich getötet. Ich hatte an all dem teilgenommen, hatte in Turin im Untergrund gelebt, Packen und Nachrichten überbracht, mit elf Jahren war ich auch von einem Nazioffizier verhört worden und hatte Lügen erfinden müssen. Danach: Befreiung, Wiederaufbau-Restauration. Ich lebte in Florenz mit meiner Mutter und den Großeltern, Jugendlicher auf der Suche nach einer Identität, teilhabend an einer Existenz, die ich für kleinbürgerlich hielt, persönlich verärgert über den zelebrativen Geist der alten antifaschistischen Kreise, feindselig gegenüber dem Stalinismus. Ich unterschätzte meine Privilegien, oder konnte sie nicht einschätzen, nämlich, daß ich in einer internationalen Familie aufgewachsen war, eine protestantische Erziehung erhalten, zuhause Bücher vorgefunden hatte. Ich durchlief diese Jahre praktisch enttäuscht, ohne Alternativen sehen zu können und im Grunde unpolitisch; erschwerend kam hinzu, daß das Phantasma eines Vaters, der ein Held gewesen war, bedrückend auf mir lastete. Auch die italienische Kultur bot in diesen Jahren und bis zum Ende des Jahrzehnts 1950–60 recht wenig. Ich las *Il Mondo* von Pannunzio.

De Martino trug nicht nur dazu bei, mir eine politische Denkweise zu geben, sondern auch, das zu definieren, was von da an mein vorherrschendes Interesse werden sollte: die politische Interpretation des psychiatrischen Problems. Aber meine Politisierung fand hauptsächlich anderswo statt. Ende der 50er Jahre und in den ersten Jahres des darauffolgenden Jahrzehnts näherte ich mich den marxistischen Kreisen außerhalb der PCI an: Ich befreundete mich mit Mario Marcelletti; mit einer kleinen Gruppe Gleichaltriger besuchten wir abends auf der Via Cristoforo Colombo Lisa und Vittorio Foa, der für uns eine Art Großer Weiser war; ich lernte Mario Tronti, Asor Rosa, Marcello Cini kennen; ich diskutierte viel, studierte, las; während des Sommers im Piemont, in Agape, sah ich Vittorio Rieser und Giovanni Mottura. Ich trug zur Entstehung der *Quaderni Rossi* bei. In Italien wenig bekannte Bücher wie *Humanisme et Terreur* von Merleau-Ponty halfen mir beim Kritisieren des Stalinismus; ich war beeinflußt von Geschichte und Klassenbewußtsein von Lukács, das damals noch nicht ins Italienische übersetzt war; ich las Fanon; belustigt und passioniert studierte ich die Aphorismen und die konzentrierten Reflexionen Adornos in *Minima Moralia*; in der Zeitschrift *Mondo Nuovo* stritt ich mit Musatti über die Psychoanalyse; ich fuhr fort, Marx zu studieren.

Die entscheidende Begegnung war die mit Raniero Panzieri. Wir wurden Freunde; er hatte einen Einfluß auf mich, den ich noch heute nicht in seiner ganzen Tragweite erfassen kann: sowohl als Person, wegen seiner Entscheidungen, seiner Lebensfreude, seiner Weigerung, sich Kompromissen zu beugen, seiner Verachtung für die Politik der Apparate und der Korridore; als auch wegen seines theoretischen Marxismus, der Strenge, mit der auf verschiedenen Gebieten der Kultur politische Interpretationen und Antworten suchte. Wir sprachen gemeinsam über Psychoanalyse, ich sagte ihm, daß ich die Hypothese einer »Sozialpsychiatrie« als einer Wissenschaft entwickeln wollte, die fähig wäre, das psychische Leiden des Individuums und seine soziale Verwaltung in kritischen und marxistischen Termini zu begreifen. Er brachte mich dazu, eine lange Einleitung zur italienischen Ausgabe von *Social Class and Mental Illness* von Hollingshead und Redlich zu schreiben: ich arbeitete ein ganzes Jahr daran und drückte darin explizit die Hoffnung aus, die Psychiatrie aus dem künstlichen, abstrakten und autoritären Raum der Krankenhäuser, Kliniken und Ärztepraxen herauszuholen, damit sie sich vielmehr mit der politischen Realität des Alltags auseinandersetze. Er diskutierte mit mir auch das Vorwort zu Marcuses *Eros and civilisation (Triebstruktur und Gesellschaft),* worin ich eine Kritik an der Funktion der Psychoanalyse in der bürgerlichen Gesellschaft versuchte. Er wußte besser als ich, daß ich niemals ein Aktivist und ebensowenig ein Theoretiker der Politik werden würde; folglich beschwor er mich, die Theorie enger mit der psychiatischen Praxis zu verbinden, auch in der Therapie neue Wege zu versuchen, mich für das Problem der psychiatrischen Repression, der Irrenhäuser, der Beziehung zwischen falschem Bewußtsein, psychischer Störung und Psychiatrie zu interessieren.

Eines der Probleme, mit denen ich mich mehrere Jahre beschäftigte, war die Genese von psychischen Störungen, insbesondere der Schizophrenie, im Bezug zu den sozio-kulturellen Variablen. Erzeugte der Kapitalismus die Schizophrenie? Trat sie vor allem in den hochentwickelten bürgerlichen Gesellschaften auf? Welcher Art waren die psychischen Störungen, die in ganz unterschiedlichen Kulturkreisen entstanden? In Rom und im Süden hatte ich Gelegenheit, einzelne Personen kennenzulernen, die aus ökonomisch sehr rückständigen Gebieten stammten, aus überwiegend vorkapitalistischen und vorindustriellen Kulturkreisen, die von dem Wirtschaftsboom, der sich zu jener Zeit in Italien abzuzeichnen begann, noch nicht berührt worden waren. Ich versuchte zuzuhören, zu reflektieren, zu verstehen, warum diese Personen psychische Störungen hatten, welche

Probleme sie in sich trugen, woher es kam, daß ihre Störungen und Klagen in einigen Aspekten total verschieden waren von denen bürgerlicher Personen, aber in anderen Aspekten ihnen auch merkwürdig ähnlich. In einem Vergleich mit der ausländischen ethnopsychiatrischen Literatur und in dem Versuch, De Martinos Lehre zum Tragen zu bringen, suchte ich, ohne sie zu finden, die Bestätigung der Hypothese, daß die Schizophrenie ein Produkt des Kapitalismus sei. Ich realisierte, daß das Problem komplexer war, nicht so leicht mit einer Formel abzutun; aber gleichzeitig begann ich auch, mir darüber klar zu werden, daß die Ursachen von Leiden und Störung eng an die gesellschaftlichen Widersprüche gebunden waren.

In der Zwischenzeit hatte sich in meiner Karriere als Psychiater einiges getan. Am Ende der Facharztausbildung tat ich auf der Station von Reda Dienst, der eine Hilfskraft Gozzanos war und sich anschickte, den Lehrstuhl in Cagliari zu übernehmen; aber auch hier wurde ich enttäuscht. Eines Tages bat Reda mich, aus den Krankenberichten im Archiv eine bestimmte Kasuistik zusammenzutragen, um mit ihm eine Arbeit über Zwangsneurosen zu machen. Ich begann mit Engelsgeduld, bis mir eines Tages klar wurde, daß es mir überhaupt nicht paßte, in einem Projekt zu arbeiten, das ich nicht gewählt hatte, das ich nicht als das meine empfand und das mir nicht einmal klar war. Ich verließ das Archiv und, obwohl ich noch im Dienst war, auch die Klinik. Ich erinnere mich, daß es ein schöner Tag war, und ich machte einen langen Spaziergang durch die Straßen Roms. In aller Ruhe schickte ich diese Forschungsarbeit zum Teufel, und als Reda mich fragte, ob ich ihm nach Cagliari folgen wolle, lehnte ich höflich ab. Wenige Monate später, kaum daß ich mein Facharztdiplom erhalten hatte, verließ ich die Universität. Es war 1960. Ich suchte mir an verschiedenen Stellen Arbeit, blieb aber ein Jahr lang ohne feste Anstellung. Dann wurde ich von Bini für seine Krankenhausstation im San Camillo angenommen, hatte Gelegenheit, mich mit Kinderneuropsychiatrie zu beschäftigen, bekam Privatpatienten und begann in unvorhersehbar kurzer Zeit zu verdienen, und dann sehr viel zu verdienen: ich machte Beratung in Instituten und Behindertenzentren, interessierte mich ernsthaft für Psychotherapie, und in vielen Fällen besserte sich der Zustand meiner Privatpatienten, so daß ich anfangen mußte, Patienten abzuweisen, und meine Honorare erhöhte. Ich zog zweimal um; 1965 übersiedelte ich mit meiner Frau und den drei Kindern in ein großes Haus in der Viale Tito Livio, mit Garten, Terrassen, Salon und einem Übermaß an Bädern und Marmor.

Offensichtlich stimmte etwas nicht. Erstens arbeitete ich, außer zuviel, fast nur, um Geld zu verdienen; zweitens interessierte mich ein guter Teil dessen, was ich machte, nur begrenzt; überdies begann mich der Gedanke, auf diese Weise 40, 50, 60 Jahre alt zu werden, zu erschrecken. Schließlich und vor allem wiesen mir meine politischen Überzeugungen, mein Engagement und das, was ich weiterhin über die Beziehung Psychiatrie–Marxismus studierte, dachte und schrieb, sehr wohl eine andere Marschrichtung. Ich bedachte aufmerksam die Perspektiven, die sich mir bei meinem Verbleib in Rom eröffneten. Im Laufe von zwei oder drei Jahren könnte ich, so war mir gesagt worden, freier Dozent für Kinderneuropsychiatrie werden, ich würde in den Allgemeinkrankenhäusern als Neuropsychiater Karriere machen (aber interessierte mich das?); ich war Mitglied im Beratergremium des Verlagshauses Einaudi, und sowohl von dieser Seite als auch von Seiten des römischen kulturellen Milieus würden anregende und vielleicht auch prestigefördernde Bekanntschaften sowie gesellschaftliche und intellektuelle Gratifikationen nicht fehlen. Ja und? Das Milieu bei Einaudi mit den Mittwochnachmittagen in Turin und der jährlichen *retraite* nach Rhêmes im Aostatal fand ich oft von hohem Niveau, aber es ähnelte ein wenig einer Akademie von Progressisten. Es schmeichelte mir, mit Leuten wie Vittorini, Bobbio und Cases zusammentreffen, aber es reichte nicht aus, um meinem Leben einen Sinn zu geben; zudem konnte ich nicht vergessen, daß Raniero Panzieri und Renato Solmi ihrer Positionen wegen aus dem Verlag hatten ausscheiden müssen. Ich fühlte in mir selbst das schon bestehende Risiko und die Folgen einer intellektualistischen Verführung, die durch fast nichts in meinem täglichen Leben aufgewogen werden konnte. Was das römische Kulturmilieu (im wesentlichen Literatur und Kino) betraf, so interessierte es mich, wiewohl ich es nur wenig kannte, nicht besonders. Ich dachte auch an die Welt der Psychoanalyse, aber nicht ernsthaft. Abgesehen von den politischen und kulturellen Bedenken, die ich dem Freudschen Denken gegenüber hegte, und abgesehen von meinen möglichen unbewußten Widerständen, war ich negativ beeindruckt und manchmal offen gestanden empört über das, was ich von den psychoanalaytischen Kreisen Roms kennengelernt hatte. (In Mailand liefen die Dinge schon ewas besser: unter anderem war damals die Zeit der Tagungen und Initiativen von Pier Francesco Galli und seiner Gruppe, die zum ersten Mal die Isolation der italienischen Psychiatrie gegenüber fortschrittlicheren psychodynamischen Strömungen aus dem Ausland aufbrachen; und doch, auch in Mailand: gab es wirklich eine konkret mögliche Alternative zu den professoralen Herrschaftsbereichen und den psychoanalytischen Kirchen?) Darüber hinaus war ich wirklich beeindruckt, als ich feststellte, daß einige mir gleichaltrige junge Psychiater, nachdem sie einmal den Weg der Psychoanalyse eingeschlagen hatten, viele ihrer Interessen verloren, zu konformistischeren und glatteren Menschen wurden und sich vor allem klar und deutlich entpolitisierten.

Alles in allem war ich unzufrieden und nichts paßte mir. Ein Jugendfreund erklärte mir ohne jegliche Aggressivität, ich sei eingebildet, stolz, ehrgeizig, ohne es zuzugeben, und es mangele mir an Sinn für Bündnisse und Vermittlungen. Und doch war das, was mir gefiel, durchaus begrenzt:

einerseits Studieren und Schreiben, andererseits Zuhören, Entschlüsseln und Helfen bei individuellen Problemen; aber auch dies konnte nur im Rahmen einer Forschungsarbeit und einer Veränderung, deren Dringlichkeit ich spürte, größere Bedeutung erlangen. Im übrigen begannen in jenen Jahren die theoretische Aufarbeitung und das politische Engagement alle vor neue und unvorhergesehene Anforderungen zu stellen, die sich in gewisser Weise auch mit meiner spezifischen beruflichen Arbeit verbanden. Ich erinnere mich, daß ich mit einer Patientin, einer Architekturstudentin, während der Therapiesitzungen über die neuen Themen des »Persönlichen-Politischen« diskutierte, die damals unter den Studenten aufkamen und die dann zwei oder drei Jahre später in die Schlacht in der Valle Giulia[3] und die Explosion von '68 mündeten. In einer denkwürdigen Diskussion mit einer Masse von Jugendlichen über die Eltern-Kind-Beziehung wurde ich dazu gebracht, extreme Positionen einzunehmen: ich behauptete, die einzige Lösung bestehe in einem gewaltsamen Bruch seitens der Jugendlichen mit der Welt der Erwachsenen. Außerdem hatten meine Schriften Interesse und auch Erwartungen geweckt. Aber ich, was tat ich? Alemà, der Binis Stelle im Krankenhaus San Camillo übernommen hatte und für seinen beißenden Witz bekannt war, begrüßte mich eines Tages: »Da ist ja unser Psychiatrierevolutionär! Aber mit ihm läuft man keine Gefahr, er ist von der Sorte ›Bewaffnen wir uns und macht euch auf‹.« Er hatte völlig recht; aber ich hatte schon begonnen zu erwägen, mich wirklich aufzumachen.
In Rom konnte ich nichts organisieren, was mich überzeugt hätte. So fuhr ich in Italien herum, um zu sehen, ob etwas Neues entstünde. Ich nahm mit Perugia Kontakt auf, wo ein dynamischer Provinzvorsitzender, Rasimelli, dabei war, ein Programm der Irrenhausleerung einzurichten; in Varese schien eine Gruppe junger Leute sehr vielversprechend. Bei einer der Tagungen von Galli lernte ich Pirella kennen, der im Begriff war, von Mantua nach Görz umzuziehen; er stellte mir den Direktor des Görzer Irrenhauses, Basaglia, vor, und ich besuchte seine Klinik. Die Situation schien mir anregend und vielversprechend.

Im September 1966, mit 33 Jahren, trat ich im Krankenhaus San Camillo zurück, übergab alle meine Klienten einigen Kollegen, verzichtete auf die Beratungen in den Instituten, verabschiedete mich von Rom, dem Haus und den Freunden, und fuhr mit meiner ganzen Familie nach Görz los. Was man mir anbot, hatte nicht viel Prestige: eine Auftragsstelle auf der untersten Sprosse der Ärztehierarchie im Irrenhaus, gewöhnlich Leuten vorbehalten, die gerade Examen gemacht hatten; also praktisch keine Möglichkeit, eine Planstelle zu erhalten, und somit die Aussicht, immer einen »unsicheren« Arbeitsplatz zu haben, mit einer zeitlich begrenzten Anstellung, die alle drei bis sechs Monate erneuert wurde, und schließlich ein infames Gehalt: etwa 130.000 Lire im Monat. Ich hatte meine Frau,

die in Rom bei der Spastikervereinigung als Psychologin arbeitete, bewogen, sich ebenfalls im Krankenhaus anstellen zu lassen; und von Einaudi hatte ich eine Erhöhung meiner monatlichen Vergütung verlangt und dafür ein Buch über die Entwicklung der Görzer Erfahrung versprochen (was dann *Die negierte Institution* wurde). Aber auch so reichte das Geld gerade nur aus: wir mußten Einschränkungen machen. Was meine Karriere betraf, hatte ich von Basaglia als Garantie verlangt und zugesichert erhalten, daß er sich bei Auflösung oder Verlegung des Görzer Teams formell und persönlich einsetzen werde, um mir als erstem von seinen Mitarbeitern einen anderen Arbeitsplatz zu beschaffen.
Alles in allem war ich voller Befürchtungen. Ich weiß noch, daß ich fiebernd in Görz ankam, an einem Abend im strömenden Regen, mit den verstummten Kindern auf dem Rücksitz des mit tausend Kleinigkeiten – unter anderem sogar dem Goldfischglas – vollgestopften Autos, das vorsichtig hinter dem Umzugswagen herfuhr. Nach Venedig mußte man stundenlang auf oft in Nebel getauchten Landstraßen fahren; als endlich die Berge Jugoslawiens auftauchten, wußte man, daß man fast angelangt war, und es schien am Ende der Welt zu sein. Aber trotzdem fühlte ich mich auch optimistisch, und ich muß sagen, daß ich weder in den darauffolgenden Monaten und Jahren noch heute jemals daran gezweifelt habe, die richtige Entscheidung getroffen zu haben.
Im September 1966 war das Görzer Krankenhaus schon zu einem guten Teil erneuert und glich aus der Nähe, vor allem in einigen Abteilungen, den Versuchen von »therapeutischer Gemeinschaft«, die ich in Großbritannien gesehen hatte. Basaglia leitete es mit Leidenschaft und enormem Engagement; die Arbeit war in vieler Hinsicht zufriedenstellend. Von den Mitarbeitern des Teams war Slavich schon mehrere Jahre da, Pirella hatte die ausgeschriebene Chefarztstelle gewonnen und war ein Jahr vor mir dazugekommen; etwa zur gleichen Zeit wie ich und meine Frau trafen noch zwei junge Ärzte ein, Schittar und Casagrande. Wir arbeiteten alle ganztags und darüber hinaus, einschließlich Basaglia, der als der einzige in Görz noch Privatklienten hatte, denen er aber immer geringere Aufmerksamkeit widmete. Dies war zwei Jahre lang das Görzer Team: Ort endloser Diskussionen und der Suche nach einer neuen Art, Psychiatrie zu machen.
Bei meiner Entscheidung, nach Görz zu ziehen, hatte das unmittelbare Interesse für die Persönlichkeit Basaglias nicht weniger mitgespielt als die Überlegung, welche Arbeit dort gemacht wurde. Daran gemessen, wie sich die anderen Leiter von Universitätsinstituten und Verwahrungsanstalten in Italien darstellten, zeigte sich sofort ein deutlicher Qualitätsunterschied. Basaglia stammte aus einer reichen venezianischen Familie und zog aus seiner aristokratischen und großbürgerlichen Herkunft Eigenschaften wie Geschmack, Kultur, Vorurteilslosigkeit, Durchsetzungsvermögen, Verachtung für Euphemismen und die Kleinigkeiten des Alltags.

Er las, und wie er mir sagte, waren seine bevorzugten Autoren Pirandello und Sartre; er beschäftigte sich mit Vorliebe mit antiken Möbeln, war Antifaschist und progressiv, außerdem war er ein sympathischer Mensch und lebte in einem prachtvollen Haus mit zwei Kindern und seiner schönen und intelligenten Frau, Franca Ongaro, die als Sekretärin für ihn arbeitete und ihm beim Schreiben seiner Artikel half. Ich erfuhr von ihm, daß er von den Schriften Minkowskis und von der phänomenologischen Psychiatrie beeinflußt worden war; er hatte sich vor allem mit psychologischen Tests beschäftigt und viele Jahre (zwölf, glaube ich) als Assistent in der neuropsychiatrischen Klinik der Universität Padua verbracht, bis sein Professor, Belloni, anstatt ihm zu einem Lehrstuhl zu verhelfen, ihn praktisch gegen seinen Willen nach Görz geschickt hatte, um dort das Irrenhaus zu leiten. Mit einer Wut und einem Mut, derer – glaube ich – in den damaligen Jahren niemand sonst in Italien fähig gewesen wäre, hatte er in einer kulturell und politisch widrigen Situation beschlossen, einen Modellversuch daraus zu machen. Von der Universitätserfahrung stark geprägt, hatte er sehr enge Beziehungen zu seinem alten Professor aufrecht erhalten, den er jede Woche in Padua besuchte. Er hielt sich jedoch für einen Außenseiter und war es auch, und obwohl das Vorbild, auf das Görz sich bezog, die britischen therapeutischen Gemeinschaften waren (die Basaglia besucht hatte), war doch klar, daß es sich von Anfang an um einen Versuch gehandelt hatte, der eigene Merkmale besaß. Tatsächlich war Görz schließlich mehr als ein Abklatsch ausländischer Vorbilder: es wurde zum Versuch, die Irrenhauserneuerung zu enttechnisieren und zu entpsychiatrisieren; es war ein Ort, wo wichtige kulturelle und politische Vorschläge erarbeitet wurden; und letztlich erlangte es zentrale Bedeutung für die Erneuerung der institutionellen Psychiatrie in Italien nach 1967. Was jedoch die Organisationsformen und den Grad an »gemeinschaftlicher« Liberalisierung angeht, unterschied sich das Psychiatrische Krankenhaus in Görz nie *wesentlich* von den englischen Erfahrungen.

In meiner Erinnerung zählen die zwei Jahre zwischen 1966 und Ende 1968 zu den reichsten und schönsten meines Lebens, aber auch zu den mühevollsten. Es war nicht immer ganz leicht: wir arbeiteten in Görz bis an die Grenzen der Willenskraft in einem Klima ständiger Mobilisierung, und zuweilen entstand der Eindruck, man lebe in einer belagerten Zitadelle. Basaglia verlangte von seinen Mitarbeitern bedingungslose und streng persönliche Unterstützung und duldete nur schwer theoretische und die Linie betreffende Meinungsunterschiede, die er dramatisch als Angriffe auf seine Persönlichkeit zu erleben neigte. Vor meiner Ankunft hatte es in der damaligen Ärztegruppe um Basaglia Streitereien, Spaltungen, Ausschlüsse und Ausgrenzungen gegeben; mir wurde rasch klar, daß auch in der derzeitigen Gruppe Konkurrenz und Mißstimmung vorhanden waren, die die Arbeit sehr erschwerten. Und die Arbeit war an und für sich

schon schwer, sowohl an Stunden wie an Engagement: ich mußte z. B. als Stationsarzt sehr häufig 24stündigen oder (am Wochenende) 48stündigen Wachdienst übernehmen, von dem sowohl der Direktor als auch die Chefärzte befreit waren.
Die besten und fruchtbarsten Beziehungen waren oft die mit den Insassen und auch mit den Pflegern. Letztere, anfänglich gegen ihren Willen in die institutionelle Veränderung mit hineingerissen und in gewisser Weise autoritär behandelt, erhielten nach und nach genug Raum, vor allem dank der Bemühungen von Pirella und den jüngeren Ärzten, um immer aktiver teilzunehmen. Im September 1967 fuhr ich mit wenigen Pflegern und etwa 30 Insassen in ein altes, inzwischen unbewohntes und verfallenes Kurhaus in Bagni di Lusnizza in der Nähe von Tarvisio. Es war nicht der erste Versuch dieser Art, aber zum ersten Mal wurden die Patienten explizit nach einem dem üblichen entgegengesetzten Kriterium ausgewählt: es handelte sich zum größten Teil um die »schwierigsten« und institutionalisiertesten Langzeitpatienten. Die Erfahrung war merkwürdig und faszinierend: der Ort war völlig offen und nicht eingezäunt, die Mahlzeiten wurden gemeinsam zubereitet und eingenommen, zum ersten Mal machten wir wirklich alles gemeinsam. Durch den Einsatz jedes Einzelnen und etwas Glück gab es keine Zwischenfälle. Eines Abends bemerkten wir, daß eine Person fehlte, eine schweigsame Frau, die seit vielen Jahren im Krankenhaus war und vor einiger Zeit einen sehr ernsten Selbstmordversuch gemacht hatte. Wir suchten die ganze Nacht nach ihr, in der Erwartung, sie im Fluß ertrunken oder an einem Baum erhängt aufzufinden. Am nächsten Morgen entdeckten wir, daß sie mehrere Kilometer zu Fuß zurückgelegt hatte, zum Bahnhof gegangen war, sich dort versteckt, dann den Zug genommen und sich sicher zur Wohnung ihrer Schwester begeben hatte, die in Venetien wohnte und sie längere Zeit nicht besucht hatte.
Die kurze Erfahrung von Lusnizza ließ in mir viele Fragen erstehen, über die ich mit den Pflegern diskutierte, nachdem wir nach Görz zurückgekehrt waren. Was waren im Grunde die Grenzen der Irrenanstaltsliberalisierung? Würde es in Zukunft möglich sein, im Görzer Krankenhaus wirklich mit den Insassen zu leben, mit ihnen zu essen und zu schlafen wie in Lusnizza, würde es möglich sein, dasselbe menschliche Klima wieder herzustellen? Wenn nicht, warum? Fühlten wir uns vielleicht nicht dazu imstande? Mußten wir uns deshalb als unzulänglich oder schuldig erachten? Oder war die Erfahrung von Lusnizza gewissermaßen gerade durch ihren zeitlich begrenzten Ausnahmecharakter möglich geworden? Und hätte es überhaupt, selbst wenn wir uns dazu in der Lage fühlten, einen Sinn, dieses Klima, in dem alle institutionalisierten Rollen abgeschafft zu sein schienen und auch wir uns gegenüber der Alltagswelt wie »in Ferien« vorkamen, unbegrenzt ausdehnen zu wollen? Wenn es überdies stimmte, daß die Patienten sich »normaler« verhalten hatten als in

Görz (einer zum Beispiel, der sonst immer stumm war, hatte zum ersten Mal zu sprechen angefangen), mußten wir dann daraus vielleicht die Schlußfolgerung ziehen, sie seien nur Opfer des Irrenhauses? Hätte ein ins Unbegrenzte ausgedehntes Lusnizza sie zur Normalität gebracht? Niemand von uns glaubte an diese letzte Hypothese: wir wußten sehr genau, daß die Probleme der Insassen und ihre Ängste nicht nur aus der Unterdrückung im Irrenhaus entstanden waren (die außerdem in Görz in der therapeutischen Gemeinschaft sehr gemildert war), sondern auch den Widersprüchen in der Außenwelt. Wäre es dann aber richtig gewesen, eine beschützte Welt, ein franziskanisches und gemeinschaftliches Super-Görz für sie zu erschaffen?
Ich nahm diese Diskussion auf Tonband auf und hörte sie mir später nochmal an. Die Beunruhigungen, Zweifel, Unzulänglichkeitsgefühle überwogen die sicheren Orientierungen.

Bis 1968 arbeitete die Görzer Gruppe gut und geschlossen zusammen. Wir trafen uns jeden Tag, oft auch zweimal täglich, und unseren Diskussionen entsprang ein ständiger Fluß von Ideen und Vorschlägen. Noch 1966 fehlten im Team eine politische Analyse der Arbeit und eine wirkliche Aufmerksamkeit gegenüber den die politische Linie betreffenden Problemen, und zwar so sehr, daß, wie ich mich erinnere, der schon 1967 gemachte Vorschlag meiner Frau, in einen der Texte von *Was ist Psychiatrie?* einen Hinweis auf Marx einzufügen, bei einigen Bestürzung und Verdacht auslöste. Aber schon bald entstand aus den Diskussionen ein kollektiver Versuch, eine kritischere und politischere Argumentation voranzutreiben: *Die negierte Institution* war in diesem Sinn – wenigstens kam es mir damals so vor – eine fast unentwirrbare Mischung aus optimistischer Verherrlichung der Gemeinschaft und kritischer (und auch, wie z.B. in den von mir und Schittar geschriebenen Aufsätzen, selbstkritischer) Aufmerksamkeit gegenüber den in Frage stehenden politischen und kulturellen Problemen.
Bei den Arbeiten zur gemeinsamen Erstellung dieses Buches ergaben sich die ersten Anzeichen für ein Auseinanderbrechen des Teams und eine Reihe von Meinungsverschiedenheiten, die scheinbar auf Rivalitäten und erbittertem persönlichen Ehrgeiz beruhten, hinter denen sich jedoch tiefgreifende Unterschiede in der Mentalität und der politischen Linie und somit Divergenzen bezüglich der operativen Entscheidungen verbargen. Nach dem Mai '68 wurde die Spaltung in Görz wie anderswo dramatisch und irreversibel.
Was mich betrifft, machte ich keinen großen Unterschied zwischen beruflichen und politischen Problemen. Ich war seit Jahren an die kulturelle und politische Sphäre des Marxismus gebunden und suchte in der Arbeit in Görz einerseits die endlich wiedergewonne menschliche Bedeutung einer »anständig« gemachten Psychiatrie, andererseits die Erprobung und

Überprüfung politischer und kultureller Hypothesen. So beschuldigten mich gewisse andere Teammitglieder gelegentlich (und ich muß sagen, oft mit ausgezeichneten Argumenten) ein Scheißintellektueller zu sein und obwohl ich hart arbeitete, nicht genügend an die »Sache« zu glauben, d.h. an den in sich selbst exemplarischen und übergreifenden Wert der eigenen täglichen betreuerischen Praxis im »offenen« Krankenhaus. Ich meinerseits antwortete, indem ich von Mythisierung, von gemeinschaftsgläubigem und klassennegierenden Reformismus sprach, sowie von übermäßigen Sorgen um Karriere und den »Erfolg« der Institution. Auch warf ich Basaglia und den anderen eine übergroße Feindseligkeit, bis hin zum widersinnigsten Sektierertum, gegenüber all denjenigen vor, die sich nicht ausdrücklich und vorbehaltlos als »Freunde von Görz« qualifizierten. Pirella seinerseits, Aktivist des PSIUP, begriff die Politik anfänglich als etwas, das kaum mit der Sphäre der Psychiatrie in Beziehung steht; in der Folge war er geneigt, der Konkretheit der täglichen Arbeit - verstanden als »Praxis institutioneller Negation« (um seinen eigenen Ausdruck zu verwenden), d.h. als ganz praxis- und handlungsorientierte Art und Weise, durch den Abbau der Irrenanstalt gleichzeitig neue Wissenschaft und neue Politik aufzubauen - immer größere Bedeutung beizumessen. Was Basaglia angeht, so hatte er nie eine echte politische Position, vielmehr eine komplexe existentielle Orientierung, die stark egozentrisch und von libertären Grundideen beeinflußt war; er glaubte an die Bedeutung des »Ausschlusses« als existential-politische Kategorie und hielt die Arbeiterklasse für definitiv integriert; außerdem stand er dem gesamten außerparlamentarischen Marxismus und den Bewegungen der Jugend äußerst feindselig und fremd gegenüber, während er die sehr realistische Tendenz hatte, das Gewicht der Standesorganisationen und der Machtstrukturen wie Parteien, Verbände und die Mafia an den Universitäten, nicht zu unterschätzen, wogegen er die anderen Direktoren von Irrenanstalten uneingeschränkt verachtete. Andere legten komplexere Strecken zurück: Slavich zum Beispiel, der vor '68 sozialdemokratisch-liberale Positionen vertreten hatte, setzte '68 alle in Erstaunen, indem er die gesammelten Werke von Lenin kaufte und begann, auf Schritt und Tritt Mao zu zitieren; eine Zeitlang war er glühender und militanter Anhänger einer marxistisch-leninistischen Partei, und schließlich landete er definitiv bei der KPI.

Viele Schwierigkeiten entstanden, wenigstens nach einer zur damaligen Zeit von mir gemachten Analyse, aus der Tatsache, daß es innerhalb des Teams eine deutliche Diskrepanz gab zwischen einem Anspruch auf »antiautoritäre« und »antiinstitutionelle« Gleichheit aller, die zuweilen optimistisch als schon erreichtes Ziel proklamiert wurde, und einer Realität der Arbeitsverhältnisse, die faktisch nicht nur ziemlich rigide und hierarchisch blieb, sondern auch stark durch personalistische, nie klar ausgesprochene Elemente bedingt war. Ebenso geschah es innerhalb des weiteren Krankenhausareals, zwischen Pflegern und Insassen, daß der »gemeinschaftliche« Optimismus, in gewisser Weise die offizielle Linie der Institution (mit der unvermeidlichen Permissivität, die er mit sich brachte), und das Vorhandensein moralistischer, zuweilen offen repressiver Instanzen gegenüber denjenigen Patienen und Personalangehörigen, die sich den allgemeinen Richtlinien am wenigsten fügten, in krassem Gegensatz zueinander standen.

Seit Jahren sprach Basaglia davon, Görz zu verlassen (schon 1966 und '67 schien es, als hätte er die Möglichkeit, erst nach Ravenna und dann nach Bologna zu gehen): 1968 kam dann noch seine Enttäuschung über die immer tieferen Meinungsverschiedenheiten hinzu, die die einzelnen Teammitglieder untereinander und ihn vom Team trennten, sowie die Überzeugung, daß das Görzer Experiment nunmehr auf dem Höhepunkt seiner Entwicklung, praktisch an einem toten Punkt, angekommen sei. Rückblickend bin ich jetzt eher geneigt zu glauben, daß er mehr Recht hatte, als ich zur damaligen Zeit dachte: es ist durchaus möglich, daß das Görzer Experiment nur dann die Möglichkeit gehabt hätte, sich über die voluntaristische Phase des »offenen Krankenhauses« hinaus zu entwicklen, wenn man innerhalb des Teams aufgehört hätte, die Notwendigkeit einer Auseinandersetzung mit wissenschaftlich-technischen Problemen spezifisch-psychiatrischer Art, mit Problemen psychoanalytischer Natur oder Fragen der Gruppendynamik zu ignorieren; oder wenn die Institution die Möglichkeit gehabt hätte, sich nach außen zu öffnen, an die Probleme der örtlichen Bevölkerung anzuknüpfen, die Widersprüche, Sorgen und Vorschläge, die ausschließlich innerhalb ihrer Mauern verwaltet wurden, »ins Territorium« hinauszutragen. Andererseits hätten, zumindest was diesen letzten Punkt betrifft, die lokale politische Situation und die Feindseligkeit der Provinzialverwaltung eine systematische »Außenarbeit« schwer, wenn nicht gar unmöglich gemacht. Jedoch zeigte Basaglia weder damals noch, glaube ich, späterhin Interesse für die Belange der Basis und für die Politik »von unten«, weshalb er nicht dafürhielt, daß dies ein mögliches Aktionsfeld darstellen könne.

Mit der Veröffentlichung und dem großen Erfolg von *Die negierte Institution* wurde Görz plötzlich berühmt, und Basaglia erhielt endlich die Anerkennung, die er verdiente, nach Jahren voller Schwierigkeiten in der Fast-Anonymität. Das Buch war in gewissem Sinn eine Erfüllung und wurde vor allem von Basaglia als Schlußpunkt seiner Görzer Erfahrung betrachtet. Im Sommer 1968 suchte er aktiv woanders Arbeit, als ein unvorhergesehener Zwischenfall eintrat, der die Situation komplizierte und die Krise im Team verschärfte: ein älterer Insasse, der wie schon öfter nach Hause gefahren war, um seine Familie zu besuchen, bekam eine heftigen Streit mit seiner Frau und erschlug sie mit einer Axt. Wir alle waren davon erschüttert und verstört. Vorfälle dieser Art kommen auch in traditionellen Krankenhäusern vor; aber Basaglia, den keine Schuld traf, auch weil es ein alter reaktionärer Chefarzt gewesen war, der dem Insassen den Ausgang erlaubt hatte, wurde angezeigt, und es wurde ein Verfahren gegen ihn eröffnet. (In der Folge wurde er, wie weitgehend vorhersehbar und vorhergesehen, freigesprochen.) Als die Untat geschah, war Basaglia in Urlaub. Kaum zurückgekehrt, rief er mitten in der Nacht das ganze Team zu sich nach Hause; er war für eine Verschärfung der Restriktionen und wollte die Türen des Krankenhauses auf unbestimmte Zeit wieder zuschließen. Nur mit Mühe konnten wir ihn davon abbringen; aber er war sehr besorgt um die Auswirkungen dieses Totschlags auf die öffentliche Meinung und das nationale psychiatrische Establishment, auch hinsichtlich seiner eigenen Chancen, im Krankenhaus- und im Universitätsbereich einen Ruf zu erhalten oder eine ausgeschriebene Stelle zu gewinnen. Von diesem Augenblick an wurde er pessimistischer und begann sogar, von einem Scheitern des Görzer Versuchs zu sprechen. Vielleicht war es auch die Spaltung, die nach dem Mai in Italien im Gange war, und seine Mißbilligung (um nicht zu sagen Verachtung) für die politischen Positionen der Studenten, die ihn bei dieser Gelegenheit entschieden auf die eine Seite der Barrikade drängten und ihn sogar in den Kreisen, die am meisten angegriffen wurden, nämlich bei den Universitätsprofessoren, Solidarität und Unterstützung suchen ließen. Ein Vorfall war bezeichnend und veranschaulicht das Klima, das sich hergestellt hatte. Als ich damals für die *Quaderni Piacentini* einen anklagenden Artikel über den Fall Braibanti-Sanfratello schrieb, in dem ich zwei der reaktionärsten im Klinikbereich tätigen Universitätsprofessoren für Psychiatrie (Rossini aus Modena und Trabucchi aus Verona) kritisierte, verlangte Basaglia mit großem Nachdruck, ich solle meine Artikel entschärfen oder sogar, da diese Kritik sich gegen seine Kollegen wandte, überhaupt nicht veröffentlichen; schließlich stimmte er doch zu, aber nur, weil ich mich darauf versteifte, und unter der Bedingung, daß ich statt meines Namens ein Pseudonym benutzte. Das tat ich, und verlegen zeichnete ich mit einem anderen Namen.

Bei dieser Gelegenheit ermaß ich meine objektive, institutionelle (aber teilweise sicherlich auch psychologische) Abhängigkeit von dem Direktor des Krankenhauses: trotz des informellen, freundschaftlichen und solidarischen Klimas und trotz unseres Gefühls, wir seien »alle im gleichen Boot« (und zum Teil genau deswegen), war Basaglias Leitung im Grunde autoritär. Es gab zu jener Zeit stets nur innere Zusammenstöße; aus Gründen der Gruppendisziplin – an die ich glaubte – und der Solidarität vermied ich es, solange ich in Görz blieb, und auch noch mehrere Jahre danach immer, diese Divergenzen zu äußern oder auch nur nach außen durchsickern zu lassen (letztlich handelte es sich dabei stets um tiefgreifende politische und auch ethische Divergenzen) und eine öffentliche Auseinandersetzung auszulösen über die Unterschiede im Ansatz und der Linie, die zwischen meiner Handlungsweise, der Basaglias und der

der anderen Teammitglieder bestanden. Daß die Meinungsverschiedenheiten nicht sofort öffentlich gemacht worden waren und daß wir unsere jeweiligen Positionen nicht von Anfang an offen mit den Gruppierungen der Linken und allen, die dem Görzer Versuch Sympathie entgegenbrachten, konfrontiert hatten, war zweifellos ein schwerer politischer Fehler, der Verwirrung und Schaden anrichtete. Ich selbst drückte mich vielleicht nicht immer klar aus, auch wenn ich nach 1970–71 versuchte, eine theoretische Debatte auszulösen, die jedoch nie stattfand. Im übrigen wollte ein sehr großer Teil des breiten Publikums nichts hören über Linienunterschiede und Führungsdifferenzen: die »Görzer Gruppe« wurde von ihren Anhängern als politisch homogen idealisiert (was sie jedoch nie war) oder mit mehr oder weniger oberflächlichen »antipsychiatrischen« Formeln belegt. Meines Erachtens hatte das Publikum übrigens ganz recht, wenn es nichts von Differenzen hören wollte, da diese nur auf persönliche Streitigkeiten zurückführbar zu sein schienen. Dieses unangenehme Mißverständnis begann sich erst sehr spät zu lösen und aufzukären: die politische Substanz des Problems kam erst im September 1976 beim Kongreß der »Psichiatria Democratica« in Arezzo ans Tageslicht, als die Mehrheit der Teilnehmer und Delegierten endlich harte und offene Kritik an dem opportunistischen und rechten Flügel der Bewegung übte. Bei dieser Gelegenheit wurde die von den Initiatoren der Vereinigung »Psichiatria Democratica« (Basaglia und seinen Freunden) in Übereinstimmung mit der KPI vorgelegte Kandidatenliste von der Basis niedergestimmt.
Ich möchte jedoch zu den Ereignissen jener Zeit, d.h. zum Sommer '68 zurückkehren. Basaglia vertrat nicht nur die These, das Görzer Experiment sei zu Ende (schon damit war der Rest des Teams nicht einverstanden), sondern auch, es sei nötig, (mit einem Ausdruck, den er oft wiederholte) »Görz den Psychiatern zurückzugeben«; was bedeutet hätte, daß wir alle gehen, daß das offene Krankenhaus in eine geschlossene Anstalt zurückverwandelt und ein traditionalistischer Direktor und konservative Ärzte mit seiner Leitung betraut werden, und daß wir versuchen, anderswo Karriere zu machen.
Im Herbst '68, kurz vor seinem endgültigen Weggang (mit meiner Hilfe erhielt er von Einaudi die Finanzierung einer langen Auslandsreise, wurde an eine Universität berufen, mit der Leitung der Irrenanstalt von Parma-Colorno und später der von Triest beauftragt), unternahm Basaglia konkrete Schritte, um »Görz den Psychiatern zurückzugeben«. Aber er stieß dabei vor allem auf den Widerstand Pirellas. Mit vielen guten Argumenten und großer Festigkeit erklärte Pirella, daß er Basaglia keineswegs das Recht abspreche, Görz zu verlassen, wenn er dies wünsche, daß er es jedoch für richtig halte, auch für die Insassen und Pfleger, daß das Experiment weitergehe. Als ältestes und ranghöchstes Mitglied des Teams fühlte er sich bereit, die Leitung des Krankenhauses zu übernehmen, mit anderen zu arbeiten und weiterzumachen. Nach großem Widerstreben nahm

Basaglia an, auch weil der mögliche »traditionalistische« Direktor, mit dem er Kontakt aufgenommen hatte (der frühere Direktor der Irrenanstalt von Varese, Balduzzi, unter den Traditionalisten sicher einer der Besten), die Situation sofort erfaßt und korrekterweise seine Kandidatur zurückgezogen hatte. Ich versäumte bei diesem Zwist eine gute Gelegenheit, unter Beweis zu stellen, daß ich wirklich ein so großer Feind des Opportunismus war, wie ich oft durchblicken ließ; ich fand, daß Pirella Recht hatte, was ich aber anfangs nicht klar sagte, um es nicht endgültig mit Basaglia zu verderben. (Das nützte mir allerdings gar nichts, weil Basaglia mehr als genug von meiner Mitarbeit hatte, so daß er mich sogar daran hinderte, eine in der Irrenanstalt von Parma ausgeschriebene Stelle anzunehmen, und mir klar und deutlich sagte, um meine berufliche und Arbeitszukunft solle ich mich selber kümmern; was ihn betreffe, so werde er, aus Erfahrung klug, wohl darauf achtgeben, sich seine Mitarbeiter »jünger und mit besserem Charakter« auszuwählen.)
Pirella übernahm also die Leitung in Görz, und ich arbeitete mit ihm weiter. Basaglia konnte allerdings den Gedanken, daß es ein »Görz ohne Basaglia« gab, nur schlecht verdauen. In Italien und in der Welt ging damals das völlig falsche Gerücht um, er sei aufgrund der Opposition politisch rückständiger Kreise oder wegen gerichtlicher Verfolgung gezwungen gewesen zu gehen, so daß es schien, als habe der Görzer Versuch in der Repression ein Ende gefunden; und es gelang mir nie herauszufinden, bis zu welchem Grad Basaglia selbst dazu beitrug, solche Gerüchte zu fabrizieren und in Umlauf zu bringen. Als mir im Herbst 1968, ich hatte mich inzwischen schon in Reggio Emilia niedergelassen, eine Audienz beim Gesundheitsminister (damals Ripamonti) gewährt wurde, um die soeben begonnene Tätigkeit der Zentren für Mentalhyghiene ministeriell anerkennen zu lassen, wurde ich sehr höflich und wohlwollend über das Schicksal des Görzer Versuchs befragt. Der Minister wollte wissen, ob es in Görz große Schwierigkeiten gebe, und ob er, auch finanziell, wirklich nichts tun könne; ich antwortete, daß der Görzer Versuch nicht nur keine Rückschritte gemacht habe, sondern weitergehe, jetzt vor allem dank der Bemühungen von Pirella und Casagrande, und daß eine Hilfe seinerseits sehr wichtig, vielleicht sogar entscheidend sei. Der Minister schien verlegen, dann sagte er mir, er sei etwas desorientiert, weil Basaglia persönlich ihm kurz zuvor geantwortet habe, der Görzer Versuch sei »ganz abgeschlossen« und Hilfe wirklich nicht angebracht.
In der Folge besserten sich die Beziehungen zwischen Basaglia und Pirella fühlbar, und bei einem großen Teil des früheren Görzer Teams festigten sich neue Übereinstimmungen. Ich enthüllte die Episode mit dem Minister nie.
Ich blieb bis Juni 1969 in Görz. Schittar und Slavich waren nach Parma gegangen, wo der Kommunist Mario Tommasini, Gesundheitsbeauftragter der Provinz und eine ungewöhnliche Figur, 1967 fast ganz allein die

Erfahrungen von »neuer Psychiatrie« initiiert hatte, die Jahre später, als Giacanelli die Leitung des Parmaer Krankenhauses übernahm, durch die Bilder des Films *Matti da slegare* berühmt wurden. Ich war, ehrlich gesagt, etwas um meine Zukunft besorgt; ich hatte langsam genug von diesem harten Kasernenleben, vor allem weil mit dem Abbau und der Verkleinerung des Teams die tägliche Betreuungsarbeit angewachsen war, während die Zeit für Versammlungen, Diskussionen, Studium im gleichen Maße abgenommen hatte; und auch das Diskussionsniveau war gefallen. Wir schienen einem stachanovistischen Fürsorgepraktizismus entgegenzugehen. Ich wollte fort, eine andere Arbeit finden, aber ich wußte, daß ich mir von Basaglia keinerlei Hilfestellung zu erwarten hatte, daß mir auch weder aus Universitäts- noch aus Krankenhauskreisen oder von politischen Parteien Unterstützung zuteil werden würde. Ich fühlte mich in einer prekären Arbeitssituation blockiert, in einer Ecke Italiens, mit wenig Geld, in einer untergeordneten, perspektivelosen Position. Das Gefühl, für das Überleben und die Fortführung des Görzer Versuchs nützlich zu sein, tröstete mich nicht hinreichend: Ich fühlte mich diesem Versuch sehr verbunden, aber das Pflichtgefühl hatte inzwischen die freie Entscheidung erdrückt, und ich hatte keine Lust, aus der Not eine Tugend zu machen. Eines Tages ließ ich mir, ziemlich mutlos, 48 Stunden freigeben und stieg in den Zug nach Rom. Ich suchte einen alten Freund auf, Gilberto Finzi, ein guter Psychiater und recht außergewöhnlicher Mensch, der mir schon früher geholfen und mich vieles gelehrt hatte; obwohl er sich immer aus den römischen Machtplänkeleien und der Mafia herausgehalten hatte, kannte er die Situation in der Hauptstadt gut und schätzte sie realistisch ein. Würde es einen Sinn haben, wenn ich nach Rom zurückkehrte? Würde ich irgendwo eine Stelle finden? Finzi war pessimistisch und riet mir ab von dem Versuch, nach Rom zurückzukehren.

Ich nahm meine tägliche Arbeit in Görz wieder auf, in der Erwartung, daß etwas geschehe. Eines Tages im April 1969 erhielt ich im Krankenhaus einen Anruf aus Reggio Emilia. Es war ein Beamter der Provinzialverwaltung, Lauro Gilli; sie hatten zufällig in Padua gehört, daß ich ein guter Psychiater sei und keine Arbeit habe, und wollten fragen, ob ich nach Reggio kommen wolle, um dort das Zentrum für Mentalhyghiene zu eröffnen. Ich war zwar nicht gerade arbeitslos, aber ich stürzte nach Reggio, um mit ihnen zu reden. Das Angebot schien interessant. Die Verwaltung suchte jemand, der die öffentliche psychiatrische Versorgung außerhalb des Krankenhauses organisieren sollte, durch ein Netz von Ambulatorien. Sie hatten vom Präfekten eine provisorische Genehmigung erhalten, weshalb sie mir keine Anstellung anbieten konnten, sondern eine »freiberufliche« Arbeit ohne Krankenversicherung bis zum Dezember; dann würden wir weitersehen. Sie waren vertrauenerweckend und sympathisch; ihre Wahl schien nicht aus besonderen Gründen auf mich gefallen zu sein, und sie hatten keine sehr genauen Pläne; aber sie waren offen, fortschrittlich, re-

solut und beabsichtigten, sich der »Irrenhauslinie« zu widersetzen. Die Perspektive in Reggio schien hauptsächlich dadurch begrenzt, daß das örtliche psychiatrische Krankenhaus, das von einem Orden getragen wurde, vollkommen außerhalb meines Einflußbereichs lag. Aber ich hatte keine andere Wahl, es handelte sich darum, anzunehmen oder es bleibenzulassen.
Pirella selbst, mit dem ich mich beriet, meinte, ich solle annehmen, obwohl es ihm leid tat, daß ich das Krankenhaus verließe; aber zu dem Zeitpunkt waren schon neue, junge Ärzte nach Görz gekommen, und die Arbeitssituation war nicht mehr so hart. Andererseits bedauerte Pirella (und mit ihm die anderen der Görzer Gruppe) und in gewissem Sinne kränkte es ihn auch, daß ich den Bereich der stationären Institutionen verlassen wollte, um »draußen« zu arbeiten. In den darauffolgenden Jahren wurde ich aus diesem Grund ein bißchen als Abtrünniger betrachtet, fast als ein Verräter der Görzer »Linie« der therapeutischen Gemeinschaft, und zwar umso mehr, als ich die Wichtigkeit eines Versuchs von »alternativer« Psychiatrie außerhalb der Irrenanstalt effektiv mit größerer Begeisterung und unter einem anderen politischen Gesichtspunkt bewertete. Im Juni 1969 zog ich nach Reggio Emilia.

Die Görzer Jahre waren im Endeffekt keineswegs Jahre in der Isolation gewesen: in meiner Freizeit und im Urlaub, wo ich oft nachts reiste, um Zeit zu gewinnen, war es mir gelungen, herumzufahren, in manches hineinzuriechen, Leute kennenzulernen, zu diskutieren. 1967 hatte ich in London Laing und Cooper kennengelernt; einmal hatte ich (in einer zweiköpfigen *delegazia*, bestehend aus mir und Vittorio Capecchi) sowjetische psychiatrische Krankenhäuser besichtigt (keine erhebende Erfahrung); 1968 hatte ich in verschiedenen besetzten Universitäten geredet und mitdiskutiert; zu vielen Freunden hatte ich den Kontakt aufrecht erhalten; ich hatte die französischen Psychiatrie-Erfahrungen und die linken Kreise um Lacan kennengelernt. In der ganzen Welt war die Psychiatrie in Bewegung, veränderte sich, stellte sich selbst in Frage. Aber es gab auch die andere Realität, die sich gleichgebliebene Universitäts- und Anstaltspsychiatrie. Diese Erfahrung machte ich, als ich, voller Zweifel und Schuldgefühle (ich vergaß z.B., den Prüfungskommissaren rechtzeitig meine Veröffentlichungen zuzuschicken), Anfang 1968 die Prüfung als freier Dozent ablegte. Trotz der Fürsprache von Maleci, Psychiatrieprofessor in Florenz und alter Studienkollege Basaglias, war ich des Prüfungsausganges alles andere als sicher. Einen Tag lang kehrte ich in die Universitätsklinik in Rom zurück, der ich nie nachgetrauert hatte: ich fühlte mich um viel mehr als die wirklich vergangenen Jahre zurückversetzt. Das Schlimmste passierte mir, als ich über den »Fall« befragt wurde. Der Fall war eine arme Frau mittleren Alters, die an Armut, existentiellem Unglück und verschiedenen Störungen litt, unter anderem an akustischen Halluzinationen: sie hörte Stimmen, die ihr manchmal sagten, was sie tun sollte. Einer der Prüfer fragte mich, wie diese Halluzinationen »genannt werden«. Herrgott, ich verstand nicht einmal den Sinn der Frage. Aber ja, ermutigte er mich, wie man es sonst mit Kindern tut (ich glaube, es war Tronconi, aber in diesem Moment erschienen mir die fünf illustren Professoren, die mich prüften, alle gleich), erinnern Sie sich nicht mehr? Kommen Sie! Also . . . Halluzinationen, impe . . . , na, impe . . . Und ich: »Imperative Halluzinationen!« »Sehr gut!« Ich hatte die Prüfung bestanden.

Die Erfahrung mit den Zentren für Mentalhyghiene in Reggio Emilia absorbierte einige Jahre lang alle meine Energien. In gewissem Sinn handelte es sich um eine Arbeit, die mir nicht so sehr zusagte: es gefiel mir nicht zu befehlen, zu leiten, zu organisieren. Doch ich bemühte mich, die Zentren so gut wie möglich zu organisieren.

Der Anfang war etwas spontaneistisch und optimistisch: von der Erfahrung mit der therapeutischen Gemeinschaft hatte ich die – nur partiell kritisierte – Illusion mitgebracht, daß der gute Wille und die menschliche Disponibilität eines jeden das gültigste Behandlungsmoment darstelle; aus den Kämpfen von '68 und '69 schöpfte ich die Hoffnung und das Vertreuen darauf, daß die stattfindende Veränderung der Werte und das Auflehnungspotential der Jugend und der Arbeiterklasse automatisch beginnen würden, auch jene alten Aspekte des bürgerlichen Lebens umzustürzen, die noch immer die Diskriminierung von »Andersartigen« und »Gestörten« nährten. Nach und nach kamen in den sich bildenden Teams und durch das Konfrontiertsein mit der politischen und sozialen Realität im Gebiet von Reggio jedoch andere, vorsichtigere und durchdachtere, Sichtweisen auf. Die Notwendigkeit, sich dem Problem der therapeutischen Techniken zu stellen, lag auf der Hand, schon weil wir nicht umhin konnten festzustellen, daß wir im Umgang mit den Patienten und ihren Familienangehörigen *sowieso* immer Techniken anwendeten, auch ohne es zu bemerken. Jene Interpretation der »Behandlung« als einfaches und ungerüstetes »Sich-um-jemand-Kümmern«, jene rein soziologische, aber gleichzeitig auf den gesunden Menschenverstand bauende Orientierung, mit der auch ich in Görz geglaubt hatte, die Behandlungstechniken ersetzen zu können, und die noch einen Sinn gehabt hatte, als es hauptsächlich darum ging, die alte Institution aus den Angeln zu heben und die Insassen zu befreien, zeigte hier in Reggio Emilia deutlich alle ihre Grenzen, zumal im Umgang mit den oft dramatischen »Fällen«, derer wir uns in den Dörfern, in den Stadtvierteln und in den Familien annehmen mußten. Unser Herangehen an die psychiatrischen »Fälle« in ihrem realen Lebenszusammenhang, anstatt im psychiatrischen Krankenhaus, ließ uns die Beziehung zwischen persönlichem Leiden und gesellschaftlichen Widersprüchen sehr viel besser erkennen. Ich mußte rasch einige Aspekte der ideologischen Gettoisierung der Görzer Erfahung überwinden: in Reggio waren keine Experimente möglich, es gab – so wie unsere Arbeit konzipiert war – keinen festumrissenen und geschützten Handlungsspielraum, keinen schützenden Ort, keine irgendwie privilegierte Art zu arbeiten; eine Flucht aus der normalen und alltäglichen, banalen sozialen Realität in die »Gemeinschaft« war undenkbar, ebensowenig konnte man sich Illusionen oder der etwas sektiererischen Selbstbestätigung, ein »guter« Psychiater zu sein, hingeben; es gab keine gegenseitigen Tröstungen in der Abgeschlossenheit, keine »exemplarischen« Erfahrungen, keine belagerten Zitadellen noch institutionelle Negation. Die Institutionen waren die kommunistische Partei, die Familien, die Krankenhäuser, die Ärztevereinigung, die rechte Presse, die uns verleumdete, die Provinzialverwaltung, unsere eigene Organisation; die Häuser, die Felder, die Cafés, die Stadtviertel waren unser Arbeitsplatz; Protagonisten waren zusammen mit uns täglich die Studenten, einfache Bürger, die Arbeitskollegen eines Arbeiters, der in einer Krise war, die Nachbarn der Patienten; ständige und notwendige Gesprächspartner waren die Gewerkschaften, die Pfleger der lokalen Irrenanstalt und noch einmal die Partei und die Verwaltungsbehörden. Nicht also »politisch«, auf voluntaristische Weise, war unsere Art, an die Dinge heranzugehen, sondern das unvermeidliche Eingebundensein unserer Arbeit in der Stadt und in den Dörfern.

Aber in welchem Umfang war es möglich, »alternative« Psychiatrie zu machen, wenn man im sozialen Zusammenhang arbeitete? Mein Vorsatz war, zu überprüfen, ob und wie es möglich wäre, die Psychiatrie, und die Kritik an der Psychiatrie, aus der institutionellen Irrenanstalt in den Alltag, als Kampf der Basis, in die Politik zurückzubringen. Bis zu welchem Grad konnten Prävention und Therapie in diesem Zusammenhang zum kollektiven Problem werden, zu Momenten politischer Bewegung beitragen? In unseren Diskussionen wurde die Formel »die Versorgung sozialisieren« sehr bald durch eine andere ersetzt: »die Widersprüche sozialisieren«. Anders gesagt: wenn es stimmte, daß der psychiatrische »Fall« aus der Einschließung von gesellschaftlichen Widersprüchen in einem Einzelindividuum und auch aus der Einschließung dieses Individuums im pseudowissenschaftlichen institutionellen Raum der Psychiatrie resultierte, müßte man den umgekehrten Weg gehen und den Fall zu einem Widerspruch aller werden lassen, zu einem Moment kollektiver Reflexion und praktischen Engagements gegen die Ungerechtigkeit des Kapitalismus.

Ich hatte das Glück, um mich herum ein leidenschaftliches Team entstehen zu sehen, das sich aus jungen Leuten mit oft großen intellektuellen und menschlichen Fähigkeiten zusammensetzte: Studenten, Ärzte, Psychologen, Soziologen, die aus verschiedenen Teilen Italiens und auch aus dem Ausland kamen, voller politischer Erfahrungen aus dem Kämpfen jener Jahre. Von den Akademikern war niemand KPI-Mitglied, und fast alle

bekannten sich zum Bereich der außerparlamentarischen Linken; die Pfleger dagegen, die nach und nach eingestellt und ausgebildet wurden, waren alle reggianische Kommunisten, die aktiv in der Partei arbeiteten; trotzdem gab es zwischen Parteimitgliedern und Nicht-Mitgliedern nie wesentliche Linienunterschiede. Die Provinzialverwaltung ließ dem Versuch eine vorsichtige, aber solide und grundsätzliche Unterstützung angedeihen. Unsere Patienten, großenteils Psychotiker, Ex-Insassen und solche, bei denen Einweisungsgefahr bestand, stellten uns hinsichtlich der Linie, der Methode und Organisation ständig vor neue Probleme. Andere Probleme ergaben sich direkt aus dem Sozialgefüge.
Ich erinnere mich, wie wir, gewöhnlich zu zweit, die Patienten besuchten oder uns mit ihnen trafen, oder bei den Bauern große, manchmal schwierige Versammlungen machten. Gelegentlich blieben wir zum Essen, wenn wir eingeladen wurden, oder trafen uns mit den Nachbarn. Einmal, als ich über ein Feld ging, gelang es mir, mich mit einem störrischen, eigenbrötlerischen Alten zu unterhalten, der Angst hatte, man würde sich ihm nähern und ihn dann einsperren. In mehreren Fabriken machten wir Vesammlungen, Umfragen, Diskussionen über geistige Gesundheit im Bezug auf die Organisation der Arbeit, wobei wir immer von konkreten Fällen ausgingen. In anderen Fällen, in denen man von uns verlangte, als psychiatrische Polizei aufzutreten, um Personen, die störten, zu beruhigen oder einzusperren, weigerten wir uns einzugreifen und lösten darüber zuweilen Diskussionen aus. Wir organisierten das kollektive Eingreifen von vielen Dutzenden von Personen, um zu fragen und zu überprüfen, wie in der örtlichen Irrenanstalt die aus bestimmten Gebirgsdörfern kommenden Insassen behandelt wurden; und so weiter. Im Grunde wußten wir genau, daß wir Psychiatriepersonal waren, Psychiater, Ärzte, in gewisser Weise Funktionsträger der öffentlichen Ordnung, abhängig von einer Organisation, die Teil des Staatsapparates war; wir wußten, daß wir aus gewissen Konditionierungen nicht herauskonnten, und doch hatten wir noch die Bewußtheit, im Rahmen unserer offiziellen Tätigkeit bestehende Spielräume an Dissens und Dysfunktionalität zum System erhalten und in gewisser Weise ausdehnen zu können. Wir glaubten an eine weder völlig repressive noch völlig wiedereingliedernde oder integrierende Arbeit. Konkret war unser Schreckgespenst, nur soziale Kontrolle, nur Normalisierung zu produzieren. Deshalb fürchteten wir einerseits, in therapeutischen Technizismus zu verfallen, und andererseits, wir würden, aus dem Willen heraus, ihn abzulehnen, unsere Arbeit zu ausgedehnten Formen von Sozialfürsorge entstellen.
Insgesamt gesehen glaube ich, daß wir weder die eine noch die andere Gefahr ganz vermeiden konnten. Einerseits verfielen wir ständig in die »plumpe Depsychiatrisierung« des Sozial-Fürsorgetums, d.h. in eine Politik von Unterstützung, gesundem Menschenverstand, praktischer Hilfe, wobei komplexe psychologische Probleme naiv auf die Ebene banaler

Versorgungserfordernisse reduziert wurden; andererseits fühlten wir uns angezogen von der Notwendigkeit, die therapeutischen Techniken wissenschaftlich zu vertiefen und zu verfeinern, so daß wir trotz der ständigen Diskussionen, Seminare, Debatten und Vorlesungen nicht immer in der Lage waren, die »wissenschaftlichen« Mittel, die uns die bürgerliche Psychiatrie in die Hand gab, auf wirklich eigenständige und kreative Weise zu kritisieren.
Wir versuchten ohne viel Aufhebens zu arbeiten. Mit Absicht bestand unser Team (oder besser, die wenigen im Gebiet verstreuten Teams) aus kleinen Gruppen, die manchmal nur drei Personen umfaßten und notwendigerweise der Nachfrage an psychiatrischer Versorgung nicht genügen konnten; sie sollten so homogen wie möglich sein. Vor allem am Anfang waren wie eher bereit, kritische Ansätze auszuprobieren, zu verbeiten, zu entdecken und zu sozialisieren, als mit breitgestreuter Versorgung zu antworten. Wir wehrten uns dagegen, die Organisation zu erweitern, vermieden es, feste Strukturen zu schaffen; nur selten ermutigten wir Besucher und Psychiater oder Psychologen, die von außerhalb kamen und mit uns arbeiten wollten. Hingegen suchten wir den Kontakt und die Zusammenarbeit mit den Stadtteilkomitees, den politischen und gewerkschaftlichen Basiskadern; aber natürlich begingen wir, insbesondere in den ersten Zeiten unserer Arbeit, aufgrund unserer Unerfahrenheit und unserer Überheblichkeit viele Fehler. Unsere Beziehungen zur örtlichen Irrenanstalt waren schwierig; es war eine traditionelle Anstalt, wenn auch keine von den schlimmsten Italiens. Wir waren jedoch nicht der Meinung, daß es unsere Aufgabe sei, eine Versorgungseinrichtung zu schaffen, die sie ersetzen könnte, sondern wollten alternative Möglichkeiten suchen und aufzeigen, an das Problem der psychischen Störungen heranzugehen. Wir versuchten zwar, eine Erneuerung der Irrenanstalt von Reggio zu fördern, aber wir hielten es nie für unsere *Haupt*aufgabe, uns mit dem Problem der Irrenanstalt zu beschäftigen. Dieses Problem oblag der Verantwortung der politischen Kräfte und der Fachleute, die dieser Institution vorstanden.

In Reggio Emilia begann ich zum ersten Mal, die Realität der Basis der kommunistischen Partei kennen und schätzen zu lernen; und ich sah, wieviel komplexer und an Vorschlägen und Werten reicher jene Arbeiterklasse war, von der nach 1968 alle Studenten sprachen, oft ohne viel von ihr zu wissen. Einerseits wurde mir klar, daß das vielschichtige emilianische Sozialgefüge einer eisernen Logik entsprach, einer voll und ganz kapitalistischen Logik, und ich verstand, wie sehr die Kommunistische Partei, Mehrheitspartei und seit vielen Jahren an der Macht, auf allen Ebenen damit verflochten war. Auf der anderen Seite jedoch begann ich auch zu verstehen, daß auf dem Grund dieser Realität in den Menschen eine Kraft, Geduld, politische Erfahrung, Disziplin, eine Demut im Alltag vorhanden war, die der außerparlamentarischen Linken oft gefehlt hatten. Meine Rolle als Intellektueller wurde öfter als in der Vergangenheit in Frage gestellt durch die Argumente und das Verhalten einfacher Aktivisten einer Partei, die ich für revisionistisch und auf vielleicht etwas schematische Weise für kleinbürgerlich hielt.

Von Anfang an bemühte ich mich, die politische und soziale Realität zu verstehen, in der ich mich befand. Ich war und bin auch heute noch davon überzeugt, daß die Arbeit in Reggio Emilia mir die einzigartige Gelegenheit bot, die mögliche Beziehung und Integration zwischen einer »fortschrittlichen« Psychiatrie und einem kultivierten, hochpolitisierten, sehr lebendigen kulturellen Gewebe zu überprüfen. Nach und nach bemerkte ich jedoch, daß die reggianische Realität sehr viel komplexer und widersprüchlicher war, als ich erwartet hatte, und daß gewisse Widersprüche nicht zufällig waren.

Die ersten Monate waren voller Entdeckungen. Reggio war eine äußerst saubere Stadt, wo Ämter und Dienstleistungen gut funktionierten, wo alle ehrlich, gutmütig, geduldig und höflich waren, die Autofahrer nie stritten und die Schaffner kein Trinkgeld annahmen. Ich las und hörte aufregende Geschichten von sozialistischen Kämpfen und Kooperativen um die Jahrhundertwende; ich war betroffen und bewegt, als mir gewisse Aktivisten von den oft bedrohlichen und manchmal blutigen Kämpfen nach dem Zweiten Weltkrieg erzählten, von den Hoffnungen auf eine Andere Art zu leben, die mit dem Widerstand aufgekommen waren; ich erfuhr etwas über den Glauben, der vielleicht politisch naiv, vielleicht falsch, aber überaus menschlich und nie verachtenswert war, mit dem zwischen '45 und '48 und auch später viele Genossen auf Stalins Rußland geblickt und dafür manchmal persönlich hart gebüßt hatten ... Ich fragte mich auch, was von all dem übriggeblieben war. Sicher nicht der Stalinismus, der inzwischen fast vollständig verschwunden war (und ich war froh darüber) . . . Aber vielleicht hatten sich viele andere Dinge verändert. Gewisse Aspekte des reggianischen Lebens verblüfften mich.

Meine ersten Überraschungen erlebte ich durch meine Kinder, gleich nach dem Sommer 1969. Meine Tochter kam in die dritte Klasse der Grundschule zu einer Lehrerin, die wie andere Lehrerinnen in Reggio verlangte, daß die Kinder wie vor 50 Jahren mit Feder und Tinte schreiben sollten anstatt mit dem Kugelschreiber; da sie jedoch in der Schule noch nie ein Tintenfaß gesehen hatte, steckte sie sofort einen Finger hinein. Den Ältesten, der in die erste Klasse der Mittelschule kam, hatten wir in der »demokratischsten« Schule von Reggio untergebracht, aber er mußte sich mit, gelinde gesagt, ziemlich traditionellen Methoden und Einstellungen herumschlagen; als ich für alle drei die Befreiung vom Religionsunterricht beantragte (was weder in Rom noch in Görz je ein Problem gewesen war), geriet die ganze Stadt in Aufruhr, auch weil dies offenbar seit vielen Jahren der erste Fall war. Als ich meine Tochter, die stolz war auf ihr kleines Diplom, das sie im Nachmittagsunterricht an der Görzer Musikschule erworben hatte (einer intelligent und ernsthaft geleiteten Schule mit alter österreichisch-ungarischer Tradition), zur kommunalen Musikschule (dem »Peri«-Institut) begleitete, überflogen die Verantwortlichen des Instituts ihr in Görz absolviertes Programm mit Überheblichkeit und Ironie und bezeichneten es vor ihr als »Mischmasch«. Die Kleine ging weinend nach Hause; ich ärgerte mich sehr und fragte mich, aus welchen Aspekten des kulturellen Humus von Reggio diese Haltungen und kleinen Episoden erwuchsen.

Reggio Emilia war eine sehr reiche Stadt. Man sah es an der Art der Leute, vor allem der Frauen, sich zu kleiden, an den Autotypen, man erfuhr es durch ein bißchen geschicktes Nachforschen bei den Reisebüros (wo sich die vermögendere Bourgeoisie, geschützt vor der Steuer und indiskreten Augen, eine unglaubliche Anzahl an Safaris und Luxusferien organisieren ließ), und man schloß es aus der übertriebenen Menge luxuriöser Boutiquen rund um die Via Emilia, die mehr und bessere, oft auch teuerere Waren feilboten als irgendeine der Boutiquen in den berühmten Straßen im Zentrum Roms. Zum Ausgleich gab es in der wirklich nicht kleinen Stadt (fast 150.000 Einwohner) nur eine einzige Buchhandlung, die Buchhandlung Rinascita (von der KPI): sie war sympathisch und einladend, aber nicht immer gut sortiert, so daß ich, wie manche andere, die Gewohnheit annahm, direkt nach Parma oder Modena zu fahren, um Neuerscheinungen zu suchen. (Um genau zu sein: später entdeckte ich auch die marginale Existenz einer winzigen »Theaterbuchhandlung«.) Die Kommunistische Partei kontrollierte fast alles in der Stadt und in der Provinz, und der Rest gehörte der reichen Bourgeoisie von Reggio: aber an vielen Schlüsselpunkten waren die beiden Bereiche identisch oder überlagerten sich.

Am meisten interessierte mich die Situation der Jugend. Ich versuchte sie zu verstehen durch die Studenten, die Umfragen mit mir machten, durch meine Kinder und ihre Freunde, durch die Qualen und Erlebnisse der Jugendlichen, die im Zentrum für Mentalhygiene zu mir in die Therapie kamen. Viele von ihnen waren buchstäblich verzweifelt. Sie beklagten sich, auf allen gesellschaftlichen Ebenen, über das erdrückende Gewicht einer familienorientierten, moralistischen und Wohlanständigkeit fordernden Tradition, die in den kommunistischen Familien vielleicht sogar noch stärker war (nicht in allen, es gab auch interessante Ausnahmen) und die offenbar, in einer kompakten und tödlichen Synthese, verschmolzen war mit der bäuerlichen Tradition, den schlimmsten kleinbürgerlichen Werten und den Prinzipien von Rechtschaffenheit, Fleiß und Traditionsgehorsam, auf denen die kommunistischen Führungskräfte ausdrücklich beharrten. Die Jugendlichen hatten keine Räume, wo sie sich treffen konnten, beklagten sich über die Indifferenz der Parteien, hatten keine alternativen politischen und kulturellen Organisationen, und es schien manchmal, als schwankten sie hin und her zwischen dem blödsinnigsten Konsumismus, dem der Mopeds und Diskotheken, und einer vollkommen blinden Auflehnung. Einige begannen Drogen zu nehmen. Als man Jahre später herausfand, daß mehrere Verhaftete der Roten Brigaden aus Reggio Emilia stammten, war ich keineswegs erstaunt, und ebensowenig wunderte ich mich darüber, daß in diesem Milieu und bei dieser Politik integralistische katholische Bewegungen wie *Comunione e Liberazione* kräftig Fuß fassen konnten.

Ich bemühte mich, Verallgemeinerungen zu vermeiden; aber zuweilen hatte ich, vielleicht auf sektiererische Weise, den Eindruck, als würden in Reggio alle sozialen Widersprüche von einem weitverzweigten Apparat von »Bürger«-Organisationen zermahlen, von den Stadtteilkomitees bis zu den Gewerkschaften, von den Parteisektionen bis zu den Genossenschaften, die schließlich alles kontrollierten, was nicht in den Bereich der Familie oder den der Arbeit gehörte. Die Widersprüche und Fermente schienen sofort kastriert und institutionalisiert zu werden, gelenkt in einen Strom mit tausend Kanälen, in eine Unzahl von Versammlungen und Komitees, von der Basis zur Spitze und von der Spitze zur Basis; und was an der Basis offen ausgedrückt wurde, war nicht immer überzeugend und setzte zuweilen selbst die politischen Führungskräfte in Erstaunen. So unterzeichneten 1974 über 400 Lehrer ein Dokument gegen die Wiedereingliederung behinderter Kinder in die normale Schule – ein in Italien einzigartiger Fall, glaube ich –; 1975 unterschrieben die Bewohner eines großen Mietshauses in einem Arbeiterviertel einstimmig und spontan ein Protestschreiben gegen die von der Gemeinde veranlaßte Zuweisung einiger Mini-Appartements des Hauses an bedürftige Alte des Viertels. Auch der Traditionalismus im Verhalten den Frauen gegenüber, eine gewisse Fremdenfeindlichkeit und der Rassismus gegenüber den Süditalienern waren bei allen sozialen Schichten (auch den weniger bürgerlichen) ziemlich offensichtlich und bestürzten zuweilen die bewußteren Kommunisten. Auf der politischen Ebene, auf der sich die mehrheitlichen politischen Kräfte zu bewegen schienen, d.h. auf dem Boden der Klassenversöhnung, des Populismus, wo man sich »einheitlich«, »gesittet«, »gemeinschaftlich« gab, gerieten die Linken manchmal in Schwierigkeiten, während die intelligenteren Katholiken sich frei und ungeniert bewegten, mit mehr Sicherheit und Aggressivität.

Ich möchte hier nicht mißverstanden werden. Was ich von der Realität in Reggio verstand oder zu verstehen meinte, ließ meine Einstellung zur KPI nicht feindseliger werden, noch betrachtete ich dadurch, glaube ich, die Leute und ihre Tradition mit Geringschätzung oder Abstand: ganz im Gegenteil. Ich befand mich mitten in etwas, das weit über dieses Gebiet hinaus bedeutsam war, d.h. für ganz Italien relevant erschien. Vielleicht stellte Reggio die Zukunft des Landes dar; auf jeden Fall würde jede wie auch immer geartete Zukunft sich mit dieser Realität auseinandersetzen müssen. Ich meinte nicht, daß der »emilianische Weg« ein Weg zum Sozialismus sei, aber ich fühlte in mir selbst die Überzeugungskraft jenes Realismus, jenes gesunden Menschenverstandes, des »Der-Notwendigkeit-Gehorchens«, die man mit der Luft einatmete. Vielleicht war diese Art von Gesellschaft zum jetzigen Zeitpunkt die bestmögliche in Italien? Vielleicht bestand sogar eine enge und notwendige Beziehung zwischen dem Konformismus der gemäßigten Haltung und einigen der Eigenschaften, die ich immer als der besten Militanz zugehörig erachtet hatte, nämlich Mut, Ausdauer, Verantwortung, Ernsthaftigkeit, Sinn für kollektive Teilnahme, Solidarität, Treue zu den Idealen ... Und dann war auch dies offensichtlich: für meine Arbeit und meine Hypothesen war die Situation von Reggio Emilia die beste, die ich mir, wenn ich realistisch war, wünschen konnte. Von Anfang an hatte sich ziemlich klar herausgestellt, daß die Verwaltungsbeamten der Provinz mir einen außerordentlichen Handlungsspielraum gewährten. Wo sonst in Italien oder im Ausland hätte ich eine so fortschrittliche und auf intelligente Weise weitblickende politische Partei und Verwaltung finden können?

Aber auch das war eigentlich nicht der Punkt. Es existierte offenbar eine Beziehung zwischen diesem Spielraum, über den wir verfügen konnten, und der Art von politischer Orientierung der mehrheitlichen Kräfte; und auch zwischen dieser Orientierung und gewissen Aspekten des Lebens und der kulturellen Tradition an diesem Ort. Die Engstirnigkeiten, die mich störten, waren weder zufällige Überreste noch lokale Besonderheiten: insgesamt waren sie homogen und Teil einer historischen Situation und eines strategischen Plans, die man notwendig in Betracht ziehen mußte. So war es kein Zufall, wenn *diese* Gesellschaft auf Stabilisierung ausging, nicht auf Revolution; ebensowenig war es ein Zufall, wenn im Lauf der Zeit auch im Bereich der Fürsorge gewisse Entscheidungen gefällt wurden, die nicht etwa darauf abzielten, die Widersprüche aufbrechen zu lassen, sondern darauf, sie zu absorbieren. Aber würden noch Widersprüche bleiben? Würde es noch einen nicht absorbierten Dissens geben? Ich wußte es nicht. Was unsere Arbeit betraf, so überzeugte mich eine kurze, ruhig durchdachte Analyse davon, daß wir kein getrenntes Urteil abgeben konnten, d.h. einerseits die Offenheit der Verwaltungsbeamten loben und andererseits die Hindernisse und das Unverständnis tadeln, fast so, als handelte es sich um persönliche Verfolgungen oder ungerechtfertigte Bosheiten und willkürliche Engstirnigkeit. Im Gegenteil, sowohl die Offenheit als auch die Hindernisse waren Bestandteil einer gesellschaftlichen Situation und einer politischen Realität mit einem genau konstruierten und relativ einheitlichen Gesicht, homogen, wenn auch in sich widersprüchlich. Es ging darum, das zu verstehen, und nicht darum, radikale Thesen dagegenzusetzen, die vor allem in diesem Gebiet völlig fehl am Platz schienen. Es war nötig weiterzumachen, weiter zu prüfen.

Nach und nach wurde deutlich, daß gewisse Grundprobleme durch die ökonomische Basis und nicht überbaubedingt waren. Womit wir uns herumschlugen, das war die Basis selbst, das innere Gefüge des Kapitalismus. Der Mechanismus der Moral und der alltäglichen Ordnung produzierte und stigmatisierte hier zur Sicherung seiner Existenz in seinem Inneren die »geistige Verwirrung«, die »Asozialität«: Angefangen von der Familie bis hin zum weitesten sozialen Gefüge machten es eherne Notwendigkeiten von Produktion und Konsum ständig erforderlich, daß »Ausschuß« produziert werde und daß Unproduktive und Abweichende ohne Risiko für die Gemeinschaft und ohne allzu viele Ängste für die Personen, die davon betroffen waren, verwaltet würden. Es war nicht möglich, diesen Mechanismus aus den Angeln zu heben, ohne die ganze bürgerliche Gesellschaft zu zerstören, und im Moment waren weder die Voraussetzungen noch die Kräfte vorhanden, um direkt in diesem Sinn zu handeln. Aber ich begann auch mich zu fragen, bis zu welchem Grad es in dieser Gesellschaft noch legitim wäre, eine »alternative« psychiatrische Kultur vorwegnehmen zu wollen.
Alles in allem fing ich an, Zweifel zu hegen, und stand dem herrschenden politischen Klima mit gemischten Gefühlen gegenüber: ich fühlte mich als Träger eines Dissenses, wußte aber nicht mehr genau, wie ich ihn ausdrücken sollte. Inzwischen arbeitete ich weiter, in der Hoffnung, durch meine Art von Psychiatrieauffassung indirekt neue Klärungen und verborgene Bedürfnisse anzuregen. Die Reggianer waren mir sehr sympathisch; das Leben in Reggio Emilia gefiel mir, wenn auch, wie ich zugeben muß, mehr wegen seiner Ruhe als wegen seiner Anregungen. Zerstreuungen gab es wenige. Sowie ich ein ausreichendes Gehalt erreicht hatte, war ich als Berater bei Einaudi zurückgetreten; wie auch früher beschäftigte ich mich oft mit den Kindern, obwohl ich manchmal den Eindruck hatte, daß die Arbeit, in womöglich noch größerem Maß als in Görz, den Bereich der Familie, des Studiums und des Ausruhens überflutete. Ich fuhr fort, zu studieren; viele Gratifikationen, vielleicht die hauptsächlichen, erwuchsen mir durch die Patienten, daraus, etwas unmittelbar Nützliches zu tun, aus der Konkretheit der Arbeit. Ich arbeitete recht begeistert weiter, umso mehr, als die Organisation des Dienstes für Mentalhygiene gut vorankam.

Die Krise brach über mich herein, als ich mitten in der Arbeit in Reggio steckte, im Jahre 1972, und es war eine zugleich politische, persönliche und berufliche Krise. Im August 1971 war ich in China gewesen; die Reise war faszinierend, aber schwierig und hatte zu einem nicht optimalen politischen Zeitpunkt stattgefunden (am Vorabend der Affäre Lin Piao): ich kehrte verhext und durcheinander von der Reise zurück, mit ambivalenten Gefühlen. Ohne die entsprechenden Verdienste oder Fähigkeiten zu haben, war ich durch eine Reihe von Umständen der Chef der Delegation

gewesen und hatte mich sowohl mit den Chinesen auseinandersetzen müssen, auch um ihre Widerstände und ihr Mißtrauen zu überwinden (es hatte z.B. einen langen Kampf gegeben, bevor wir ein psychiatrisches Krankenhaus besuchen durften), als auch mit 20 Italienern, die alle, aber auf die unterschiedlichste Weise, politisiert waren und sich zuweilen gegenseitig recht fanatisch und intolerant behandelten. Einerseits erlebte ich also meine und der anderen Italiener tragische (und zuweilen komische) Unzulänglichkeit gegenüber einer Realität, wo der Sozialismus im Aufbau war, gegenüber der *Zivilisation* der Chinesen, der politischen Bildung, die sie auf allen Ebenen zu zeigen schienen, der außerordentlichen Bescheidenheit und Korrektheit, die sie in interpersonellen Beziehungen an den Tag legten; andererseits glaubte ich zum ersten Mal ein wenig verstehen zu können, was es bedeutete, daß es in China Klassenkampf gab, und daß Verzögerungen und Widersprüche vorhanden waren. Einige Aspekte Chinas (und auch die Meinung, die sich die Chinesen über den Westen bildeten) verwunderten mich. Ein Treffen mit einem Mitglied der chinesischen Regierung wurde abgesagt, als wir schriftlich den Wortlaut der Fragen einreichten, die wir ihm stellen wollten: es handelte sich um Fragen zur Außenpolitik und zur Beziehung zwischen Führungsspitze und Basis. Unsere Delegation wurde in gewissen Kreisen mit Sympathie aufgenommen (wie ich später indirekt erfuhr), sogar als die lebhafteste und antikonformistischste, die je in China gewesen war; ich jedoch spürte auch die Zweischneidigkeit dessen, was Edoarda Masi dann zu Recht als *Tourismus in China* bezeichnete.
Auf der Rückreise fühlte ich deutlich, daß die Revolution eine weniger einfache Sache war, als ich mir vorgestellt hatte. Ich dachte wieder nach über den italienischen Marxismus, über Fortini, Panzieri, Tronti; ich dachte an Berkeley und das amerikanische *movement;* an die Kulturrevolution und '68 in Europa; an die Bildung der »Gruppen« und an die politische Krise, die sich abzuzeichnen begann. Alles war im Begriff, wieder unsicher zu werden. Nach fünfwöchiger Abwesenheit zurück in Reggio, wurde ich unvermittelt vom Chaos überfallen: ich erfuhr, daß es ernste Streitigkeiten gegeben hatte und daß politische Spaltungen eingetreten waren. Es handelte sich nicht schon um eine Spaltung des Teams, vielmehr um diverse, aufeinanderfolgende Aspekte eines »Protestes«, der vor allem von in der Arbeit marginalen oder erst seit kurzem eingetroffenen Personen ausging. Die Situation blieb mehrere Monate lang im Fluß, klärte sich jedoch nach und nach durch die Herausbildung einer »ultralinken« Fraktion (unter anderem vertreten durch einen Teil der jüngeren Mitarbeiter aus dem Gebiet der Kinderpsychiatrie, angeführt von einem Arzt trotzkistischer Prägung, Calella, der unter anderem ganz klar meinen Kopf forderte) und eines gemäßigteren Flügels. In dieser Situation bewies ich, glaube ich, weder Gewandtheit noch Festigkeit: anfänglich fragte ich mich, ob die extremsten und radikalsten Forderungen nicht irgendwie

ermutigt werden sollten, d.h. ob sie nicht vielleicht ihre guten Gründe hätten, und ob es nicht nötig sei, einer großen Krise in der ganzen Organisation der Zentren für Mentalhygiene Vorschub zu leisten.
In Wirklichkeit war ich in eine zweifelhafte oder, schlimmer, in eine falsche Situation verstrickt. Mir wurde klar, daß ich so tat (und vielleicht auch vorher immer so getan hatte), als wäre ich nicht selbst Inhaber einer Macht und somit einer Autorität, die ich faktisch auf unklare und im wesentlichen autoritär gefärbte Weise ausübte. Endlich verstand ich, was meine engsten Mitarbeiter immer gewußt hatten: daß sie, trotz des Anspruchs, die Arbeit kollektiv, gleichberechtigt und demokratisch zu verwalten, weniger Informationen und weniger Macht hatten. Momentan war ich von einzelnen Vorfällen enttäuscht, in denen ich mir instrumentalisiert vorkam; aber ich fragte mich, ob nicht immer *ich* die anderen instrumentalisiert hatte, und ob ich nicht immer sehr darauf geachtet hatte, für mich selbst eine unangreifbare Spanne an Superiorität zu bewahren. Auch ich war, ob es mir gefiel oder nicht, ein Mann der Macht, ein kleiner Baron, und ich hatte mich immer geweigert, dieser Realität ins Auge zu sehen. Aber was war dann meine Aufgabe?
Andererseits war das, was da auftauchte, ein ernsteres, und nicht nur ein persönliches Problem. Gewisse Meinungsverschiedenheiten wurden glücklich überwunden, die Gemäßigten trugen den Sieg davon über eine abenteuerliche Linie, die sich nicht enthalten hatte, schwere persönliche und politische Unkorrektheiten zu begehen. Aber diese Niederlage erfolgte, als ich mich als Direktor der Einrichtung auf die Seite der Gemäßigten stellte. Vor allem geschah es fatalerweise mit der Unterstützung der KPI. Was auf dem Spiele stand, reichte über die Grenzen von Reggio Emilia hinaus: es handelte sich um einen allgemeinen erneuten Machtaufschwung seitens der Partei, um ihren erfolgreichen Versuch, in der italienischen Kultur nicht unwesentliche Gruppen von Fachleuten-Technikern-Intellektuellen zu kontrollieren, die sich links von ihr angesiedelt und sie 1968 in die Defensive gezwungen hatten, sich jetzt aber aufrieben, indem sie sich zwischen Abenteuertum und verschiedensten Opportunismen aufspalteten. Die Werte der »neuen Linken« erwiesen sich nun als zerbrechlich.
Diese politische Krise verband sich mit einer privateren Angelegenheit, die ihr jedoch ähnlich war und im übrigen bei der Geschichte meiner Arbeit in Reggio Emilia ihr Gewicht hatte: während der letzten Monate des Jahres '71 und der ersten des Jahres '72 öffnete mir meine Frau die Augen über ihre jahrelange Unterordnung unter meine berufliche Karriere und lehnte sich dagegen auf, wobei sie mir an einem bestimmten Punkt auch vorschlug, uns zu trennen. Es kostete mich große Mühe, dieser Aussicht die Stirn zu bieten, und ich bat um einen Aufschub, den ich erhielt. Aber ich war mir der Tatsache bewußt, daß sich unsere Ehe in den letzten Jahren ernstlich verschlechtert hatte. Ich verbarg meiner Frau nicht, daß es

meiner Ansicht nach nicht die Voraussetzungen dafür gab, die Beziehungen zu erneuern; aber im Moment sah ich keine andere Möglichkeit außer der, ihre Existenz zu verlängern.
Der Rest des Jahres '72 verlief nicht gut. Organisatorisch lief die Arbeit in Reggio wieder, mein Verhältnis zu den Mitarbeitern war produktiv und ungetrübt; und doch hatte sich etwas verloren, bei mir selbst und bei der gemeinsamen Tätigkeit, zu der ich gleichwohl weiterhin meinen täglichen Beitrag leistete. Ich hatte verschiedene Beschwerden: von einer (offensichtlich psychosomatischen) Gastritis bis zu Schlaflosigkeit, einer Zeit sexueller Impotenz und stomatologischen Problemen, derentwegen ich mich fast freudig einer zermürbenden Reihe schmerzhafter Sitzungen beim Zahnarzt unterzog. Ich versuchte jedoch, sie zu überwinden, und auch diese Episoden halfen mir verstehen. Ganz langsam konnte ich meine Depression akzeptieren, konnte sie analysieren, mich analysieren, mir Alternativen vorstellen. Schon im August 1972 hatte ich, dank einiger Tage der Einsamkeit, eine kurze Periode größerer kritischer Luzidität erlangen können; aber ich brauchte noch mehrere Monate, bis ich mich wieder fing.
Im Frühling und Sommer 1973 gelang es mir endlich, rasch nacheinander eine Reihe eng zusammenhängender Schritte zu tun, die für mich sehr wichtig waren; diese Schritte ermöglichten es mir, aus den Schwierigkeiten, in denen ich mich befand, herauszukommen und mich in gewissem Maße auch als Person zu erneuern.
1. Ich versuchte eine genaue Analyse der regionalen politischen Situation und der Arbeit in Reggio und zog daraus die Schlußfolgerung, daß die mehrheitlichen politischen Kräfte auf jeden Fall eine »Normalisierung« erzwingen würden. Mit dieser Aussicht, sagte ich mir, würde bestenfalls eine »gute Dienstleistung« übrigbleiben, eine effiziente Betreuung, entpolitisiert und neutral, integriert, integrierend, normalisierend, dem sozialen Frieden und der Kontrolle der Devianz dienend, wohlgelitten von allen politischen Kräften des »demokratischen Spektrums«. Schlimmstenfalls hingegen würde unsere Arbeit ein mittelmäßiger Hilfsdienst psychosozialer Betreuung werden, d.h. ein Ensemble traditioneller Ambulatorien von bescheidenem technischen Niveau, die der Funktion der Irrenanstalt untergeordnet wären. Ich sah voraus, daß dieser Prozeß absolut unvermeidlich sein würde, und folglich begann ich daran zu denken, Reggio Emilia zu verlassen, auch weil ich mich nicht dazu hergeben wollte, mit meiner Person als linke Tarnung für etwas zu dienen, das langsam zu einer Maßnahme gemäßigter Prägung wurde. Inzwischen beschloß ich, meine Arbeit als Direktor des Dienstes auf etwas traditionellere und vorurteilslosere Weise als bisher auszuüben.
2. Ich nahm endlich zur Kenntnis, daß meine Ehe zu Ende war: Ich sprach offener und mutiger mit meiner Frau über die Zweckmäßigkeit, eine Situation aufzulösen, die nicht mehr stimmte, sondern unangenehm ge-

worden war, auch durch Beendigung des Zusammenlebens. Auf sehr mühsame, aber immer klare und explizite Weise führten wir im Laufe des Sommers die Trennung durch.

3. Ich suchte eine Frau auf, die ich mehrere Jahre nicht gesehen hatte, und verband mich mit ihr in einer Beziehung, die mich nach und nach zu verändern und wichtige Aspekte meiner Existenz über das hinaus, was ich zu hoffen gewagt hatte, zu modifizieren begann.

4. Ich begann sofort mit viel Energie ein Buch zu schreiben und beschloß, es *Kritisches Handbuch der Psychiatrie* zu nennen.

Die Weiterentwicklung der reggianischen Situation war nicht besonders günstig; die Ereignisse setzten uns zu und waren, sowohl in ihren Ursachen wie in ihrer Dynamik, vollkommen außerhalb jeder möglichen Kontrolle meinerseits oder seitens der anderen Mitarbeiter der Zentren für Mentalhygiene angesiedelt. Ich muß jedoch offen sagen, daß ich vielleicht nicht fähig war, aus Reggio alle noch übrigen Möglichkeiten herauszuholen: als ich sah, wie die Situation lief, hatte ich mich affektiv aus meiner praktischen Tätigkeit zurückgezogen, d.h. ich engagierte mich nicht mehr so wie früher. Es gelang mir nie, für mich selbst und somit für die anderen zu klären, bis zu welchem Grad mein Urteil über die Arbeit und über den politischen Kontext, in dem wir weiterarbeiteten, an meine persönliche Geschichte, an meine Angelegenheiten und vielleicht auch an eine Wandlung der Projekte und der existentiellen Perspektiven gebunden war, und wo es hingegen Anspruch auf Verallgemeinerung als objektives politisches Urteil erheben konnte. Aber ich neigte zu dem Glauben, daß meine Urteilslage nicht leicht verallgemeinerbar war; und auf der anderen Seite fehlte mir die Sicherheit, die Legitimität und das Gewicht einer persönlichen Art, die Dinge zu sehen und zu erleben, offen zu proklamieren.

Erstens spürte man in Reggio recht bald die Rückwirkungen der nationalen und regionalen Angelegenheiten: Wirtschaftskrise, Nicht-Durchführung der Gesundheitsreform, mangelndes Engagement der Gewerkschaften für das Problem der Prävention, des Wohlbefindens und der Gesundheit; aber auch das Nahen des »historischen Kompromisses« und mit ihm der Vormarsch einer immer vorsichtigeren Politik gegenüber den Universitäten, den stationären Einrichtungen und den Zentren der konservativen Macht. Zweitens belastete uns das örtliche Irrenhaus, das, wie schon angedeutet, einen kirchlichen Träger hatte, auf neue Art. Sein Verwaltungsrat war von einer Mehrheit der Mitte zu einer linken Mehrheit übergegangen, was praktisch hieß, daß die linken Kräfte, während sie sich in den Anfangsjahren zu Recht gegen die Irrenanstalt gestellt hatten, jetzt mit der Verwaltung dessen betraut waren, was sie kritisiert hatten. Die kommunistische Partei wurde so politisch verantwortlich für zwei unabhängige psychiatrische Einrichtungen, die entgegengesetzte Linien verfolgten:

die eine war die Irrenanstalt, eine riesige und oppressive Institution in der Hand Dutzender von Ärzten, die fast alle offen reaktionär waren, und vieler Hunderter von Pflegern, die während der Jahre christdemokratischer und sozialdemokratischer Verwaltung nach Gesichtspunkten der Vetternwirtschaft eingestellt worden waren; die andere, unsere, war außerhalb ihrer Mauern und bestand insgesamt aus wenigen Dutzenden von Mitarbeitern, die der traditionellen Psychiatrie entschieden kritisch gegenüberstanden, lebhaft und politisiert waren, manchmal »unbequem« und fast ausnahmslos kompakt und homogen in ihren Stellungnahmen. Der rechte Flügel der Partei favorisierte deutlich die Irrenanstalt als Bollwerk der Macht, Stimmenreservoir, Interessengebiet, von einem Teil der Bevölkerung akzeptierte Institution; der linke Flügel war dafür, unserer Einrichtung mehr Raum zu geben, auch aufgrund der Überlegung, daß diese letztere das Vertrauen vieler politisch Radikaler und der proletarischen Kreise genoß. Die reggianischen Kommunisten sprachen sich immer für die fortschrittlichste psychiatrische Linie aus, aber in der Praxis unterstützten, verstärkten und lancierten sie schließlich erneut die Irrenanstalt, auch um zu beweisen, daß sie sich mit dem neuen Verwaltungsrat in etwas Menschlicheres und »Moderneres« verwandelte.
Drittens hatte die durch die Bildung der sozio-sanitären Konsortien (territoriale Verbände von Gemeinden zum Zweck der Koordinierung und Vereinheitlichung der Fürsorge- und Betreuungstätigkeit) vorgenommene administrative Dezentralisierung entschieden negative Auswirkungen. Die sechs auf die verschiedenen Zonen der Provinz verteilten Mitarbeitergruppen unseres Dienstes unterstanden, anstatt einer zentralen Verwaltung (eben der der Provinz), die Kompetenz und einen gewissen politischen Weitblick bewiesen hatte, dem Befehl von peripheren, entschieden weniger aufgeklärten Verwaltungsbeamten, die – mit wenigen Ausnahmen – vor allem darum besorgt schienen, nichts falsch zu machen und im traditionellen, bürokratischen Gleis zu bleiben. Wir hatten auch den Eindruck, daß an einem gewissen Punkt von oben herabgeschneite Direktiven dazu dienen sollten, uns alle, die zu antikonformistischen Mitarbeiter, »wieder ins Lot zu bringen«. In einigen Fällen verboten uns die Verwaltungsbeamten, an internen Fortbildungsveranstaltungen und Falldiskussionen teilzunehmen; einmal untersagten sie einigen von uns sogar die Teilnahme an von den Gewerkschaften organisierten Studienkursen für Erwachsene (den »150 Stunden«), da sie »nicht zu unserer Kompetenz« gehöre und »nicht autorisiert« sei. Wir wurden mit Gewalt zu einer quantitativen, fürsorgerischen Betreuung getrieben: viele Ambulatorien, viele Patienten, viele Unterstützungen, viele beruhigende Psychopharmaka, weniger Hausbesuche und vor allem (was aber nicht immer klar gesagt wurde) weniger Diskussionen und weniger Politik.
Und doch handelte es sich nie um eine explizite Linie: die Übereinstimmung zwischen uns und den Beamten der peripheren und zentralen Ver-

waltungen blieb dem Anschein nach weiterhin gut, und ebenso die Beziehung zur Partei. Aber immer öfter bekamen wir Sätze zu hören wie »Opportunitätsgründe«, »weniger günstige Situation« (und niemand bestritt, daß es stimmte), »Widerstände aus gewissen politischen und gewerkschaftlichen Kreisen, mit den man sich realistisch auseinandersetzen muß«, »andere Prioritäten«, »Notwendigkeit weitgehender Übereinstimmung«, »Überwindung frontaler Gegensätze«, »gewisse Formen peripherer Nachfrage in Rechnung stellen«, »gewisse Sektoren, die disponibler sind, als es aussieht, mit in unseren Kampf verwickeln«, und so weiter. Wir fühlten uns nicht immer imstande zu behaupten, sie hätten Unrecht; aber abgesehen von der Tatsache, daß die Handlungsspielräume sich objektiv verringerten, war es offensichtlich, daß diese Situation eine Zunahme der Entmachtung und des autoritären Auftretens seitens der Verwaltung begünstigte.
Dies alles stellte mich vor neue Probleme. Keiner von uns wollte einen offenen Zusammenstoß und eine frontale Gegenüberstellung, aus der uns nur eine Niederlage erwachsen wäre. So schrieben und unterzeichneten wir, meine Mitarbeiter und ich, gemeinsam (noch immer unveröffentlichte) Dokumente, in denen wir die sich abzeichnende Situation diskutierten, analysierten und denunzierten und die wir bei einigen Freunden und Genossen sowie innerhalb der Kommunistischen Partei in Umlauf brachten. Wir waren uns sehr einig über die Analyse der Situation, aber bezüglich der Handlungsperspektive bemerkte ich einen deutlichen Unterschied zwischen mir und den anderen Personalangehörigen des Dienstes. Ich war pessimistischer, unnachgiebig, bereit zum Bruch; die anderen weniger, und dies war auch deshalb so, weil ich rigider war in dem, was ich an Politischem von der täglichen Arbeit verlangte, und weniger bereit, nur eine »Arbeit im Dienst der Massen« zu machen: in diesem Kontext, dachte ich, würde sie schließlich zu einer nur *normalisierenden* Tätigkeit, bloß zur sozialen Kontrolle, sicher nicht zur Bewußtseinsbildung beitragen. Meine Mitarbeiter waren fast alle entschieden jünger als ich und hatten objektive Lern- und Karriereerfordernisse. Sie glaubten mehr als ich an die Psychiatrie, an die Vorzüge und Verdienste der täglichen Betreuungs*routine,* an den »anti-institutionellen Kampf«. Sie verlangten von mir, ich solle »politischer« sein, aber nicht nur im Sinne der Ausarbeitung und Durchführung einer Aktionslinie: ihrer Meinung nach sollte ich fähiger sein, diplomatisch nach außen zu vermitteln. Gleichzeitig warfen sie mir vor, innerhalb des Dienstes nicht standfest, ausdauernd, aktiv, energisch und begeistert genug zu sein, nicht fähig, sie zu leiten, auch um den Preis, ihre Autonomie einzuschränken. Wahrscheinlich hatten sie in vielem Recht. Es gelang uns nie, gemeinsam restlos zu klären, aus welchem Grunde wir uns alle in Reggio Emilia befanden und was wir von unserer Arbeit wollten und uns erwarteten. Lernen? Experimentieren? Karriere machen? Eine befriedigende Arbeit tun? Durch die Psychiatrie Politik ma-

chen? Das vielleicht. Oder gegen die Irrenanstalt kämpfen? Eine »wichtige«, »berühmte«, »fortschrittliche« psychiatrische Einrichtung schaffen? Wie schon in Görz betrachtete ich die Arbeit in Reggio, die Organisation, die Institution, die ich leitete, nicht als *Unternehmen,* vielmehr als Verifikationsgrundlage, als Versuch, *Wissenschaft zu machen,* als besonderes politisches Projekt. Nicht so sehr der *Erfolg* der Arbeit (der, das ist wahr, gewährleistet und ganz konkret war; wie konnte man die Erfahrung von Reggio nicht als großen Erfolg betrachten?) interessierte mich, sondern die Qualität und Projekthaftigkeit des Vorgehens. Ich hatte den Eindruck, als gäbe es zwei Linien: die eine Linie bestand aus einem Karitativ-*seinmüssen* präzise katholischen Ursprungs, um den Enterbten durch psychiatrischen Beistand *Gutes zu tun* (und dies verband sich gut mit der kapitalistischen Logik von Unternehmen und Erfolg, jener Logik, die sich darin konkretisiert, eine möglichst weitverzweigte und qualitativ gute Betreuungsorganisation aufzubauen); die andere war die politische Linie, gleichzeitig bescheidener und ehrgeiziger, die dahin tendierte, die Psychiatrie zu kritisieren und, wenn nötig, zu zerstören. Ich hatte meinen Mitarbeitern nicht viel vorzuwerfen, außer vielleicht ihren Aktivismus und ihren Eifer, die *positive* Einstellung, die Entscheidung für das *kleinere Übel,* den Hang zu jener blinden Rechtschaffenheit in der Arbeit, die mir zuweilen als nochmaliger Triumpf der bürgerlichen Tugenden erschien, als Symbol für die endgültige Trennung zwischen dem Träger der Ordnung und der Vernunft einerseits und dem Devianten als Symptom für Widerspruch und Unordnung andererseits. Aber auch dieser Unterschied in der Sichtweise war vielleicht, wenigstens teilweise, das Resultat verschiedener Lebensgeschichten.

Es war offensichtlich, daß eine nicht immer deutlich sichtbare Grenze die herkömmliche unterdrückerische, mystifizierende, integrierende Psychiatrie von den Möglichkeiten und dem Traum einer »alternativen« Psychiatrie oder einer »Antipsychiatrie« oder einer »Nicht-Psychiatrie« getrennt hatte. Aber es war auch offensichtlich, daß mit der Veränderung der politischen Situation jener flüchtige Schimmer einer Alternative sich wieder entleerte, jeden Sinn und jede subversive Funktion verlor und im Gegenteil Mystifikation auf Mystifikation häufte, eben durch die neue Lüge einer »linken« Psychiatrie »im Dienst der Massen«. Ebensowenig Sinn hatte der Vorschlag, die Psychiatrie zu negieren oder zu ignorieren, da die leidenden Personen auf der einen Seite und der Staatsapparat auf der anderen nach technischen und somit psychiatrischen Instrumenten verlangten, um die eigenen Widersprüche zu erleichtern oder zu lindern. Andere Instrumente waren im Augenblick nicht verfügbar. Es gab keine Lösungen, es gab keinen Spielraum mehr.

Noch einmal: nicht nur '68 war vorbei, sondern auch der Traum von einer kulturellen Alternative. Mir schien, als hätte ich im Lauf der Jahre alle Möglichkeiten erkundet. Vielleicht würde eine neue Psychiatrie nur innerhalb einer völlig neuen Art, Politik zu begreifen und umzusetzen, möglich sein: einer Politik, die auf radikale Weise das Private, die Familie, den Alltag, die gewohnheitsmäßige Auffassung von interpersonellen Beziehungen in Frage stellen müßte, anstatt sie zu erhalten. Aber weder aus den Kreisen der Jugendprotestbewegung und der Gegenkultur noch von den Ausläufern der »zornigsten« Bewegungen kam der Ausdruck einer wirklichen Suche nach einer neuen Kultur, das Bemühen, Politik auf eine neue Weise zu begreifen.

Die Niederschrift des *Handbuchs* war ebenfalls eine Überprüfung: ich wollte versuchen, alles, was ich, wie mir schien, in all diesen Jahren vom Leben, meinem Beruf und den Büchern gelernt hatte, in verständlicher und einfacher Form zu systematisieren und zu sozialisieren.
Es war ein begrenzter Aufschub, eine kreative Krankheit; alles in allem eine recht glückliche Zeit. Ich arbeitete unregelmäßig, aber im allgemeinen mehrere Stunden täglich daran, abends bis in die Nacht hinein, am Sonntag und während der arbeitswütigsten Perioden auch in jeder freien Minute. Insgesamt dauerte die Arbeit zwei Jahre. Für bestimmte kurze Kapitel, wie das über Wahn und das über Halluzinationen, benötigte ich mehrere Monate des Studiums und der Forschung und mußte erst eine Rohfassung schreiben. Ich stöberte in alten Aufzeichnungen und Überlegungen; einige Begriffe wie *parasitärer Protest* und *symbiotischer Solidarismus* dienten mir zum Versuch einer politischen Interpretation von Hysterie und Schizophrenie. Einige andere Teile schrieb ich fast wie aus einem Guß, wobei ich mich vor allem auf meine »politische« Erfahrung und auf unzählige Erinnerungen an klinische Fälle und Situationen stützte. Eine Reise nach New York und Philadelphia lieferte mir eine Reihe von Daten und Verifikationen, derer ich bedurfte. Die Provinzversammlung von Reggio Emilia half mir, indem sie die einzelnen Kapitel tippen ließ, die mir inzwischen für die Vorlesungen vor dem Personal des Dienstes für Mentalhygiene dienten. Das Buch war, wie ich schon gesagt habe, ein Aufschub. Es war auch das Bemühen aufzuzeigen, auf welche Weise, mit welcher Konkretheit von Fällen und spezifischen Problemen die Psychiatrie auf ihre Grenzen stößt, die sie nicht überwinden kann; wo und wie im Grunde die Hoffnung auf eine alternative Auftraggebung, auf eine wirklich befreiende Therapie, auf einen Eingriff, der auf organische Weise einem revolutionären Projekt dient, sich prompt als illusorisch erweist; und schließlich, unter welchen Bedingungen die Psychiatrie auch zu etwas gut sein kann.
In gewissem Sinn war das Buch der Schlußpunkt von zwei Jahrzehnten Psychiatrie. Für mich war die Arbeit in Reggio zu Ende, und mit ihr viele andere Dinge. Ich hätte gern meinen Beruf gewechselt; aber andererseits hätte es mich interessiert, das Problem des psychiatrisch *Spezifischen* weiter zu vertiefen, vor allem, was die Psychotherapie angeht; oder zu unter-

richten. Es bot sich mir die Möglichkeit, in einem unterentwickelten Gebiet im mittleren Süditalien einen psychiatrischen Betreuungsdienst aufzubauen, ein vielleicht interessanter Versuch von »armer Psychiatrie«; sonst konnte ich mir auch einen Lehrauftrag an irgendeiner Universität suchen oder auf freiberufliche Arbeit, publizistische Tätigkeit und Privatpatienten zurückgreifen. Ich hielt diese letztere Aussicht inzwischen nicht mehr für viel schlechter als die anderen. Einstweilen jedoch war ein Zyklus beendet. Es erschien mir der Mühe wert, ihn zu erzählen.

Rom, Dezember 1976

Anmerkungen

[1] Codice Rocco = italienische Strafgesetzbuch, das, während des Faschismus von Prof. Rocco überarbeitet, nach 1945 fast unverändert in Kraft blieb, d.h. noch heute faschistische Elemente enthält. (A.d.Ü.)

[2] CNR – Consiglio Nazionale di Ricerca (Nationaler Forschungsrat). (A.d.Ü.)

[3] Die »Schlacht in der Valle Giulia« war der erste große Zusammenstoß zwischen Polizei und Studenten, der in Rom vor der Architekturfakultät stattfand und von vielen als Auftakt zur Studentenbewegung von '68 angesehen wird. (A.d.Ü.)

2. Psychoanalyse und Ideologie

Seit einiger Zeit ist ein Wiedererwachen des Interesses an der Psychoanalyse zu verzeichnen, und gleichzeitig wird versucht, die Freudsche Methode an der Lage des Menschen in der Massengesellschaft zu messen. Auch bei uns hat es den Anschein, als beginne das Interesse an der Psychoanalyse als psychosozialem Interesse Gestalt zu gewinnen, auf den Spuren gleicher Beunruhigungen, wie sie in den Vereinigten Staaten eine illustre und jahrzehntelange Tradition haben.

In Italien jedoch nimmt das Interesse an den psychoanalytischen Dimensionen der Soziologie und allgemeiner an den soziologischen Implikationen der Psychoanalyse tendenziell gegensätzliche Schattierungen und eine besondere Lebhaftigkeit an. Dies geschieht zum Teil wegen des spürbaren Gewichts marxistischer Einflüsse, zum Teil aber auch wegen des in Italien stärker als einst in den Vereinigten Staaten vorhandenen Gegensatzes zwischen einer ganz auf die therapeutische Praxis hin orientierten psychoanalytischen Forschung und einer (den Amerikanern im allgemeinen wenig vertrauten) theoretisierenden Haltung, die bevorzugt auf die Erforschung der philosophischen Aspekte der Gedanken Freuds gerichtet ist.

Dieser Gegensatz tritt offener zutage, wenn man beachtet, auf welche Weise sich die psychoanalytische Doktrin in den letzten dreißig Jahren im Hinblick auf ihre praktischen Anwendungen gewandelt hat. Es ist kurios zu beobachten, wie diesbezüglich eine unfreiwillige Verschwörung existiert: Sowohl die blindesten Gegner der Psychoanalyse als auch zuweilen die Psychoanalytiker selbst scheinen zu negieren, daß die Erben und die legitimen Fortsetzer Freuds mit der Zeit einige Akzente verändert und allmählich ihre Interessen verschoben haben. Aus dem Vergleich gewisser Schriften der Freudianer von vor 30 Jahren mit den Schriften der Autoren von heute ergibt sich hingegen ein klarer Unterschied in Stil und Inhalten, der – das muß gesagt werden – die Vorsicht und Ernsthaftigkeit der modernen Psychoanalytiker bezeugt. Außerdem sind die schärfsten Polemiken aus den ersten Jahrzehnten der Psychoanalyse heute von einer elastischeren Orthodoxie aufgesogen worden, der die Meinungsverschiedenheiten von gestern nicht wenige ideologische Schenkungen zurückgelassen haben.

Dessen ungeachtet scheint seitens der Psychoanalytiker ein merkwürdiger Widerstand dagegen vorhanden zu sein, den Freudianismus einer historischen Kritik zu unterziehen, und sogar dagegen, irgendeine Geschichte des Freudianismus zu formulieren. Im Gegenteil, es besteht eine Tendenz, die Invarianten der Psychoanalyse zu verfolgen, wobei ausschließlich ihre technischen Aspekte hervorgehoben werden, da sie universale Aspekte seien: fast als stellte die psychoanalytische Doktrin nur einen Hafen dar und würde, außer daß sie in einigen Werken Freuds zu einer Metapsychologie der Geschichte führte, jede mögliche Geschichte der Psychologie unmöglich machen.

In Wirklichkeit hat sich die Psychoanalyse gewandelt, und sie hat sich eben deshalb gewandelt, weil sie sich ihrer individuellen und sozialen Funktion angenähert hat.

Wenn einerseits die Entdeckungen Freuds als integraler Bestandteil in die westliche literarische Kultur eingegangen sind, hat andererseits die psychoanalytische Bewegung ihre Studien doch vornehmlich für therapeutische Belange weitergeführt. Die ganz legitime und unvermeidliche Tatsache, daß die Erben und Fortsetzer Freuds Psychotherapeuten und nicht Philosophen waren und noch immer sind, hat im Laufe der Zeit Spuren in der gängigen Auslegung der freudschen Texte hinterlassen.

Was sich jedoch interessanterweise feststellen läßt, ist das Fortdauern bemerkenswerter Schwierigkeiten bei den Versuchen, die philosophischen und spekulativen Aspekte von den im engeren Sinne technischen und psychotherapeutischen Aspekten der Doktrin zu trennen. Die Trennungslinie zwischen der Psychoanalyse als Theorie des Menschen und der Psychoanalyse als therapeutischer Technik ist nie klar gezogen worden. Freud selbst schien, obwohl er manchmal explizit die unsicheren Hypothesen von den sichereren Daten aus der klinischen und introspektiven Erfahrung unterschied, unter anderen Gesichtspunkten die verschiedenen Theorien seiner Konstruktion absichtlich miteinander verbinden zu wollen, bis sie einen Plan bildeten, eine Doktrin, eine Reihe zirkulär voneinander abhängiger Hypothesen. Wenn die Psychoanalyse somit kein System im strengen Sinn des Wortes war, so war sie doch sicherlich eine bis in ihre äußersten Konsequenzen kohärente Doktrin. Andererseits bezogen sich auch die klinischen Interpretationen von Freud selbst nicht auf eine unhinterfragte und objektiv begrenzbare Realität, sondern mußten sich, schon wegen der Natur ihres Untersuchungsfeldes, auf eine Reihe theoretischer Hypothesen stützen.

Auch heute bedient sich die Psychoanalyse einer ihr eigenen Untersuchungsmethode. Die psychoanalytischen Theorien des Unbewußten sind nicht auf der Systematik direkt beobachtbarer Verhaltensweisen begründet wie in der klassischen Psychiatrie, noch auf objektiven Überprüfungen und Maßnahmen wie in allen anderen wissenschaftlichen Disziplinen, sondern sie beziehen ihre Kraft einzig und allein aus der Zustimmung des einzelnen Individuums, wenn dieses die Interpretationsmodelle, die die Freudsche Theorie für seine Träume und Handlungen anbietet,

für sich selbst als wahr anerkennt. Diese Besonderheit der psychoanalytischen Methode schneidet von Grund auf jede Möglichkeit ab, zwischen einer »auf Tatsachen« basierenden Psychoanalyse und einer mit besonderen philosophischen Voraussetzungen begabten Psychoanalyse zu unterscheiden. Im übrigen würde kein auf methodologische Fragen achtender Wissenschaftler sich zu der Behauptung imstande fühlen, die Voraussetzungen der Psychoanalyse seien im Leeren entstanden und lebten heute als neutrale, unschuldige und ahistorische Arbeitshypothesen im Leeren weiter. Im Gegenteil, es ist immer schwieriger geworden, die Beziehungen zu übersehen, die die entstehenden Theorien Freuds mit den Ideen und Ideologien seiner Zeit verbanden, mit dem Begriff des Unbewußten der deutschen Romantiker, mit den Rationalismen des 19. Jahrhunderts, mit jenem ganzen kulturhistorischen Milieu Mitteleuropas, das Freud äußerst feinfühlig interpretierte. All das trägt zur Erschwerung jeden Versuchs bei, die Reduktion der Psychoanalyse auf eine universelle Technologie des Geistes zu rechtfertigen.
Die Psychoanalyse ist also mit einer besonderen Auffassung des Menschen verbunden. In gewissem Sinn ist nichts Paradoxes an der Behauptung, daß sie ihre Kraft eben aus ihrem synthetischen Charakter bezieht, daraus, daß sie sich gleichzeitig als biologische Wissenschaft und als Wissenschaft vom sozialen Menschen darstellt, als Funktionsmodell der höheren Nerventätigkeiten und zugleich als Doktrin vom Menschen und seiner Kultur.
Damit bietet die Psychoanalyse ihre Methode als eine Alternative an, angesichts des Grundwiderspruchs, mit dem die gesamte Psychiatrie kämpft. Dieser Widerspruch besteht darin, die Forschung zwischen eben den beiden Bereichen aufteilen zu müssen, die Freud zu vereinen sucht. Die Psychiatrie beschäftigt sich in der Tat mit Veränderungen des menschlichen Verhaltens, die, obwohl sie sich einerseits sicherlich aus der mehr oder minder stereotypen Wiederholung somatischer Krankheiten, d.h. aus organischen Veränderungen des Nervensystems herleiten können, andererseits ebenso sicher als geschichtliche Begebenheiten in der Kontinuität der Existenz des Individuums und seines Milieus ihren Platz haben, wobei sie aus diesem Milieu die Anreize, Daten, Konditionierungen, Widersprüche und selbst die Gründe für ihr Auftreten beziehen.
Die freudsche Doktrin vereinfacht dieses Problem in gewisser Hinsicht, indem sie es unterläßt, sich mit den organischen Krankheiten zu beschäftigen, d.h. mit den Geisteskrankheiten, die sicherlich aus organischen Veränderungen des Nervensystems herrühren. Und doch kompliziert sie es unter einem anderen Gesichtspunkt, weil sie die Geistesstörungen und auch das normale psychische Leben als Resultat von persönlichen und interpersonellen psychodynamischen Mechanismen ansieht, die eine gemeinsame biologische Triebgrundlage und eine gewisse ungeschichtliche Starrheit aufweisen.

In diesem Sinn weigert sich die Psychoanalyse, obwohl sie nicht den organisch-biologischen Menschen erforscht, sich mit dem historischen Menschen zu beschäftigen; mit anderen Worten, obwohl sie keine medizinische Wissenschaft im klinisch-experimentellen Sinn ist, ist sie nicht die Wissenschaft von der gesellschaftlichen Konditionierung. Sie verweigert sich sowohl dem Boden der physiopathologischen als auch dem der historischen Ursachen des menschlichen Verhaltens. Die Psychoanalyse studiert einen ewigen, psychologisch-ödipalen Menschen und das metahistorische Kräftespiel seines psychischen Apparats in allen seinen individuellen und gesellschaftlichen Konsequenzen. Auf diese Weise nimmt sie eine komplizierte Synthese dessen vor, was psychologisch, und dessen, was biologisch ist, der äußeren Ereignisse und der inneren Triebe, aber um den Preis, alle Probleme in ein Universum schwer verifizierbarer Handlungsmodelle zu stürzen, die ständig den Versuchungen des Idealismus ausgesetzt sind.

Daher rührt eine Reihe von Schwierigkeiten, die eben die Geschichte der psychoanalytischen Bewegung und ihrer Abweichler bildet. Daher rühren vor allem einige Schwierigkeiten für die Psychoanalytiker, die versucht haben, die Psychoanalyse verstärkt der Psychiatrie anzunähern.

Die Psychoanalyse scheint beweisen zu wollen, daß sie ohne ihre metaphysischen Aspekte auskommen kann. Durch das Werk ihrer ernsthaftesten Vertreter beginnt sie, sich von dem esoterischen Jargon zu befreien, der ihr bisher so oft vorgeworfen wurde; sie verzichtet darauf, sich oberflächlich über Themen aus dem gewöhnlichen Zeitgeschehen oder über die Sitten auszulassen; sie beschließt, nicht Mythologie, sondern Klinik zu sein, und nähert sich sogar der vorsichtigeren und methodischeren Arbeit dessen wieder an, der sein Leben zwischen Mikroskopen und Statistiken und im Kontakt mit den Kranken verbringt, engagiert in der Erforschung der Tatsachen und weit entfernt von der ausschließlichen Behandlung wohlhabender Neurotiker.

All das zeigt, soweit es stattfindet, besser als jedes andere Argument die Vitalität des freudschen Standpunkts in der Klinik.

An diesem Punkt besteht jedoch eine offenkundige Gefahr: wenn man die Psychoanalyse um jeden Preis für die Wissenschaft gewinnen will, indem man sie mit der Psychiatrie wieder versöhnt, so geht man das Risiko ein, Freud als Denker zu liquidieren. Auf diese Weise entsteht nicht nur eine weitgehend willkürliche Trennung zwischen seinen mehr klinischen und seinen philosophischen Werken, wobei letztere als Phantastereien abgelehnt werden, sondern man verliert auch die prinzipiellen und methodischen Voraussetzungen der psychoanalytischen Revolution aus den Augen, denen doch aus jenen spekulativeren Werken eine wesentliche Klärung erwächst. Der Versuch, eine vollkommen entmythologisierte, nicht philosophische und noch viel weniger ideologische Psychoanalyse zu schaffen, ruft schließlich die Illusion einer unbegrenzten Verfügbarkeit

der Doktrin hervor, blind dafür, daß die Entmythologisierung der Psychoanalyse selbst in diesem Fall ein neues ideologisches Manifest wird, genau in dem Augenblick, in dem sie vorgibt, sich ganz von allen Ideologien zu befreien. An diesem Punkt wird die Rolle einer ahistorischen und metahistorischen, rein technischen und der eigenen Objektivität ewig sicheren Psychoanalyse offensichtlich, und ebenso die Gefahr, daß diese erklärte Wissenschaftlichkeit dazu dienen soll, zusammen mit wissenschaftlichen Errungenschaften (oder auch ohne sie) ganz präzise ideologische Motive, die mit der Verteidigung von Werten verbunden sind, und historisch definierte Interessen zu verbergen und zu vermitteln.
All das ist in Wirklichkeit nicht so neu, wenn man es im Rahmen jener positivistischen Apologetik betrachtet, wo die Polemik gegen die Fehler der Metaphysik dazu dient, die konservativen Institutionen, in denen die Ideologie am besten funktioniert, als »rein technische« Institutionen auszugeben. Und doch sind die Folgen hier weitreichender, weil das Feld der Psychoanalyse, schwebend zwischen dem Biologischen und dem Sozialen, den Theoretikern des Konformismus eine besondere Art der Rechtfertigung liefert. In der Psychoanalyse wird in der Tat die den Naturwissenschaften eigene Objektivität dauernd herangezogen, um die historische Wissenschaften betreffenden Haltungen zu rechtfertigen, d.h. Haltungen, die in Wirklichkeit weder neutral noch objektiv sind. Die Situation wird noch dadurch verschlimmert, daß diese dem sozialen Kompromiß von der biologischen Wissenschaftlichkeit gebotene Garantie in den dunklen Tiefen der Seele statthat, mit dem Resultat, unter dem Deckmantel der unüberprüften Gesetze des Unbewußten jede nur mögliche Mystifikation und Rechtfertigung auf dem Gebiet der gesellschaftlichen Verhältnisse zu fördern. An diesem Punkt weitet sich der Diskurs aus und schließt ein Urteil über das freudsche Theorem als Wendepunkt des apologetischen Gedankens des Abendlandes ein. Ein derartiges Problem kann an dieser Stelle nicht behandelt werden, aber es ist der Mühe wert, sorgfältiger darauf zu achten, wie die antimetaphysischen Nachträge zum Freudianismus immer an neue Ideologien und neue politische Verwertungsmöglichkeiten gebunden sind.
Der wichtigste Versuch, die Grundsätze der Psychoanalyse unter Bezugnahme auf die neuen wissenschaftlichen Auffassungen und die veränderte gesellschaftliche Realität neu zu formulieren, wurde von den Neofreudianern gemacht und ist hauptsächlich an die Namen von Fromm, Horney, Kardiner und Sullivan gebunden.
Die Bewegung der neofreudianischen »Revisionisten« ging von dem Versuch aus, die mythologischen Aspekte der Triebtheorie zu zerstören (ein Versuch, der in Wirklichkeit auf Dewey zurückgeht), indem sie den Ursprung der Neurosen in der Variabilität der kulturellen Normen und, letztlich, in den Widersprüchen der Gesellschaft selbst ansiedelte. Das Zurückführen der Neurosen auf zwischen unvereinbaren gesellschaftlichen

Konditionierungen existierende Widersprüche gewann jedoch nie eine subversive oder revolutionäre Bedeutung, da die revisionistische Theorie dafür sorgte, neben der Diagnose auch eine passende Therapie zu erstellen. Die sozialen und psychosozialen Widersprüche wurden eben aufgrund der Prinzipien des neuen psychoanalytischen Humanismus selbst für verbesserungsfähig gehalten. Eine solche theoretische Haltung bezeichnet vielleicht – auch für die Epoche, in der sie in den Vereinigten Staaten aufkam – den Übergang von der Psychoanalyse des alten liberalen Kapitalismus zur Psychoanalyse des hochentwickelten Kapitalismus.
Diese Behauptung kann nur demjenigen sonderbar erscheinen, der nicht erkennt, wie tiefgreifend sich der Einfluß Freuds sowohl auf technischer als auch auf ideologischer Ebene auf die Stabilisierung der zwischenmenschlichen Beziehungen im gesamten amerikanischen Sozialgefüge ausgewirkt hat. Die Neofreudianer formulierten in der Tat einige gute Kritiken an den widersprüchlichen Stimuli, denen das Individuum in der traditionellen bürgerlichen Gesellschaft ausgesetzt ist, aber sie zeigten gleichzeitig und als erste die Aussicht auf einen Kapitalismus ohne Neurosen auf, d.h. die Aussicht auf eine total integrierte Gesellschaft, wo jeder soziale Widerspruch vom Individuum ausgehend gelöst und abgeschafft werden kann, wenn es gelingt, seine eigenen inneren Widersprüche abzuschaffen und seine Beziehungen zur äußeren Umgebung auf »positive« Weise zu »lösen«.
Eine reife, freie, kreative Integration in die Umwelt wurde paradoxerweise zum notwendigen Erfordernis, um die Verbesserung eben jener Kultur, die Ursache der Neurosen ist, erreichen zu können. Die von den Neofreudianern vorgenommene Sozialisierung der Psychoanalyse trug objektiv dazu bei, daß die technokratische Ideologie des *adjustment* als Norm für das vollkommene geistige Gleichgewicht akzeptiert wurde, und förderte die Suche nach geeigneten Heilmitteln angesichts der drohenden »Kulturneurose«. Sehr konzis erkannte T. W. Adorno, auf den sich, wie man sehen wird, das Denken Marcuses in vielen Punkten bezieht, im progressiven Optimismus der Neofreudianer das Ende und die Zunichtemachung des freudschen Antikonformismus:

»Das letzte großkonzipierte Theorem der bürgerlichen Selbstkritik ist zu einem Mittel geworden, die bürgerliche Selbstentfremdung in ihrer letzten Phase zur absoluten zu machen und noch die Ahnung der uralten Wunde zu vereiteln, bei der die Hoffnung eines Besseren in der Zukunft liegt.«[1]

Nur schwerlich kann der Beitrag unterschätzt werden, den die modernen psychoanalytischen Richtungen zu der in der amerikanischen Gesellschaft vorherrschenden ideologischen Ordnung und zu jenen Führungs- und Werbetechniken geleistet haben, die – nebenbei gesagt – einen guten Teil ihrer Erfolge eben der Tatsache zu verdanken haben, daß sie auf ein schon ideologisch vorgeprägtes Publikum einwirken. Andererseits wäre es ungerecht, gewisse Ableger der Psychoanalyse aus jüngster Zeit als illegitim zu betrachten. Es ist beispielsweise der Mühe wert zu bemerken, wie die Auflösung der Übertragung, entscheidender Augenblick der Analyse, ohne es zu wollen schon den Weg zum Triumph des *human engineering* aufzeigt. Das psychoanalysierte Subjekt erhält nämlich eine derartige Behandlung, daß es am Ende derselben seine persönliche Beziehung zum Analytiker restlos gelöst und liquidiert, und die Besonderheiten der Behandlung selbst überwunden haben muß. Seine neue Art der eigenen Lebensauffassung wird daher so geformt worden sein, daß sie wie eine pure Entdeckung der Objektivität erscheint, und der aus der Analyse hervorgegangene Neue Adam wird in dem Augenblick seine Vollendung feiern, in dem seine Überzeugung eine persönliche und vorbehaltslose ist und die Ideologie und Persönlichkeit des Analytikers nicht mehr als dafür verantwortlich gehalten wird. Diese Art von Auflösung der analytischen Therapie hat ihre gewiß nicht oberflächlichen Rechtfertigungen, aber es drängt sich die Frage auf, ob sie nicht schon den Keim ihrer politischen Verwendung in sich trägt. Auch die moderne Psychologie des Konsens tendiert sowohl bei der Kontrolle des Konsumbereichs als auch bei der Kontrolle der Produktion dazu, vollkommen zu werden, wenn der Zustimmende die Gewißheit hat, wirklich gewählt zu haben, das Bewußtsein, allein gewählt zu haben, und die virtuose Überzeugung, durch den richtigen Gebrauch technisch neutraler Auswahlinstrumente zur einzig richtigen Lösung gekommen zu sein.

Auf einer allgemeineren Ebene sind die Ambitionen nicht weniger kohärent als die Voraussetzungen. Der einflußreichste und bedeutendste Vertreter der amerikanischen Psychoanalyse, der auch, und zwar nicht zufällig, einer der den revisionistischen Positionen am nächsten stehende Freudianer ist, hat mehrmals die Funktionen und Aufgaben seiner Disziplin in der Evolution der amerikanischen Gesellschaft beschrieben. Obwohl man in seinen nachstehenden, aus dem Jahre 1956 stammenden Worten ein Vertrauen in die Zukunft spürt, das bei den Amerikanern von heute großenteils untergegangen zu sein scheint, ist in ihnen weder Übertreibung noch Hochmut enthalten:

»Die spezifische kulturelle Bedeutung der Psychoanalyse besteht darin, dem westlichen Menschen bei der Findung seiner Identität behilflich zu sein. (...) Ich beziehe mich insbesondere auf die Tatsache, daß die Psychoanalyse vor unseren Augen zu einem integralen Inhalt des kollektiven westlichen Bewußtseins wird. Die universelle Durchdringung dieses Einflusses kann uns die Hoffnung geben, daß durch das Verständnis von sich und der Gesellschaft, in der er lebt, der arme-reiche Mensch des Okzidents neue Inspirationen für die Zukunft finden kann. Das Verständnis der dynamischen Interaktion zwischen Individuum und Umwelt ist schon an sich ein so wunderbares Ziel, daß es die produktiven Fähigkeiten vieler zukünftiger Generationen ausfüllen kann. Das durch die Naturwissenschaften in den letzten Jahrhunderten entstandene Vertrauen in den Fortschritt kann durch ein neues Vertrauen verdoppelt werden, durch das Vertrauen in das, was die Sozialwissenschaften für den zukünftigen Fortschritt des Menschen tun können. (. . .) Die Technologie hat ihn zumindest partiell eines großen Teils der Lasten enthoben, die einfach notwendig waren, um zu existieren. Haben wir Grund; daran zu zweifeln, daß die neuen Sozialwissenschaften, und insbesondere die Psychologie, ihn anleiten werden, das zu finden, wofür man lebt, einen Inhalt, und das zu wünschen, was seiner eigenen Individualität und der Welt, in der er lebt, angemessen ist, oder, besser gesagt, der Welt, in der er leben will? Wenn wir an diese kulturelle Funktion unseres Fachs glauben, und wenn wir glauben, daß unser Ziel erreicht werden kann, so wird das als Zukunftsvision dienen, die die Antriebskraft jeglicher Produktivität ist. Das ist mein Glaubensbekenntnis als Psychoanalytiker.«[2]

Es wäre sicherlich absurd, den Reifungsprozessen der analytischen Perspektive jede Grundlage abzusprechen. Und doch kommt einen die Frage an, ob es nicht bezeichnend sei, daß diese modernen Perspektiven immer von einer entschiedenen Abwertung der philosophischen Aspekte des freudschen Denkens ausgehen. Daß die Akzentuierung der technischen Aspekte des Freudianismus oft zu klar im philosophischen Sinn qualifizierten Schlußfolgerungen führt, lädt geradezu dazu ein, jene philosophischen Aspekte, die vernachlässigt worden waren, auf der Suche wenigstens nach einer Rechtfertigung oder einer Kritik an den modernen Tendenzen erneut zu betrachten.
Den Punkt, von dem man ausgehen muß, stellt die freudsche These dar, wonach die menschliche Gemeinschaft sich auf Kosten der Triebimpulse entwickelt und reift: in dem Augenblick, in dem die gesellschaftliche Organisation die erotischen (und die destruktiven) Triebe des Einzelnen beugen muß, um zu existieren, ist der Preis der Kultur die Repression, und das Unbehagen an ihr ist die Neurose.
Diese These wurde in ihrer ersten Form in *Totem und Tabu* dargelegt, eng verbunden mit der Verteidigung der Autorität als äußerlicher Personifizierung der Erfordernis von Repression. Ein Jahrzehnt später beharrte Freud in *Massenpsychologie und Ich-Analyse* erneut auf der Wichtigkeit der irrationalen Beweggründe, die die Massen an die »väterliche« Autorität der Führer binden, und nahm das Thema der Herleitung der übrigen gesellschaftlichen Formen von der naturgegebenen, vaterzentrierten Zelle der Familie wieder auf. (Mit diesem Buch wurde die Reduktion der Politik auf Täuschungen des Unbewußten in vollendeter Form theoretisch formuliert, und es wurde eine skeptische, psychologisierende und antipolitische Auffassung der gesellschaftlichen Verhältnisse geboren, die in der Folge reiche Früchte tragen sollte: man denke nur daran, wie die psycho-sozialen Wissenschaften in Amerika, mit einem sehr viel größeren Bewußtsein über die eigenen Ziele, wenn auch nicht immer mit ebensoviel Feingefühl, in den letzten 30 Jahren die außerordentliche Tatsache wiederentdeckt haben, daß es durch eine Verkehrung der Politik in Psychologie gelingt, alle Kühe schwarz werden zu lassen.) In *Der Mann Moses und die monotheistische Religion* erreichte die freudsche Theorie über das Problem Autorität-Individuum schließlich ihre extremste Form, kam

aber auch zu den fragwürdigsten Schlußfolgerungen. Die Schrift jedoch, in der der Kontrast zwischen den Bedürfnissen des Einzelnen und der von der gesellschaftlichen Ordnung aufgezwungenen Repression mit der größten Ausgewogenheit erkannt und gerechtfertigt wird, ist *Das Unbehagen in der Kultur.*

Dieses Werk Freuds, im allgemeinen zu den kleineren Schriften gerechnet, erfreut sich einer besonderen Ausgewogenheit und seltener Geschlossenheit. Der klassische Vergleich zwischen dem Einzelnen und der Gesellschaft nimmt in der freudschen Version eine Bedeutung an, die noch heute einen gewissen Reiz hat, obgleich es fast zum Gemeinplatz geworden ist, die methodologische Schwäche und den abstrakten Charakter der Gegenüberstellung von Individuum und historischer Umwelt aufzuzeigen.

Die Kultur gründet sich bei Freud auf Repression und Sublimierung der Triebe, sie schreitet auf der Grundlage dieser Repression fort und nährt sich von ihr, indem sie dem Individuum immer größere Opfer aufzwingt. Die Gesellschaft erhöht die materielle Sicherheit, die Produktivität und die Ordnung, aber sie verwehrt dem Einzelnen die volle Entfaltung der erotischen Neigungen und kanalisiert seine destruktiven Triebe, wodurch sie ihm letztlich mit diesen Energien auch die Freiheit entzieht. (Die Freiheit – präzisiert Freud – ist kein Kulturgut. Sie war am größten vor jeder Kultur . . . Durch die Kulturentwicklung erfährt sie Einschränkungen.)[3]

Jede Kultur ist also repressiv. Andererseits leben wir nicht mehr in Zeiten, da der Ethnozentrismus der kolonialistischen Ära der bürgerlichen Gesellschaft die angenehme Verantwortung auferlegte, den Zielpunkt einer linearen Entwicklung darzustellen. Man kann nicht mehr von Gesellschaft im allgemeinen sprechen, und es erscheint richtig, sich zu fragen, wie die Repression in *dieser* Kultur aussieht, und somit, ob sie nicht in einer zukünftigen oder anderen Gesellschaft abnehmen anstatt zunehmen könnte.

Das Realitätsprinzip, in dessen Namen das Individuum sich den Verzicht auf unmittelbare Triebbefriedigung auferlegt sieht, besteht nicht nur in einer banalen Aufschiebung der Lust, noch in abstrakten naturgegebenen Hindernissen, sondern in dem Vorhandensein einer historischen Umwelt. Die äußere Umgebung, die die Triebe unterdrückt und dem Individuum Verzicht auferlegt, ist für den Menschen eine gemeinschaftliche Organisation, die auf den Einzelnen eine gewisse Form von Herrschaft ausübt. Diese Herrschaft wird zum Teil verinnerlicht und vom Über-Ich ausgeübt, aber teilweise drückt sie sich auch als Gewalt und Freiheitsbeschränkung aus: in jedem Fall manifestiert sie sich als eine nicht abstrakte, sondern mit bestimmten Merkmalen ausgestattete Repression.

Offensichtlich verlangt die gesellschaftliche Repression nach einer Rechtfertigung vor dem widerstrebenden Individuum und stellt sich, um diese

Rechtfertigung zu erlangen, als notwendig dar, d.h. sie gibt sich als naturgegebene Repression aus oder als rein technische Repression aufgrund von banalen und unvermeidlichen organisatorischen Erfordernissen. In Wirklichkeit ist diese Repression nicht nur Organisation, sondern Tyrannei. Sie muß auch als Verteidigung von Privilegien seitens einer Gruppe von Individuen gegen die Mehrheit verstanden werden, ist jedoch als solche nicht trennbar von dem Realitätsprinzip in seiner Gesamtheit, denn letzteres wird für jeden Menschen von den historischen Formen der Gesellschaft, in der er lebt, bestimmt.
Es wäre im übrigen naiv, diese Unfreiheit nur auf die makroskopischen Formen der diktatorischen Gewalt beziehen zu wollen: die Repression durchdringt das gesamte Leben des Menschen, und sein wirklicher Mangel an Freiheit verbirgt sich hinter den gefeiertsten Institutionen des bürgerlichen Individualismus.
Das Realitätsprinzip gewinnt in unserer Gesellschaftsordnung ein besonderes Aussehen, das von Marcuse als Prinzip der *performance* bezeichnet wird. Dieser Begriff der Leistung, des Ertrags, der Produktion ist sicherlich nicht neu als Gegenstand von Kritik, ebensowenig als Symbol und personale Entsprechung des typisch amerikanischen Mythos der *efficiency*. Bei Marcuse nimmt die *performance* jedoch eine noch allgemeinere Bedeutung an und wird als normatives Prinzip aller menschlichen Beziehungen in der hochentwickelten Industriegesellschaft kritisiert. Dies verhindert allerdings nicht, daß sie auch ein politisches Problem ist und den Formen der kapitalistischen Entwicklung gehorcht. Von einem politischen Standpunkt aus können wir sagen, daß das Prinzip der *performance* als ethische Norm erscheint, die der jetzigen Phase der Vermarktung der Arbeit entspricht: es faßt in einem einzigen Begriff sowohl die größere Entscheidungsfreiheit des Arbeiters und des modernen Technikers als auch die engere Bindung des letzteren an die allgemeinen Grundsätze, denen sich der Arbeitsprozeß anpaßt. Diese besondere Art von Realitätsprinzip verlangt vom Arbeiter, daß er sich total in einen Mechanismus einfügt, der ihm faktisch jede Möglichkeit entzieht, die allein wichtigen Entscheidungen zu treffen, in einen Mechanismus also, der alle seine Handlungen in eine schon entschiedene Situation einfügt und alle seine Entscheidungen vorbestimmt nach einem Leistungskriterium, das ihn seine Handlungen an Interessen orientieren läßt, die nicht die seinen sind. Das Realitätsprinzip, d.h. die Repression, nimmt vor allem als Pflicht zur Produktion, zur Arbeit Gestalt an: diese Arbeit ist jedoch nicht als solche, sondern weil sie entfremdete Arbeit ist, repressiv.[4]
Die marxsche Entfremdung muß, richtig verstanden, mit der Unmöglichkeit, Entscheidungen über die eigene Zukunft zu fällen, d.h. mit dem Mangel an Freiheit, in Beziehung gesetzt werden. In diesem Sinn ist die Entfremdung auf logische Weise eng mit dem Mechanismus der Repression verbunden. Die Repression erhebt nicht nur das Prinzip der Lei-

stung, der *performance,* zur einzig möglichen Realität und beschränkt sich nicht auf die faktische Situation, derentwegen der Arbeiter weder seine eigene Arbeit noch deren Früchte besitzt, weder über den Ablauf der Arbeit noch über ihre entfernten Konsequenzen bestimmen kann. Die Repression ist eine alles umfassende Tatsache, und die Möglichkeit, wirklich sein eigenes Leben zu wählen, reicht über das unmittelbare Moment der Arbeit hinaus, sie umgreift die gesamte Spannweite der Existenz, bis jeder Moment der Existenz schließlich »integriert« ist, d.h. für die Interessen eines gewissen Produktionsmechanismus funktional und den Wünschen dessen angepaßt, der – zum Gebrauch der anderen – die historische Form des Realitätsprinzips bestimmt.

Die Technisierung und Intellektualisierung der Arbeit selbst würde tendenziell das Individuum befreien, indem sie ihm die Möglichkeit der Wahl zurückgibt, aber es ist offensichtlich, daß eben diese Befreiung eine Gefahr für die bestehende Gesellschaft darstellt und deshalb eine Erhöhung der Repression und eine umfassendere Kontrolle des Produktionsapparats verlangt. Dies ist einer der Gründe, weshalb die Arbeitskraft nicht mehr nur benutzt, sondern in dem Zyklus Produktion-Konsum integral verwertet wird, während dem Einzelnen eine vorgefertigte Rationalität, eine schon fertige Ideologie, eine Reihe von Wertvorbildern aufgezwungen werden, in denen das Ausleben von Gefühlen in den Ferien als einzig erstrebenswerte Freiheit erscheint.

»Sicherlich hat man das Recht, die Nicht-Repressivität auch innerhalb der bestehenden Gesellschaft in die Praxis umzusetzen, angefangen bei Extravaganzen in der Kleidung bis hin zu den verrücktesten Dingen im Tag- und Nachtleben. Aber in der bestehenden Gesellschaft verwandelt sich diese Art von Protest in ein Mittel zur Stabilisierung und sogar zum Konformismus, weil sie nicht nur die Wurzeln des Übels unangetastet läßt, sondern auch das Vorhandensein einer individuellen Freiheit innerhalb der allgemeinen Repression bezeugt. Es ist sicher gut, daß diese Freiheiten des Privaten noch praktizierbar sind und praktiziert werden, aber der allgemeine Mangel an Freiheit verleiht ihnen eine regressive Bedeutung. Früher waren diese individuellen Ausbrüche aus der Repression – unter normalen Bedingungen – exklusives Privileg einer begrenzten höheren Klasse, während sie in Ausnahmesituationen auch den weniger privilegierten Bevölkerungsschichten gewährt wurden. Im Gegensatz dazu demokratisiert die hochentwickelte Industriezivilisation die Ermächtigung zum Ausbruch. Diese Form von Ausgleich dient der Stärkung der Regierung, die sie zuläßt, und der Institutionen, die den Ausgleich verabreichen.«[5]

Aber an diesem Punkt sind wir unvermeidlich wieder bei der Psychoanalyse angelangt. »Form von Ausgleich«, »Institution, die den Ausgleich verabreicht« »Freiheit des Privaten«, »individuelle Freiheit innerhalb der allgemeinen Repression« . . . ist nicht vielleicht die Psychoanalyse die höchste »schon fertige Ideologie«, völlig funktional für *dieses* Realitätsprinzip, diese Lebensweise, in dieser Gesellschaft, für die Ziele einer entfremdeten, aber der eigenen Entfremdung nicht mehr bewußten Produktivität?

Anmerkungen

[1] Th. Adorno, *Minima Moralia,* Bibliothek Suhrkamp, Frankfurt am Main 1971, S. 79 f. Aber, kann man hinzufügen, diese Entfremdung ist, eben weil sie zur absoluten gemacht, d.h. ihrer historischen Bestimmung entzogen wurde, zu einem bevorzugten Thema der neuen Ideologie geworden. Die Entfremdung wurde zur Zielscheibe, an der sich, vor allem in Europa, die psycho-soziale Wissenschaft übt: sie wurde zum Symbol eines Kampfes zur Verteidigung der *Menschlichen Werte,* der, da er sich auf einer zugleich abstrakten und subjektiven Ebene abspielt, letztlich zu einer vollständigeren Integration des Individuums in das System tendiert.

[2] F. Alexander, »Psychoanalysis in Western Culture«, in *Amer. J. Psychiat.* CXII (1956), 9, S. 698–99.

[3] S. Freud, *Das Unbehagen in der Kultur,* Fischer Bücherei, Frankfurt am Main 1965, S. 90

[4] Marcuses Version des Entfremdungsbegriffs unterscheidet sich in polemischer Weise von der Version, die Fromm anhand einer besonderen Auslegung der *Pariser Manuskripte* formulierte (E. Fromm, *The Sane Society,* New York 1955, und *Marx's Conception of Man,* New York 1961). Fromms Tendenz, die Entfremdung zu subjektivieren, indem er sie zu einer Art von Neurose macht, liegt auf einer Linie mit der typischen neokapitalistischen Ideologie und entwertet letztlich sowohl das Studium der Entfremdung als *objektiver Situation* wie das Studium der persönlichen Schädigungen, die sich eher in Leiden und Verdummung ausdrücken als in nebulösen und verzerrten existentiellen Neurosen. Man beachte in diesem Zusammenhang auch die äußerst lebhafte Polemik zwischen Marcuse und Fromm in *Dissent* (Sommer 1955 – Winter 1956). Es muß jedoch auch bemerkt werden, daß die Kritik am freudschen Revisionismus in *Eros and Civilization* den Vorzug hat, die Theorien des frühen Fromm (die in Italien kaum bekannt sind, auch weil sie in schwer zugänglichen deutschen Zeitschriften publiziert wurden) wieder aufzuwerten durch eine Gegenüberstellung mit den nachfolgenden Theorien der amerikanischen Periode. Zu einem Zeitpunkt, zu dem (angesichts der Verbindung mit der neokapitalistischen Ideologie sicher nicht zufällig) der neofreudianische Revisionismus auch in Italien eingeführt wird, gewinnt Marcuses »Kritik des Neo-Freudianischen Revisionismus« im Epilog seines Buches einen außerordentlich stimulierenden Wert. Siehe jedoch auch Adornos Kritik an den Revisionisten, die in einigen Punkten von der Marcuses abweicht: Th. W. Adorno, »Zum Verhältnis von Psychoanalyse und Gesellschaftstheorie«, in *Psyche* VI (1952), 1, S. 1–18.

[5] H. Marcuse, Vorwort zur Paperback-Ausgabe von *Eros and Civilization,* Vintage Books, New York 1962, S. IX.

3. Die Sozialpsychiatrie als Problem

Der Autor hat andernorts[1] versucht, sowohl die Linien einer theoretischen Einordnung der Sozialpsychiatrie als auch das Schema einer kritischen Bibliographie zu skizzieren, der man Angaben über die seiner Meinung nach wichtigsten bis jetzt in der Fachliteratur erschienenen Beiträge entnehmen kann.

Es ist nicht notwendig, erneut zu definieren, was die Sozialpsychiatrie heute ist, das haben andere an anderer Stelle getan, jedoch lohnt es sich zu erinnern, daß diese »neue« Fachrichtung sich hauptsächlich mit zwei eng verflochtenen Bereichen beschäftigt. Einerseits ist die Sozialpsychiatrie das Studium der Art und Weise, in der die menschlichen Beziehungen im Rahmen einer bestimmten soziohistorischen Ordnung einen Einfluß ausüben auf die Entstehung, die Entwicklung und die Therapie von Geistesstörungen; andererseits ist sie das Studium neuer therapeutischer Möglichkeiten aus einer Perspektive, die auf die Überwindung der alten Auffassungen von psychiatrischer Versorgung als »Verwahrung« oder als rein persönlicher und privater »Behandlung« zielt, indem sich die Psychiatrie in neuen, komplexen Formen strukturiert, die von der Entwicklung der Gruppenpsychotherapien bis zu allgemeineren Problemen – der Reorganisation der Krankenhäuser, der territorialen Versorgung etc. – reichen und schließlich nicht nur soziologische, sondern im strikten Sinn politische Themen und Fragestellungen mit einbegriffen.

In ihrem ersten Bereich ist die Sozialpsychiatrie vor allem Forschung: Das Hauptgewicht liegt auf der Epidemiologie, obwohl auch intensive Studien nicht fehlen, die der Untersuchung der Situation des Einzelnen unter dem Gesichtspunkt der kulturhistorischen Variablen gewidmet sind. In ihrem zweiten Bereich ist die Sozialpsychiatrie überwiegend praktisch orientiert und wird heute mit dem Studium der Reform der psychiatrischen Versorgung gleichgesetzt. Es ist sehr wichtig festzuhalten, daß die Sozialpsychiatrie auch in ihrer ersten Bedeutung niemals die Beziehung zwischen dem Individuum mit Geistesstörungen und den historischen Variablen untersucht, ohne die schon vorhandenen Formen psychiatrischer Versorgung dabei in Rechnung zu stellen. Die epidemiologische, ethnopsychiatrische, psycho-soziologische Erforschung der Geistesstörung als Krankheitserlebnis in einer bestimmten Umwelt stößt also in erster Linie auf die »Reaktionsformen« der Umwelt selbst, d.h. auf die Formen, in denen die Gesellschaft für das geistesgestörte Individuum sorgt. Die typischste und am leichtesten bestimmbare Art, das Verhältnis zwischen Psychiatrie und Gesellschaft zu erforschen, besteht darin, die Institutionen zu untersuchen, mittels derer eine bestimmte Kultur (sei es nun eine industrialisierte westliche Kultur oder eine stark unterentwickelte bäuerliche Kultur) das Individuum mit Geistesstörungen in den Bereich organisierten Gruppenverhaltens mit therapeutischer Zielsetzung eingliedert. Die Sozialpsychiatrie beschäftigt sich, auch wenn sie die Epidemiologie eines »primitiven« Gebiets untersucht, in erster Linie mit den Unterbringungsformen, den Einlieferungsmodalitäten und den Behandlungsmaßnahmen. Auch im Westen hat die Sozialpsychiatrie, wie uns die Autoren der vielleicht wichtigsten auf diesem Gebiet durchgeführten Untersuchung, Hollingshead und Redlich, mitteilen, zum obersten Gegenstand ihres Studiums die Psychiatrie selbst, die Situationen und die Art und Weise, in denen sie praktiziert wird.

Andererseits kann die Sozialpsychiatrie in ihrer zweiten Bedeutung, d.h. als praktisches Studium der Reform der psychiatrischen Versorgung im modernen Sinn, nicht ohne eine vorausgehende Erhebung auskommen; es ist also, mit anderen Worten, nicht möglich, ein Reformprogramm aufzustellen, das an einer sozialpsychiatrischen Auffassung von Therapie orientiert ist, ohne dabei von einer sorgfältigen Untersuchung der vor Beginn des Programms bestehenden epidemiologischen Situation und Versorgungslage auszugehen. Die Umwandlung einer Irrenanstalt in eine therapeutische Gemeinschaft oder die Reorganisation der psychiatrischen Versorgung nach »Sektor«-Kriterien kann nicht nur auf der Grundlage einer statistischen Erhebung über die Anzahl der Einlieferungen oder einer einfachen Abwägung der zur Verfügung stehenden Geldmittel und der Anzahl der zu verpflichtenden Ärzte konzipiert werden, sondern es muß dafür aufmerksam und unparteiisch geprüft werden, in welcher Weise die Mitglieder der Gemeinschaft (und von ihnen in erster Linie Pfleger und Psychiater) *zum jetzigen Zeitpunkt* die Konfrontation mit dem Kranken erleben. Bei der Ausarbeitung sozialpsychiatrischer Reformen müssen zwei Pole berücksichtigt werden: der Kranke (eventuell im Rahmen seiner familiären und nachbarlichen Bezugsgruppe, soweit diese durch das Vorhandensein der Geistesstörung zum Problem wird) und die Personen, die die Gemeinschaft delegiert, um eine spezifisch therapeutische Funktion auszuüben. Es gibt keinen Grund zu der Annahme, daß aus sozialpsychiatrischer Sicht das anamnetische und sozialpsychologische Studium des Kranken und seiner Umwelt weniger wichtig wäre als eine analoge Untersuchung über den Arzt, darüber wie seine Umwelt und seine persönliche Geschichte seine »Haltung« dem Patienten gegenüber bestimmen. Dieses Erfordernis ist umso dringlicher, als der Kranke-in-seiner-Umwelt und der Arzt-in-seiner-Umwelt meistens zwei verschiedenen Subkulturen (bzw. Klassen) angehören, zwischen denen Unterschiede in den Wertvorstellungen, Feindseligkeiten und weitgehende Unver-

einbarkeit im sprachlichen Ausdruck bestehen können. Wenn durch die Reform der psychiatrischen Versorgung der Kranke und die therapeutischen Instanzen neuen Formen gemäß »in Situationen gestellt« werden, so darf dabei nicht vergessen werden, daß die Reform von Psychiatern und nicht nur von Soziologen gemacht wird; die Bewußtheit über die Bedeutung der personellen Variablen muß somit in die Untersuchung eingebracht werden, indem man prüft, inwieweit diese Variablen bei den Entscheidungen und Einstellungen derjenigen, die bei dieser Reform die Hauptrolle spielen, ausschlaggebende Bedeutung haben.
An dieser Stelle ist eine Zwischenbemerkung notwendig, um daran zu erinnern, daß dem Studium, das sich mit dem Arzt in der therapeutischen Situation beschäftigt, noch eine andere Art von Bedenken zugrunde liegen muß.
Die Methodologie der wissenschaftlichen Forschung hat, in Bereichen, die nichts mit Sozialpsychiatrie zu tun haben, die Rolle des Forschers, des Technikers, als *Problem* thematisiert. Einige Entdeckungen über die Forschungsmethoden in der subatomaren Physik und die Entwicklungen in der Experimentalpsychologie bringen fast gänzlich unabhängig voneinander ans Licht, welche Bedeutung dem *Faktum* Forschung und der *Variablen* »Forscher« als veränderlichen Elementen gegenüber dem Forschungsgegenstand selbst zukommt: Der »Einfluß der Persönlichkeit« des Wissenschaftlers wurde zu einer Crux (und zu einer der fruchtbarsten Entdeckungen) in der Psychologie.
In der Psychiatrie hat die Psychoanalyse den ersten Beitrag in dieser Richtung geleistet. Freud war sich sehr wohl klar über die Gefahr, daß der Psychotherapeut die eigenen Probleme in den Patienten projizieren könnte, und in der Folge wurde die Praxis der Lehranalyse als notwendige (und nach Meinung einiger auch ausreichende) Voraussetzung angesehen, um zu vermeiden, daß die Übertragungsbeziehung durch die unbewußten neurotischen Regungen des Analytikers vergiftet werde. In jüngerer Zeit hat die Psychiatrie in äußerst interessanter Weise analoge Probleme entwickelt. Die Tatsache, daß das Studium des Patienten im Hinblick auf eine Untersuchung der »Haltung« von Krankem und Psychiater zueinander konzipiert wird, die Aufmerksamkeit, die der interpersonellen Situation im Arzt-Patient-Verhältnis gewidmet wird, und das Studium der Abwehrmechanismen des Analytikers und der Gegenübertragung in der Psychotherapie sind lediglich verschiedene Aspekte einer weitgehend einheitlichen, landläufigen Kritik (und Selbstkritik).
Früher hielt man es nicht für angebracht, in einer psychiatrischen Studie die Position des Forschenden zu untersuchen. Bis vor wenigen Jahren genügte es, den »Fall«, den Gegenstand der Forschung zu beschreiben, während der untersuchende Psychiater sich diskret und bescheiden verbarg: Seine Schlußfolgerungen selbst sprachen für ihn, seine Stellung wurde einzig und allein in dem indirekten Urteil offenbar, das sich aus dem Wert

seines Werkes ergab. War er nicht objektiv, irrte er sich, vertrat er Ansichten, die nicht zum Gegenstand der Forschung gehörten, so würden die aufmerksameren Leser und die urteilenden Kollegen dies schon bemerken. Heute verweisen ganz im Gegenteil sowohl eine neue Auffassung der therapeutischen Situation als auch ein neues methodologisches Herangehen beim Studium der Geistesstörungen auf den Psychiater als »Problem«. Der Psychiater begnügt sich heute nicht damit, den Patienten in seinem *Erlebnis**gegenüber den »anderen« im allgemeinen zu studieren, noch damit, sein *mitsein** hinsichtlich Dritter zu analysieren, sondern seine eigene Herangehensweise zwingt ihn dazu, *auch* zu untersuchen, auf welche Weise der Patient die Beziehung mit ihm selbst erlebt, und diese Beziehung als dialektisch zu begreifen. Der Psychiater stellt die Beziehung in einer Weise her, die die Haltung des Kranken beeinflußt, und ist somit gezwungen, auch sich selbst *in* der Situation, die Gegenstand der Untersuchung ist, zu überprüfen. Hierbei stellen sich einige schwerwiegende methodische Probleme, die jedoch an dieser Stelle nur von sekundärem Interesse sind: das Problem, welche Gültigkeit das psychiatrische Urteil in einer Gesamtsituation hat, die den Psychiater selbst als Gegenstand des Urteils betrachtet; das Problem jener »Distanz« zwischen Psychiater und Patienten, die die »Bildung« eines psychiatrischen Urteils ermöglicht; das Problem des »nicht-authentischen« Charakters, der der Situation anhaftet, weil sie von einer technischen (psychiatrischen) Superiorität bestimmt ist, die sich dem Patienten niemals ganz offenbart; das gleichartige Problem der Bedeutung des Machtkampfes in der Beziehung zwischen Patient und Therapeut (*oneupmanship,* nach Jay Haley)[2] und des Mangels an Gelassenheit und Objektivität, der letzterem daraus erwächst, usw.

Viele Studien versuchen, derartige Probleme zu lösen, indem sie die Situation des Arztes *in* der Beziehung mit dem Kranken untersuchen, aber nur die wenigsten fragen sich, *wer* dieser Arzt *ist.* Das »Wesen« der Beziehung kann auf völlig abstrakte Weise analysiert werden, und sowohl die Husserlsche Haltung als auch die Kategorien Heideggerscher Provenienz können sich als sehr bequem erweisen, um einer direkten Analyse der Figur des Psychiaters und der Frage, *was* er in die Beziehung einbringt, aus dem Weg zu gehen. Man braucht nicht auf die Perspektiven der Sozialpsychiatrie zurückzugreifen, um nach den *Motivationen* des Psychiaters in der Beziehung mit dem Patienten zu fragen und um festzustellen, daß die bewußten und unbewußten persönlichen Motivationen diese besondere interpersonelle Situation und die Informationen, die in ihr gesammelt werden, weitgehend bestimmen: Die ganze moderne Psychologie weist auf die Bedeutung dieses Problems hin.

---

* Im Original auf Deutsch (A.d.Ü.)

Wenn man dann von einer rein psychopathologischen Perspektive zu einer sozialpsychiatrischen Perspektive übergeht, so wird das Problem viel konkreter und dorniger: hier wird dem Psychiater das Recht abgesprochen, seine Beweggründe in der Beziehung mit dem Patienten als garantiert rein »wissenschaftliche» und »humanitäre« Leidenschaft auszugeben; der Psychiater wird als Person untersucht, als Techniker, der einer bestimmten Gesellschaft angehört, und seine Handlungen werden in den Kontext einer von Macht- und Geldproblemen beherrschten Welt gestellt. Die Sozialpsychiatrie weist auf die Dimension des Konkreten hin: sie begnügt sich nicht damit, den Psychiater »im allgemeinen« zu studieren, sondern stellt sich die Frage, wer *dieser* Psychiater ist, wie er ausgebildet wurde, welches sein Milieu ist, was für Frustrationen er in bezug auf dieses Milieu erlebt hat, ob sein Fall im Rahmen eines historisch und soziologisch definierten Gebietes repräsentativ und verallgemeinerbar ist. Was dieser Psychiater in einer wissenschaftlichen Publikation bezüglich eines Patienten behauptet, ist das Resultat einer menschlichen Beziehung, die innerhalb einer historisch-sozialen Situation von ihm geprägt und geführt wird; Natur und Ergebnis der Beziehung werden (aus sozialpsychiatrischer Perspektive) nicht die gleiche Bedeutung haben, wenn der Psychiater z.B. ein reiner Wissenschaftler ist, der von Stipendien lebt, oder ein Berufstätiger, der sich in seiner Freizeit weiterbildet, oder ein junger freiwilliger Assistent, der diese Untersuchung für die Zwecke einer unsicheren Karriere instrumentalisiert. Vom sozialpsychiatrischen Standpunkt aus kann die an den Psychiater gerichtete Frage »wer bist du?«, »warum machst du es?« in Motivationen psychodynamischer Art keine erschöpfende Antwort finden, sondern muß hinauslaufen auf eine objektive Definition der Rolle dieses Psychiaters im Verhältnis zu einer bestimmten Sozialstruktur, und folglich muß in diese Definition eine Analyse der Motivationen für sein Verhalten eingefügt sein.

Eine Antwort auf diese Frage ist in jedem Falle notwendig und muß mit anderen Mitteln als nur einer aufrichtigen Selbstbefragung gefunden werden. Denn ohne eine adäquate Antwort ist es wahrscheinlich nicht möglich, irgendein ernsthaftes Forschungs- oder Reformprogramm in Sachen Sozialpsychiatrie zu erstellen. Man kann präzisierend hinzufügen, daß eine *direkte* psychologische und psycho-soziale Erhebung über die Psychiater nicht ausreichen wird, wenn sie nicht mit einer ganz bestimmten Argumentation über die Einrichtungen gekoppelt ist, die ihre berufliche Ausbildung, ihre therapeutische Praxis, ihre wissenschaftliche Produktion und ihre »Karriere« beherrschen.

Anmerkungen

[1] G. Jervis, Einführung zu A. B. Hollingshead – F. C. Redlich, *Classi sociali e malattie mentali,* Einaudi, Torino 1965.
[2] J. Haley, *Strategies of psychotherapy,* New York 1963.

4. Ein Wort über die Rolle des Psychiaters

Um über die gesellschaftliche Rolle des Psychiaters zu sprechen, müßte man, glaube ich, Abstraktionen unmittelbar vermeiden und sofort konkret werden, d.h. sagen, was die gesellschaftliche Rolle des Psychiaters in der Gesellschaft, in der wir leben, praktisch ist.
Andererseits müßte man, um dieses Thema besser behandeln und auch um besser verstehen zu können, welche gesellschaftliche Rolle der Psychiater in unserer Gesellschaft hat, eine Geschichte der gesellschaftlichen Rolle des Psychiaters während der verschiedenen Epochen, insbesondere, würde ich sagen, während der beiden letzten Jahrhunderte skizzieren und dann Vergleiche mit anderen Kulturen anstellen. Und zwar deshalb, weil ich den Eindruck habe, daß die gesellschaftliche Rolle des Psychiaters beim Studium anderer Kulturen klarer hervortritt, als wenn man sie anhand unserer eigenen Kultur erforscht, in die wir vielleicht doch etwas zu tief verstrickt sind.
Eben beim Studium primitiver Kulturen, beim Studium der von unseren verschiedenen Kulturen wird man sich darüber klar, daß der Psychiater keine Figur, kein Individuum ist, welches eine vom Rest des gesellschaftlichen Mechanismus losgelöste Aufgabe erfüllt, sondern daß seine Aufgabe sich nahtlos in die anderen Formen einfügt, in denen die Gesellschaft, in der er wirkt, organisiert ist.
Der Psychiater ist also ein Individuum, das durch seine Figur bestimmt ist und praktisch nach Verhaltensmustern in Aktion tritt, die eng an die kulturellen Normen, die kulturellen Werte, die Stellung seiner Figur gebunden sind.
Und hier müßte man weit ausholen, um zu beweisen, wie die Rolle des Psychiaters wirklich in einer gegebenen Kultur und einer gegebenen Epoche mit den kulturhistorischen Merkmalen dieser Epoche zusammenhängt.
Und durch eine diachronische und synchronische, historische und transkulturelle Studie müßte man schließlich bei der Kritik an der gesellschaftlichen Rolle des Psychiaters heute in Italien als gesellschaftlicher Rolle, d.h. als Rolle im anthropologischen, kulturellen und sozialen Sinn anlangen.
Derartige Ausführungen wären offensichtlich zu lang. Ich glaube aber, daß es zweckmäßig sein kann, einige Punkte herauszugreifen und zu problematisieren, die mir im Rahmen dieses Themas besonders heikel, besonders schwierig erscheinen.

Ich würde sagen, daß sich diese Punkte alle um ein generelles Problem drehen: den Unterschied, die Ungleichheit zwischen der – sagen wir – gesellschaftlichen Situation des Psychiaters und der gesellschaftlichen Situation des Patienten; d.h. die Art von Ungleichgewicht, die in der überwiegenden Mehrheit der Fälle zwischen Psychiater und Patient besteht.
Nun denkt man hier sogleich an die Klassenunterschiede, daran, daß der Psychiater ein gebildeter Mensch ist, während der Patient in den meisten Fällen weniger gebildet ist als er, etc. Das Problem ist jedoch nicht so einfach: es handelt sich nicht um eine so brutal, undifferenziert und politisch gesehene Frage von sozialen Mißverhältnissen. Die Frage stellt sich ein wenig komplizierter, vor allem weil ich glaube, daß man diese Beobachtung unabhängig von den gesellschaftlichen Unterschieden zwischen Psychiater und Patient, also Unterschieden der Klasse und des gesellschaftlichen Niveaus, vorausschicken kann; unabhängig von diesen gesellschaftlichen Unterschieden bestehen überhaupt Unterschiede zwischen Psychiater und Patient.
Nun glaube ich, daß diese Bemerkung vielleicht nur indirekt mit der Sozialpsychiatrie in Beziehung steht, es jedoch der Mühe lohnt, diesen Punkt herauszugreifen. Worin unterscheiden sich also Psychiater und Patient? Im wesentlichen gibt es einen Rollenunterschied: der Psychiater hat eine andere Rolle als der Patient, und diese Rolle versetzt ihn in eine Position, die in gewissem Sinne privilegiert ist im Vergleich mit der des Patienten. Wir können sagen, daß der Psychiater im allgemeinen eine Macht über den Patienten hat, die der Patient umgekehrt nicht über ihn hat; der Patient braucht den Psychiater mehr als der Psychiater den Patienten. Offensichtlich übt auch der Patient eine gewisse Macht über den Psychiater aus, und sehr oft versucht er sogar, soviel Macht wie möglich über ihn auszuüben; im allgemeinen aber ist die Macht des Psychiaters über den Patienten größer.
Dies ist ein altbekannter und vieldiskutierter Punkt, den ich aber für ziemlich wichtig halte. Es ist eine technische Macht, ein Ungleichgewicht, das sich niemals ausgleicht, weil der Psychiater ein Wissen besitzt, das er dem Patienten niemals ganz im Sinn von technischem Wissen enthüllt; er hat eine gewisse direkte oder indirekte Entscheidungsgewalt über den Patienten; er hat Mittel in der Hand, um seine Zukunft zu beeinflussen.
Somit ist also, mehr noch als ein Rollenunterschied, ein Rollenungleichgewicht vorhanden, das meines Erachtens unüberwindlich ist. Es handelt sich um ein Rollenungleichgewicht, das ausschließlich aus der technischen Funktion des Psychiaters als Fachmann herrührt, und daraus, daß diese technische Funktion eine besondere ist: es geht um eine besondere Technik. Es ist nicht einfach der Rollenunterschied zwischen einem Ingenieur und einem Arbeiter, einem Ethnologen und einem Eingeborenen. Zu diesem Rollenunterschied zwischen Psychiater und Patient kommen die sozialen Unterschiede hinzu.

Nun glaube ich, daß es sich an diesem Punkt effektiv um eine Ungleichheit anderer Art handelt: wenn der Psychiater nämlich der gebildeten Klasse, der wohlhabenden Klasse angehört und der Patient der armen und unwissenderen Klasse, dann existiert hier ein sozialer Unterschied, der in gewissem Sinne zufällig, wenn auch fast konstant ist, und der etwas ganz anderes zu sein scheint als der technische Unterschied zwischen Patient und Psychiater, den ich vorhin angesprochen habe.
In Wirklichkeit glaube ich, daß diese beiden Unterschiede, d. h. die unterschiedlichen technischen Rollen und der soziale Unterschied, sich in der Praxis dann summieren. Praktisch summieren sie sich großenteils, weil sie letztlich die Macht des Psychiaters über den Patienten vergrößern: Der Psychiater hat anfänglich eine Macht über den Patienten aufgrund seiner technischen Rolle, und zu dieser technischen Rolle kommt dann die Macht hinzu, die daher rührt, daß der Psychiater ein Mensch mit höherer Bildung ist, im allgemeinen einer höheren Gesellschaftsklasse angehört und sehr oft auch der Mensch ist, der z.B. im psychiatrischen Krankenhaus unmittelbar eine gewisse Entscheidungs- und Verfügungsgewalt über den Patienten hat.
Ich möchte hier auf dem Ausdruck »Macht« beharren, weil er mir eindeutiger erscheint als der Ausdruck, den wir in unserer letzten Sitzung verwendet haben, nämlich »Autorität«.
Man könnte sagen, daß Macht die objektive Seite der Autorität ist. Aber mir scheint, daß sie gleichzeitig etwas viel weitreichenderes ist. Dieses Problem der Macht des Psychiaters über den Patienten stellt sich offensichtlich auf dramatischere, deutlichere Weise, wenn eine Situation von Autorität oder, besser gesagt, von Autoritarismus gegeben ist, wie etwa in einem traditionellen psychiatrischen Krankenhaus: der Psychiater macht sich seine technische Macht zunutze, seine aus einer höheren Gesellschaftsklasse, aus einer privilegierten Situation herrührende Macht, um ein gewisses autoritäres Verhältnis zum Patienten zu praktizieren.
Wenn der Autoritarismus im Rahmen einer psychiatrischen Organisation nach und nach abnimmt, scheint dieses Problem der Macht abzunehmen und sogar fast zu verschwinden. Meiner Ansicht nach hingegen verschwindet es absolut nicht. Und gleichzeitig (ich weiß nicht, ob dies exemplarische Gültigkeit hat, oder ob diese Symmetrie vielleicht nur im Rahmen eines sehr kurzen Gesprächs einen Wert hat) verstärkt sich, mit der allmählichen Verringerung des Machtproblems durch die Verringerung des Autoritarismus im Bereich einer psychiatrischen Institution, ein anderes Problem, nämlich das der Unterschiede in Sprache und Wertvorstellungen bei Psychiater und Patient. Ich würde hier jedoch fast sagen, daß das Machtproblem sich an einem gewissen Punkt verwandelt, bzw. daß es als Autoritarismusproblem verschwindet und als Problem von Ungleichgewicht in Sprache und Wertvorstellungen wieder auftaucht.

Ich stelle hier das Ungleichgewicht in der Sprache und das Ungleichgewicht der Wertvorstellungen bei Psychiater und Patient praktisch auf die gleiche Stufe.
Was bedeutet Ungleichgewicht in der Sprache und Ungleichgewicht von Wertvorstellungen?
Was die Wertvorstellungen betrifft, bedeutet es, daß der Psychiater und der Patient nicht dieselbe Art von Weltanschauung haben und insbesondere keine ähnlichen Maßstäbe anlegen, wenn es darum geht, ein allgemeines Urteil über sich selbst, über die Familie, über die Gesellschaft etc. abzugeben. Der Terminus Wertvorstellung ist hinreichend bekannt.
Dieses Ungleichgewicht der Wertvorstellungen bezieht sich wiederum sowohl auf die Ungleichheit der technischen Rollen, also der technischen Rolle des Psychiaters und der Rolle des Patienten, als auch und vor allem auf das Ungleichgewicht zwischen der gesellschaftlichen Rolle des Psychiaters, der im allgemeinen einer höheren Klasse angehört, und der gesellschaftlichen Rolle des Patienten.
Bei diesen beiden Klassen, diesen beiden Funktionen, diesen beiden Rollen sind unterschiedliche Wertvorstellungen vorhanden, die die Kommunikation, die Sprache, die Beziehung erschweren. Während das Problem des Autoritarismus abnimmt, wächst das Problem der individuellen Beziehungen, wachsen die psychotherapeutischen Erfordernisse, und somit vergrößert sich dieses Problem der Kommunikation, wenn man es so nennen will, der Kommunikationsunfähigkeit zwischen Patient und Psychiater.
Ich werde auf die Wertvorstellungen zurückkommen. Jetzt möchte ich etwas zur Frage der Sprache sagen. Die Sprache ist nur die Art und Weise, in der die Wertunterschiede sich deutlicher manifestieren. Die Sprache des Psychiaters und die Sprache des Patienten sind verschieden. Sie sind vor allem dann verschieden, wenn ein Bildungs-, ein Klassenunterschied vorhanden ist. Und diese Verschiedenheit geht so weit, daß sie die Kommunikation unmöglich macht.
Nehmen wir z.B. Patienten mit niedrigem Bildungsniveau: ihnen ist es fast ganz unmöglich, ihre Störungen in psychologischen und abstrakten Termini auszudrücken; sie drücken sie in physischen Termini aus, und das geht so weit, daß ich einmal habe feststellen können, daß für einen Patienten mit geringem Bildungsniveau das Wort Schmerz keinerlei Bedeutung hatte. Dieser Patient drückte praktisch an einem Punkt seines Körpers eine Unmöglichkeit aus, aber er hatte keine klare Vorstellung davon, was Schmerz ist, und noch viel weniger davon, was Angst ist, was andere psychische Störungen sind.
Diese Art, die psychischen Störungen durch den Körper, durch eine Lähmung des Handelns, durch *acting out* auszudrücken, ist ein ziemlich schwerwiegendes Problem, das sich in dringlichster Weise bei Patienten mit besonders niedrigem Bildungsstand, wie etwa Patienten aus den länd-

lichen Gebieten des Südens, stellt, meiner Ansicht nach jedoch auch bei Patienten mit elementarem Bildungsstand aus städtischem Milieu besteht. Somit ergibt sich diese Schwierigkeit sogar bei Erstellung der Anamnese und wird, wenn sie auf dieser Ebene noch überwunden werden kann, auf der Ebene der psychotherapeutischen Beziehung praktisch unüberwindbar.

Ich glaube, daß es in den letzten Jahren eine Vielzahl an Untersuchungen gegeben hat, die übereinstimmend bewiesen haben, daß die individuelle psychotherapeutische Beziehung mit Patienten niedriger Gesellschaftsklassen abgesehen von Ausnahmefällen nicht gelingt. Auf das Problem der Werte zurückkommend möchte ich zwei Dinge anmerken: die Wertvorstellungen gehen im wesentlichen auf zwei Ebenen in die psychotherapeutische Beziehung ein, als Werte, die die psychotherapeutische Beziehung vermitteln, und als die Heilung betreffende Werte. Nun können die Werte, die die psychotherapeutische Beziehung vermitteln, summarisch als das zusammengefaßt werden, was die Ideologie der Psychotherapie darstellt.

Auch hier bin ich mir klar, daß ich ein riesiges Problem anspreche, ich werfe es so hin, mit einem Fragezeichen versehen, nicht mit dem Anspruch, es lösen zu wollen, sondern nur, um es anzudeuten. In jeder psychotherapeutischen Beziehung ist eine Ideologie enthalten. Ich glaube, daß das Bild des Psychiaters als vollkommen unparteiischer Spiegel des Patienten ganz und gar illusorisch ist; auch bei den Psychotherapiearten, bei denen der Psychotherapeut so neutral wie möglich ist, vermittelt er dem Patienten in Wirklichkeit Werte, vermittelt seine Art, die Krankheit zu sehen; zuweilen werden diese Sichtweisen durch äußerst subtile verbale und non-verbale Kommunikationsinstrumente weitergegeben, weshalb an diesem Punkt eben das Problem der Ideologie der Psychotherapie auftritt und man sich folglich fragen muß, ob nicht bestimmte Personen z.B. aus bäuerlichem oder Arbeitermilieu, ohne sich darüber klar zu sein, in der Ideologie des Psychotherapeuten etwas begegnen, das ihrer Welt, ihrer Ideologie fremd ist, im wesentlichen jedoch auf eine Ideologie treffen, die Teil einer anderen Klasse, einer anderen Mentalität ist, auf eine Ideologie, die von Angehörigen einer anderen Schicht, einer anderen Klasse mit einer anderen Weltanschauung, errichtet wurde.

Und das Problem der Werte stellt sich erneut auf vielleicht noch dramatischere Weise bezüglich der die Heilung betreffenden Wertvorstellungen. Wir wissen heute, daß dieses enorme Problem der Heilungskriterien in der Psychotherapie besteht; ich würde aber sagen, daß dieses Problem auch eine praktische Seite hat, da aus diversen Gründen, die ich hier nicht ausführen will, sehr oft beim Psychiater der Verdacht aufkommt, daß er in einer integrierten Gesellschaft zu einer Art Fabrikpsychologe wird; wie der Psychologe hat auch der Fabrikpsychiater letztlich nur die Aufgabe, den neurotischen Arbeiter so weit wieder herzustellen, daß er ein unmenschliches Arbeitstempo akzeptiert, und so findet sich der Psychiater in dieser großen Fabrik, zu der die moderne integrierte Gesellschaft immer mehr wird, unversehens mit einer ähnlichen Aufgabe betraut. Und dann fragt man sich, was es bedeutet, den Patienten zu rehabilitieren, und ob nicht die Rehabilitation des Patienten Wertvorstellungen von Heilung mit sich bringt, die Wertvorstellungen von sozialer Integration sind.

5. Die Radikalen und der Hexenmeister*

»Wir müssen schonungslos in der Kritik sein und hart zuschlagen, wenn es sich um persönliche Eitelkeit handelt; dies ohne jede Rücksicht auf Alter, Rang und Erfahrung. Die Gültigkeit der Theorie muß immer durch die praktische Anwendung erprobt werden.«

Norman Bethune

I

Am 12. Dezember 1929 entschloß Wilhelm Reich sich, die schon seit längerem andauernde ausweglose Situation dadurch zu beenden, daß er Freud mit einer Reihe von Fragen angriff. Mit diesen Fragen warf er zum ersten Mal offen ein Problem auf, das seit jener Zeit ständig komplizierter geworden ist.

»Ist es normal, daß 60–80% der Jugendlichen unter neurotischen Störungen leiden? Ist es normal, daß von 70% Kranken nur 30% von der Psychoanalyse Gebrauch machen können?
Welche Beziehung besteht zwischen der modernen Gesellschaft und der Verhütung von Neurosen? Welche Rolle spielen Erziehung, Moral und das kapitalistische System bei der Entstehung dieser psychischen Misere? Ist es überraschend, daß 80% der Wiener Arbeiter, die in einem einzigen Zimmer mit ihrer Familie leben, unter sexuellen Konflikten und Verboten leiden!«

Wenn wir die zwischen 1928 und 1934 verfaßten Schriften lesen, finden wir einen theoretischen Beitrag, den man diskutieren kann und der wahrscheinlich weniger kohärent und neu ist, als die heutigen Anhänger Reichs annehmen. Wir finden jedoch darüber hinaus die Spur und anschließende Ausarbeitung einer Erfahrung, die in der Geschichte der Psychoanalyse völlig einzigartig geblieben ist. Der Reichsche »Freudo-Marxismus« interessiert uns heute nicht wegen der *theoretischen* Aspekte der Annäherungen von Freud und Marx, sondern wegen der Bedeutung des *praktischen* Aspekts dieser Annäherung: wegen des Versuchs also, ein besonderes technisch-berufliches Spezialwissen in den Dienst der Arbeiterklasse zu stellen.
Bei Reich drückte sich diese Bemühung vor 1930 in Wien vor allem durch einfaches *Gewußt-Wie* aus, d.h. als Dienst und individueller therapeutischer Eingriff zugunsten der Arbeiter, die ihn in den psychoanalytischen

---

* Unter dem Titel »Die Militanten und der Hexenmeister« erstmals deutsch publiziert in: Hans-Peter Gente (Hrsg.), *Marxismus/Psychoanalyse/Sexpol. Band 2: Aktuelle Diskussion,* S. Fischer, Frankfurt 1972. Übersetzung: Helmer Tralst.

Beratungsstellen am Stadtrand aufsuchten. Später, als die Grenzen einer solchen individuellen Hilfe und die Illusion einer Volks-Psychotherapie, und damit die Vorrangigkeit einer politischen Debatte, die die Ursachen des Elends in den Griff bekäme, klarer zutage traten, verwirklichte sich die Intention Reichs in der politischen Organisierung junger Arbeiter in Berlin und in der Verbreitung *kritischen Wissens* über das Thema Sexualität.

Die Schriften Reichs von vor 1934 werden als Resultat einer deutlichen politischen Entscheidung und als Ausformulierung einer kontinuierlichen und praktischen, im Kontakt mit den revolutionären Massen überprüften Arbeit verstanden. Ende 1932 kam es zum ersten Bruch zwischen Reich und der KPD (und zwar nicht nur – das muß unterstrichen werden –, weil die KP seine Theorien über die Sexualität kritisierte, sondern auch wegen rein politischer Themen wie der sowjetischen Direktiven, der Politik gegenüber den Sozialdemokraten usw.). 1934 schlossen ihn die Psychoanalytiker aus politischen Gründen aus ihrer Vereinigung aus. Zu dieser Zeit war Reich schon isoliert; er war im Exil und hatte den Kontakt zu den Massen verloren. Er zeigt die ersten Anzeichen ideologischen Verfalls und jenes schwärmerisch-mystischen Biologismus, die seine Gedanken schwer vergiften und jedes wirkliche Interesse an seinen späteren Schriften überflüssig machen sollten.

In seiner Polemik gegen die Freudsche Theorie stellte Reich den Pessimismus seines Lehrers zur Diskussion und griff die These an, nach der die Gesellschaft als organisierte Gesellschaft die sexuelle Lust unterdrücken müsse und daher notwendig Neurosen hervorrufe. Lange vor unserem heutigen Marxismus entwickelte er eine Kritik der bürgerlichen Ideologie als einer Ideologie, die in der Neurose verankert ist und die Arbeiterklasse kolonisiert. Lange vor vielen anderen erkannte er in der repressiven bürgerlichen Familie das Instrument zu dieser Kolonisierung. Schon vor Marcuse betonte er die eversive Bedeutung der Sexualität als Möglichkeit des Bruchs mit der Unterordnung unter die bürgerliche Herrschaft.

Im Unterschied zu vielen Anhängern Reichs und »progressistischen« Freudianern, die uns zeitlich näherstehen, war Wilhelm Reich zu jener Zeit mindestens in *einem* Punkt nicht naiv, nämlich: was die Möglichkeit und die Grenzen einer psychoanalytischen Intervention zugunsten der Revolution betrifft. In *Der Einbruch der Sexualmoral* (1932) stellte Reich wiederholt und mit großer Klarheit fest, daß die sexuelle Frage politisiert werden muß, indem man mit dem revolutionären Kampf gegen den Kapitalismus beginnt; und daß die Lösung des »sexuellen Elends« im Kampf für den Sozialismus besteht. 1932–1933, als er die *Massenpsychologie des Faschismus* schrieb, vertiefte Reich (wenn auch auf eine Art, die wir heute zeitlich relativieren müssen und die auch nicht unumstritten ist) seine Einsichten in das falsche kleinbürgerliche Bewußtsein. Aber es gelang ihm nicht (ebensowenig wie später in einer Zeit entschiedener Involution

seines Denkens), der Klassenanalyse eine echte, alternative Psycho-Soziologie gegenüberzustellen, wenngleich er sich zu jener Zeit auch nicht die Illusion machte, das Proletariat könne durch die sexuelle Revolution die Machtfrage in seinem Sinne lösen. Im Anhang[1] von 1934 zu *Dialektischer Materialismus und Psychoanalyse* betonte er in einer Polemik mit Fromm, daß die politische oder soziologische Darstellung, welche historische Phänomene wie Kapitalismus, Wirtschaftskrisen und Streiks behandle, von der psychologischen und psychoanalytischen Darstellung zu trennen sei, die einzig und allein die Reaktionsweisen des Individuums in einer bestimmten historischen Situation erforsche.
Man muß hinzufügen, daß Reich in seinen Schriften nie ganz linear und systematisch argumentierte und daß sich hinter der scheinbaren Einfachheit seiner Exposition Doppelbödigkeit und Unsicherheiten verbergen. In seinen Konferenzen, Seminaren und Schriften setzte er sich zum Ziel, mit einem wahrhaft erzieherischen, entmystifizierenden und fundamental rationalen Werk zur Bewußtwerdung der Massen beizutragen.[2]

II

In seiner militanten Zeit brauchte Reich *ein* Problem nicht zu lösen: die Psychoanalyse war *noch* ein sprengender Faktor, sie war noch nicht Bestandteil jenes falschen bürgerlichen Bewußtseins, das er kritisierte. Sicherlich fehlten auch in den dreißiger Jahren nicht die ersten Alarmrufe der Institutionalisierung der Psychoanalyse und ihrer möglicherweise integrierenden Ausrichtung. Aber man war sicher noch weit von der heutigen Situation entfernt. Heute wird die Bezugnahme auf die »Pest« (»Sie wissen nicht, daß ich ihnen die Pest bringe«, hatte Freud bei seiner Ankunft in Amerika zu Jung gesagt) immer mehr in ironischem Sinn gebraucht. Das *politische* Problem der Psychoanalyse hat in den letzten beiden Jahren, auch innerhalb der Analytischen Gesellschaften, eine Relevanz und Dramatik bekommen, die es in der Vergangenheit sicher nie hatte. Dazu, daß das Problem der Psychoanalyse neu gestellt wurde, trugen einerseits wahrscheinlich ihr Erfolg und ihre wachsende Bedeutung, zuerst in Amerika und dann in Europa, bei, andererseits das Wachsen eines marxistischen politischen Bewußtseins im studentischen und intellektuellen Bereich, an den, als das fruchtbarste kulturelle Milieu, traditionell sich die Psychoanalyse gewandt hatte. Frankreich ist heute möglicherweise das Land, in dem das Problem am deutlichsten erkannt und diskutiert wird, und zwar in Verbindung mit gewissen Themen des *Mai:* in einigen kürzlich erschienenen Artikeln hat die nicht eben neue Auseinandersetzung Psychoanalyse-Marxismus in einigen Punkten größere Klarheit erlangt und neue Krisenpunkte erkennbar gemacht.

Die Position, die wir *zentral* nennen wollen und die überall einigermaßen akzeptiert wird, versucht streng zwischen der Psychoanalyse als sozialer Praxis (die in die bürgerliche Gesellschaft integriert ist) und der Psychoanalyse als Botschaft mit sprengenden Inhalten, die wiederentdeckt und zur Geltung gebracht werden müssen, zu unterscheiden. Diese Thematik ist am nachhaltigsten von Jean-Marie Brohm ausgedrückt worden.[3] Eine Zusammenfassung lohnt sich:

»Als solche Klassenpraxis hat die Analyse, organisiert in Gesellschaften, das Ziel, die Bröckchen des erhaltenen Mehrwerts unter die verschiedenen Analytiker zu verteilen.« . . . »Eben aufgrund dieser Lage werden sie überhaupt unfähig, sich eine andere Lage vorzustellen als die ihre: die des Parasiten am Mehrwert (wie im übrigen der größte Teil der Anhänger der freien Medizin). Betrachtet man die Analytiker insgesamt, ebenso wie die Psychiater, die Ärzte, die Sozialarbeiter, die psychologischen Berater, die Erzieher und die für die Resozialisierung Verantwortlichen, kurz, das gesamte Personal, das zur Bildung, Erhaltung, Pflege und zur Stärkung der Arbeitskraft der produktiv Tätigen, darüber hinaus zu ihrer Bändigung innerhalb des von Normen und Gesetzen vorgeschriebenen Rahmens da ist, so leben sie alle von den sozialen Widersprüchen und dem aktuellen neurotischen und gesellschaftlichen Elend.« . . . »Man versteht, daß diese Klassenlage zum gegenwärtigen Zeitpunkt den Analytikern in ihrer Gesamtheit jede Möglichkeit abschneidet, Partei zu ergreifen für eine sozialistische Transformation der Gesellschaft durch die Methoden der proletarischen Revolution. Sie sind zu sehr in die bürgerliche Gesellschaft integriert, in der sie leben.«[4]

Und weiter: »Als Institution ist die Psychoanalyse völlig in die bürgerliche Gesellschaft integriert, und diese Situation ist unaufhebbar.«[5]

Dagegen: »Unter dem historischen und synthetischen Gesichtspunkt betrachtet ist es schwierig, im Freudschen Werk die darin virtuell enthaltene Kritik der bürgerlichen Gesellschaft und ihrer Normen nicht zu entdecken, selbst wenn diese Kritik von Freud niemals bewußt und explizit formuliert worden ist. Aber das Werk Freuds ist einfach unannehmbar, unvereinnahmbar für die bürgerliche Gesellschaft, denn es enthält die Wahrheit über eine bestimmte Anzahl gesellschaftlicher Verhältnisse, über eine bestimmte Anzahl sozialer und ideologischer Strukturen, über eine bestimmte Anzahl gesellschaftlicher, kultureller und moralischer Normen und Wertvorstellungen.«[6]

Hieraus folgt die Berufung auf die Theorie der »zwei Revolutionen«:

»Freud ist einer der letzten nicht-proletarischen Abkömmlinge des rationalistischen, materialistischen, kritischen und atheistischen Denkens der revolutionären Aufklärung. Freud ist auf seinem Gebiet ein Erbe des »militanten Materialismus«, der sich nicht von den etablierten Kräften der offiziellen Wissenschaften und ihrer ideologischen Institutionen beeindrucken läßt.« . . . »Der Freudismus ist die dialektische Kombination eines revolutionären theoretischen Werks und der Ideologie einer bürgerlichen Gesellschaft, die sich mit allen Mitteln, einschließlich der Psychoanalyse, gegen das Gespenst einer proletarischen Revolution verteidigt. Das Freudsche Werk muß folglich aus dieser Perspektive gesehen werden. Es sagt die Wahrheit in einer Gesellschaft, die die Wahrheit nicht mehr zulassen kann. Folglich ist das Sagen der Wahrheit in einer imperialistischen Gesellschaft ein revolutionärer Akt.«[7]

Auf der anderen Seite werden »durch ihre Klassenlage . . . die Analytiker und ihre Gesellschaften grundsätzlich daran gehindert, die absolut subversive und revolutionäre Botschaft der Entdeckung Freuds zum Tragen zu bringen, revolutionär nicht nur als Wissenschaft, sondern auch als Entschleierung des Unbewußten, welches in einer Klassengesellschaft dem gesellschaftlichen und politischen Unausgesprochenen, dem politischen Verdrängten, dem verborgenen Sinn einer Klassengesellschaft aufgepfropft ist.«[8]

Hieraus leitet sich eine politische Perspektive ab, ein *Krisenpunkt,* auf dem Psychoanalyse und Marxismus sich treffen müßten:

»Außer der Klassentrennung, die sich prinzipiell zwischen die psychoanalytische Bewegung und die Arbeiterbewegung schiebt, hat es die ungleiche und kombinierte Entwicklung von Psychoanalyse und Marxismus fertiggebracht, daß die meiste Zeit eine *Verschiebung* zwischen diesen beiden revolutionären Perspektiven bestand. Nur auf dem Höhepunkt der Revolution können sich die beiden Bewegungen wechselseitig integrieren. Die beiden Theorien verbinden sich tatsächlich durch eine Art álgebraische Operation in ihren revolutionären Auswirkungen. Demgegenüber sind der Marxismus und die Psychoanalyse, *verwässert zu Ideologien,* miteinander unvereinbar. Gerade diese Abwesenheit eines gemeinsamen revolutionären Höhepunktes, das Fehlen der revolutionären Perspektive »bis zum Ende«, haben sowohl von marxistischer wie von psychoanalytischer Seite verhindert, daß eine revolutionäre Integration der beiden Theorien zustande kam. Das Resultat war nicht nur ein vollständiges Mißverstehen des revolutionären Kerns sowohl des Freudismus wie des Marxismus, sondern noch mehr und vor allem die Ideologisierung, die Ableugnung der jeweiligen »blinden Stellen«, der verdrängten Inhalte. Was die Psychoanalyse betrifft: die Politik, die revolutionäre Gewalt; was den Marxismus betrifft: die Sexualität, die Subversivität des Unbewußten.«[9]

Diese These bedeutet zweifellos einen Schritt vorwärts gegenüber einer Polemik, die zu lange von dogmatischen Argumenten beherrscht wurde. Insbesondere kann man nicht leugnen: die Artikulation des Unausgesprochenen, die Aufdeckung des Unterdrückten, die Entschleierung und die Denunziation des Mißtrauens, des schlechten Gewissens und des falschen Bewußtseins, die Zerstörung der Illusion, zu wissen, wer man ist und was man sagt, und der Mystifizierung der Selbstbespiegelung in einer bürgerlichen Imago . . . all das hat eine sprengende Bedeutung. Es entstehen jedoch aus Brohms Modell einige Unschlüssigkeiten.

1. Sind Psychoanalyse und Marxismus zwei *verschiedene* kritische Methoden mit ihrem je eigenen Bereich, oder ist es richtiger zu sagen, daß das kritische marxistische Denken totalisiert und daher die Psychoanalyse zu einem Gegenstand seiner eigenen Theorie macht, ohne daß das Gegenteil eintreten könnte?[10] Und kann man zu Recht von einer revolutionären Bedeutung der Psychoanalyse sprechen, indem man die Freudsche »Revolution« der proletarischen annähert? Ist nicht diese Perspektive einer Annäherung Psychoanalyse – Marxismus noch rein intellektuell? Wenn es also heute Sinn hat, »der Politik den Vorrang zu geben« und »dem Volke zu dienen«, wo ist dann diese *Praxis* für die Psychoanalyse und wo läßt sich heute das Problem »Psychoanalyse – Marxismus« konkret verifi-

zieren? Welche praktische Bedeutung hat dieser Versuch einer Annäherung in einem Moment, in dem man sicher nicht auf eine *baldige* revolutionäre Explosion hoffen kann, die auf einen Schlag alles löst?

2. Ist es methodologisch richtig und historisch möglich, zwischen dem »reinen Gold« des Freudschen Denkens und dem schlechten Gebrauch, den seine Nachfolger davon gemacht haben, zu unterscheiden? Was in der Freudschen Lehre erlaubt oder ermutigt diesen »korrupten« Gebrauch? Muß man dann nicht die sprengenden Kräfte des Freudschen Denkens besser herausarbeiten und entwickeln![11] Wäre dann nicht aus marxistischer Sicht eine Kritik der Ideologie und der Geschichte der psychoanalytischen Gesellschaften zu formulieren, vom ersten Auftreten des Freudismus als *Bewegung* nach 1900 bis heute?[12]

3. Ist es schließlich möglich, die Klassenzugehörigkeit der Analytiker zu benennen, ohne gleichzeitig zu untersuchen, auf welche Weise sie die Analyse handhaben, um ihr Handeln zugunsten der herrschenden Klasse zu verheimlichen und zu mystifizieren?

Es gibt in der Tat eine offensichtliche Beziehung zwischen der Praxis der Psychoanalytiker und ihrer Ideologie; letztere verweist einerseits auf die allgemeine Ideologie der psychologischen und psychiatrischen Disziplinen und der »Humanwissenschaften« im institutionellen und korporativen Kontext, in dem sie arbeiten, und andererseits auf den spezifischen Charakter der Freudschen *interpretativen Haltung.* »Der Begriff der ›Neutralität des Analytikers‹«,schreibt Marie-Claire Boons richtig, »muß (also) ausgehend von einem Materialismus reflektiert werden, in dem wesentliche Momente sozio-politischer Natur nicht einfach verschwinden können, also jene Momente, welche bewirken, daß eine Klasse sich verewigt, sich auf ihre Privilegien stützt und zu ihren eigenen Gunsten, aber zum Schaden der anderen, die Subtilitäten eines Wissens monopolisiert.«[13]

Das analytische Vorgehen als therapeutisches und kognitives Instrument findet unserer Ansicht nach auf verschiedenen Ebenen seine eigene Klassen-Wirklichkeit und kann nicht auf die simple Aneignung eines Wissens oder eines Gewußt-Wie von seiten der Bourgeoisie reduziert werden. Es findet sie:

1. als Funktionalität der analytischen Praxis im allgemeinen für die psychokratischen Kontrollmechanismen des bürgerlichen Systems (Medizin, Pädagogik usw.);

2. als aktive, persönliche Solidarität des Analytikers mit der großbürgerlichen und Mittel-Klasse, die er erreicht und der er angehört. (M.C. Boons erinnert daran, daß die »objektive« Berufung der Analytiker auf die Gesetze, die die »Materialität« des analytischen Vorgehens regeln, »eine andere Materialität verbergen, nämlich die des Analytikers, der einer bestimmten Klasse angehört« und folglich Interessen vertritt, die klassengebunden sind)[14];

3. als privilegierter Besitz der »Subilitäten eines Wissens«, aber auch als

spezieller Gebrauch eines Spezialwissens; als doppeltes Privileg, insoweit es *interpretatives* Wissen ist (und zwar *chiffriertes* interpretatives Wissen); als vermeintlich allmächtiges Wissen (insoweit es wunderwirkendes Besitzen und privilegiertes Sich-leisten-Können eines *Geheimnisses* ist); und schließlich als Domäne und permanenter Ursprung eines Verhältnisses (Analytiker – Patient, und also: Analytiker – Gesellschaft), in dem die Macht immer überwiegend beim Analytiker liegt, und zwar so sehr, daß er einen Unterschied aufrechterhalten und nochmals mit »technischen« Argumenten rechtfertigen kann, der in einem bestimmten gesellschaftlichen Kontext immer Übertretung und Gewalt hervorhebt[15];

4. als implizierte Übermittlung einer Ideologie, die schon bei Freud tendenziell eine *vernünftige* individuelle Anpassung an die gesellschaftlichen Pressionen fordert und rechtfertigt, und als ständige Wiederinbesitznahme einer *Privat*angelegenheit, die von den Angelegenheiten eines Ödipus bestimmt wird, der grundsätzlich metahistorisch bleibt.

Der letzte Gesichtspunkt kennzeichnet den *ideologischen* Aspekt des Freudismus, der tatsächlich dem oben erwähnten *kritischen* Aspekt entgegensteht. Im Grunde kann man die psychoanalytische Ideologie sehr einfach kritisieren: »Ich als Analytiker beschäftige mich mit Individuen; ich kann sowohl einen reichen Bürger analysieren als auch einen Proletarier im Krankenhaus.« »Eine solche Argumentation ist so flach, daß sie sogar Verachtung gegenüber der Psychoanalyse impliziert. Ist eine solche Rede nicht der eines Pfarrers gleichzusetzen, der sich mit den Seelen der Arbeiter und Könige beschäftigen will, was die Religion allerdings nicht daran hindert, das Opium des Volkes und die Garantie der königlichen Macht zu sein?«[16]

III

Wären die einen, die an die Psychoanalyse glauben, frei, sich ihrer zu bedienen, und wären in gleicher Weise die anderen frei, sie im Namen des Materialismus zu verdammen, so wäre sowohl die mehr oder weniger harte Kritik an der Psychoanalyse wie der Versuch, ihren Erfolg zu rechtfertigen, im Grunde bedeutungslos. In Wirklichkeit ist der Versuch vieler (wie der Brohms), trotz einer scharfen Kritik an der Psychoanalyse in unserer Gesellschaftsordnung »Freud zu retten«, nicht Ergebnis einer intellektualistischen Vorliebe, eines ungenauen Klassenstandpunktes und eines Kompromisses mit der Ideologie: er ist vor allem die implizite Bemühung, über eine untilgbare Tatsache Rechenschaft zu geben, d.h. über das Vorhandensein der Psychologie (und damit der Psychoanalyse) in jener Sprache, jenem kritischen Bewußtsein, jenen Instrumenten der Analyse und des Angriffs, derer sich ebendiese Kämpfer (vor allem, wenn sie Intellektuelle oder Studenten sind) täglich bedienen.

Aus vielen Gründen ist es sicher ungerecht, wenn man der Psychoanalyse und den Psychoanalytikern allein die ideologische Schuld und praktische Verantwortung für die Konservierung der bürgerlichen Ordnung gibt, während in Wirklichkeit die *gesamte* Humanpsychologie des Westens und die gesamte Psychiatrie denselben Vorwürfen ausgesetzt werden müßten. Die antipolitische Ideologie der Psychoanalyse ist nur ein Aspekt (wenn auch der bezeichnendste und artikulierteste) einer leicht nachweisbaren analogen ideologischen Linie, die sich durch die Gruppen-Psychologie, die Sozialpsychologie und die Psychiatrie zieht und der der Gebrauch entspricht, den die kapitalistische Gesellschaft von diesen Disziplinen macht.[17]

Der Versuch, sich dagegen zu wehren, ist illusorisch: vor allem, weil man von den Technikern dieser Disziplin heute, und zwar in einer Situation, in der sie keine anderen Instrumente in Händen haben als die, die sie selber kritisieren und verurteilen, verlangt, dem Volke zu dienen; des weiteren, weil Bedeutung und Gebrauch von Worten, Protesten und Forderungen (wie Demokratie, Gruppe, Versammlung, kritisches Kontestieren, Negation, Repression, Emargination, Bewußtsein, Bewußtwerdung, Individualismus, bürgerlicher Individualismus, Egoismus, Kampf gegen den Egoismus usw.) einen Sinn und eine unmittelbare Verständlichkeit nicht im Hinblick auf eine »proletarische« Kulturtradition annehmen (die in Wirklichkeit nicht existiert, außer am Rande und nur in bestimmten oppositionellen Inhalten), sondern in Verbindung mit einer bürgerlichen Kultur, die eine *bestimmte* Psychologie enthält und eine weitgehend ideologische Kolonisierung der Massen produziert.

Er reicht nicht, wenn man sich vornimmt, bestimmte psychologische, individuelle oder Gruppentechniken abzulehnen. Das würde nur bedeuten, daß man die einen Techniken statt der anderen verwendet, und zwar vermutlich schlecht verwendet. Man kann auch nicht sagen, sie hätten sekundäre Bedeutung. Zum Beispiel werden die radikalen politischen Versammlungen oder Diskussionsgruppen permanent von persönlichen Entscheidungen bestimmt, die nicht nur von der kollektiven politischen Willensbildung, sondern auch von mehr oder weniger kontingenten psychologischen Faktoren abhängen. Ihre Ergebnisse hängen oft vom Grad psychologischer Verschlagenheit desjenigen ab, der die Gruppe führt. Diese Verschlagenheit kann mittelmäßige Kunstgriffe benutzen oder schäbiges Instrument eines heimlichen persönlichen Planes sein (aber dann, und hier berühren wir einen wichtigen Punkt, müssen auch die anderen verschlagen und sich dessen bewußt sein); es kann sich aber auch um die Fähigkeit handeln, die schwachen und zerfließenden Momente und die Dynamik der Diskussion und der Gruppen zu erfassen; um die Fähigkeit, die Beiträge aller aufzunehmen und nützlich zu machen; um die Tolerierung und Wiederaneignung auch marginaler oder unsicherer Beiträge; um Klarheit (oder Konfusion) zwischen den politischen Beiträ-

gen und den persönlichen Ausbrüchen bzw. Niederlagen; um die Suche nach der politischen Bedeutung persönlicher Ausbrüche oder umgekehrt. Auch das Maß an Verantwortlichkeit, Prestige, Autorität und Macht, das dem einzelnen Genossen von der gesamten Gruppe oder dem Kollektiv zugewiesen wird oder auch von jemandem, der mehr Prestige und Autorität hat, hängt nie allein von einer »politischen« Einschätzung ab, sondern ist immer eine umfassende Einschätzung der persönlichen Fähigkeiten, d.h. auch des Persönlichkeitstyps dieses Individuums. Und auch hier handelt es sich um eine mehr oder weniger gültige psychologische Einschätzung, die sich nicht immer ihrer Bindungen an eine Kultur bewußt ist, die von der Werbung über den Journalismus bis zur Literatur heutzutage psychologisch »verschlagen« (oder besser: angepaßt) ist. Aber es handelt sich unausweichlich immer um eine *technische* Einschätzung, die nie rein politisch ist und noch viel weniger den mystischen Vereinfachungen des gesunden Menschenverstands vertraut.
Trotzdem kann man sich trösten, wenn man bedenkt, daß vielleicht die chinesischen Revolutionäre mit ihrer öffentlichen Kritik und Selbstkritik oder Mao, wenn er von *persönlichen* Verhaltensweisen spricht, die zu bekämpfen oder zu korrigieren seien, oder die Volksarmee im Koreakrieg, wenn sie raffinierte psychologische Tricks anwandte, um die feindlichen Soldaten in den Schützengräben zu erschrecken, oder wenn sie ziemlich ausgefeilte Gruppentechniken benutzte, um die gefangenen amerikanischen Soldaten umzuerziehen – daß sie alle letztlich nur alte volkstümliche Systeme und Verhaltensweisen zu Hilfe nahmen, um der Revolution zu dienen ... Aber wo sind *unsere* alten volkstümlichen Systeme? Und welchen Sinn hat die Suche nach solchen Alibis? Irgend jemand aus der Psychiatrie hat behauptet, statt sich einer kompromittierten Wissenschaft zu bedienen, könne man der Weisheit des Volkes vertrauen, also praktisch einer »Psychotherapie der Hauswartsfrau« (Zuhören, Interesse, Geduld, Verständnis, Mitleid in Grenzen, gesunder Volkssinn und heißer Kaffee), und man würde entdecken, daß sie menschlicher und wirksamer sei als sämtliche »Kuren« der meisten Psychiater. Aber dann stellt man fest, daß auch die Hauswartsfrauen, da auch sie Interpretationen finden müssen, manchmal »falsch« interpretieren und Elemente kleinbürgerlicher Ideologie einfließen lassen, oder daß sie, oje!, ihre Grenzen haben, und wenn die Dinge schwierig werden, wissen sie nicht jene technischen Kniffe zu gebrauchen, die dem Patienten so sehr helfen ... Aber im übrigen ist es auch hier unmöglich, zum eigenen Gebrauch und Verbrauch eine neue technisch-politische Rolle für Psychologen und Psychiater zu »finden«, ohne Berücksichtigung der realen Situierung und Integration des individuellen *Tuns* in eine institutionelle und gesellschaftliche Organisationsstruktur, die wesentlich repressiv ist und die sicherlich verändert und umgestürzt, jedoch bestimmt nicht auf einmal ausgelöscht werden kann.

Andererseits kann das Sich-in-den-Dienst-des-Volkes-Stellen nicht einfach bedeuten, den Lauf dieses psychologischen Gewehrs eben um 180 Grad zu drehen, denn in den Händen hält man schließlich eine Waffe, die dazu gemacht ist, nur in eine Richtung zu schießen.
Das Instrument kann verändert werden. Wahr ist jedoch, daß man mit dieser Absicht die Situation noch nicht klärt. Nicht nur, weil es schwierig ist, an einem so gut konstruierten Gewehr einzelne Teile auszuwechseln, sondern auch, weil man gerechterweise anerkennen muß, daß es psychologische, psychoanalytische und psychiatrische Theorien gibt, die grundsätzlich als *wahr* (d.h. als operativ wirksam) anerkannt werden müssen; und sie sind es auch noch in Aspekten, die – vom marxistischen Standpunkt aus kritisiert – beeinflußt sind von bürgerlicher Ideologie, mystifizierend wirken und der bestehenden Macht dienen.
Hier wird tatsächlich die ungelöste Ambivalenz, der wunde Punkt berührt. Nicht so sehr, weil, man beachte das wohl, diese bürgerlichen Disziplinen *provisorisch* nützlich sind, um zu pflegen, zu heilen, zu lenken und in Erwartung der Revolution institutionelle Randsituationen zu diskutieren oder die Termini der bürgerlichen Ideologie mit Bürgern zu diskutieren usw.; sondern vielmehr, weil die Gruppen-Psychologie, die Psychoanalyse und bis jetzt auch die Psychiatrie sich ziemlich gut, ohne daß sie ersetzt werden könnten, dazu eignen, Beschreibungen, Klärungen und Interventionsvoraussetzungen für individuelle Verhaltensweisen und Gruppenverhalten zu liefern, die den Politiker im Hinblick auf eine revolutionäre Theorie interessieren. Jeder »gute« Revolutionär, der weiß, wie sehr selbst die Idee der Psychologie oder Psychiatrie mystifizierend ist, möchte sicherlich die gesamte Wirklichkeit ausschließlich mit Hilfe objektiver politischer Instrumente erklären und verändern und sich nicht um die Psychologie und das Subjekt scheren: aber es wird ihm bestimmt nicht gelingen.
Aus allem geht klar hervor, daß Reich, obwohl er eine fundamentale Aufklärung bewirkte, nicht völlig recht hatte, wenn er meinte, die Ursachen eines Streiks verlangten nach einer Klassenanalyse, während das Verhalten des Streikenden nach der Psychoanalyse verlange. In Wirklichkeit ist die Klassenanalyse nicht notwendigerweise an die »großen Zahlen« gebunden, sondern gilt auch als Widerspruch und Aufklärung des Widerspruchs zwischen wenigen Individuen, zwischen zwei Individuen und sogar in einem einzelnen. Außerdem und parallel dazu ist die psychologische Analyse des einzelnen Streikenden keine unnütze Übung in Psychodynamik, sondern betrifft auch den *subjektiven* Aspekt eines politischen Problems, das Studium einer *Bewußtwerdung,* die gleichzeitig individuell und kollektiv ist und die trotz ihrer geschichtlichen Ursachen nicht aufhört, sich in einer Dynamik zu artikulieren, die die Psychologie und ihre von bürgerlicher Ideologie doppeldeutig beeinflußten Methoden auf den Plan ruft. Bestehen bleibt die Tatsache, daß ein Einfältiger, der

buchstabengetreu die gängigen psychologischen Techniken und Kriterien anwendet, bei der Befragung eines einzelnen Streikenden oder einer Gruppe von Streikenden nicht einmal einen verbalen Kontakt herzustellen vermag. Und wenn er *sofort* zum Teufel geschickt wird, kann diese Tatsache ihn auch daran hindern zu verstehen, daß, wenn er die Subjektivität jener Personen begreifen will, er radikal seine Art der Annäherungsversuche, seine Methoden und auch seine politischen Absichten ändern muß.

Diese Notwendigkeit, das Gewehr (von dem wir oben sprachen) zu verändern, kann allerdings nicht verstanden werden als der Prozeß einer rationalen Säuberung einer »Wissenschaft« von bürgerlichen Elementen von denen sie sich hat infiltrieren lassen: es handelt sich statt dessen um eine fortwährende Erfahrung, um ein ständiges Aussortieren derjenigen theoretischen Aspekte und operativen Methoden, welche die mystifizierendsten und reaktionärsten sind; um einen ständigen Versuch der Verifizierung der Praxis durch die Arbeiterklasse, um ständig modifizierbare Arbeitsweisen, die langsam der revolutionären Sache nützlicher werden, auch wenn sie noch durch ihre bürgerliche Vergangenheit und durch das Fortdauern von Arbeitsbedingungen, die mit der Herrschaft zusammenhängen, kompromittiert sind.

In diesem Prozeß werden einige Instrumente wahrscheinlich auf radikale Weise verändert. So gibt es eine gute Anzahl progressistischer Psychoanalytiker, aber es gibt auch die Schwierigkeit, den revolutionären Psychoanalytiker zu schaffen: die größten Pessimisten behaupten sogar, die Entscheidung, die zu treffen ist, liege wahrscheinlich *außerhalb* der Analyse.

»Verlangt die augenblickliche Lage von denen, die analysieren wollen, nicht eine andere Anstrengung, eine Verschiebung der Aufmerksamkeit und ein Zur-Verfügung-Stellen der Energie durch andere Kanäle? Ein Problem, das die »Jungen« schon in die Praxis umsetzen: sie interessieren sich für die Psychoanalyse, aber sind sich über ihre Klassengebundenheit im klaren, so daß sie die Perspektive der Behandlung ablehnen.«[18]

Haben bestimmte *kritische* Instrumente Freudscher Herkunft noch irgendeinen Nutzen? An diesem Punkt tritt folgende Unsicherheit auf: das Risiko besteht darin, daß man ziemlich nutzlose Kompromisse macht oder einmal mehr eine separate und privilegierte Spezialistenrolle rettet:

»Fragen wir uns also und hier ist uns bewußt, daß wir uns von der Freudschen Psychoanalyse entfernen, ob man nicht eine interpersonale Beziehung herstellen könnte, in der ein Spezialist der »unbewußten Wirkungen« sich so verhält, daß für den Neurotiker, der eine Beute im Labyrinth seiner Symptome ist, und für die Militanten, die sich ihrer psychologischen Schwierigkeiten bewußt sind und aus ihnen herausmöchten, der Ausweg eben in der Konzentration aller Kräfte auf eine konsequente revolutionäre Linie liegt . . . (wohl wissend, daß es sich immer noch um die Ausübung eines Privilegs handelt).[19]

In diesem Sinne ist das Privileg des Psychoanalytikers nicht grundsätzlich verschieden von dem anderer Spezialisten der Psychologie und Psychiatrie, ebensowenig sind es die Ambivalenzen, aus denen er herauskommen möchte. Man kann sogar beobachten, daß, so wie der heutige Psychoanalytiker immer mehr in ein institutionelles System integriert ist, statt »freier« Arbeitnehmer zu sein, die Interventions- und Analysemöglichkeiten auch für die anderen Spezialisten immer mehr zu einer Vereinheitlichung drängen – unter der doppelten theoretischen Herrschaft des Freudismus und der Gruppenpsychologie.

Aber das Problem ist nicht, sich persönlich von einem Privileg zu befreien, sondern eine psychologische Praxis auszuüben, die nicht Funktion der bürgerlichen Herrschaft ist. Und ob diese Praxis wachsen und sich etablieren kann, hängt nicht so sehr von der persönlichen Entscheidung des Technikers (Intellektueller bürgerlicher Herkunft) ab, sondern vom Gewicht und den Forderungen jener Nicht-Techniker, die in der Regel als die *Objekte* der massenpsychologischen Wissenschaften identifiziert und daher hierzu kaum gehört werden. Wenn es, wie wir annehmen, keine revolutionäre Psychologie, Psychoanalyse und Psychiatrie gibt, wenn es überdies wahr ist, daß es nicht reicht, sich auf die Marxsche Kritik der politischen Ökonomie oder auf die maoistische Analyse der Widersprüche zu berufen, und auch nicht auf die Entmystifizierung der bürgerlichen Wissenschaft und Kultur oder auf das reine revolutionäre Engagement (was, wie jemand gesagt hat, weder *sic* noch *simpliciter* ist), um eine revolutionäre Theorie oder Praxis *auch* für die »Spezialgebiete«, um die wir uns hier kümmern, fix und fertig zu haben, dann muß man sich doch fragen, ob die gesamte Optik des Problems nicht verschoben werden muß: ob die geduldige Suche nach Alternativen nicht dem Monopol der Techniker entzogen und auf eine *reale* politische Dialektik und die neuen, auch theoretischen Aufklärungen, die daraus hervorgehen können, bezogen werden sollte. Vorausgesetzt natürlich, es existiert eine politische Dialektik, die sich für diese Aufklärung eignet: und hier müßte man unbedingt in die Details unserer persönlichen Erfahrungen und der anderer eintreten, um die »Jagdreviere« der Spezialisten zu zerstören. Wenn man in dieser Praxis, die nicht bei den »volksnahen« Ideologien der Hauswartsfrau haltmachen kann, fortfährt, *bestimmte* technische Instrumente, die als weniger mystifizierend beurteilt werden, zu gebrauchen und verfügbar zu machen, entscheidet man sich jedoch vor allem dafür, *auch diese* einer theoretisch-praktischen Kritik zu unterwerfen. In dieser Hinsicht gibt es weder Rezepte noch sichere Anhaltspunkte, sondern nur vorläufige Versuche.

Den »Technikern« (wohl oder übel Intellektuelle), die von ihren Spezial*gebieten* aus einen mehr oder weniger großen Sprung über die eingeübten Aufklärungs- und Eingriffstechniken hinaus vorschlagen, bleibt jedoch *immer* die zweifelhafte Annehmlichkeit, dies von einer privilegierten Position aus zu tun: die Annehmlichkeit, auf ihrer Seite ein technisch-wissenschaftliches Wissen zu haben, es gebrauchen zu können und dies auch weiterhin tun zu können. (Es geht im Grunde um den Verdacht, den auch wir in verschiedener Hinsicht teilen, daß die Psychologie notwendigerweise eine bürgerliche Wissenschaft ist und daß diese großen bürgerlichen Männer uns schließlich dazu bringen, ihnen wegen ihrer Entdeckung die Unsterblichkeit auch in einer sozialistischen Gesellschaft zu sichern.)

IV

Das Drama und die Schwierigkeit, von sich selbst und den eigenen theoretisch-technischen Instrumenten Gebrauch zu machen, sind jedoch als persönliches und Teilproblem ziemlich irrelevant. Reichs Beispiel bleibt allein, und die progressive Selbstkritik seiner Nachfolger, der »politisierten« Techniker von heute, zeigt zugleich eine tiefe Unsicherheit und eine politische Impotenz, welche die theoretische Diskussion intellektualisiert, sie von den Massen fernhält und sie oft gerade dann beendet, wenn sie darauf hofft, vom Volk gehört zu werden. Dann fängt der Techniker der Seele an, über sich selbst, mit sich selber und mit den gebildetsten Freunden zu reden: er untersucht die eigene Krise, aber wie kann er die Krise der anderen untersuchen, ohne sich zu widersprechen? An wen wendet er sich in diesem Moment, wenn ihm nur zu oft die Praxis fehlt?

Nicht irrelevant ist jedoch die Oberflächlichkeit, mit der dieses Problem im allgemeinen von der Linken, von den Kommunisten bis zu den militanten Revolutionären und besonders von der ehemaligen Studentenbewegung, behandelt wurde. Hier hat die innere Krise der psychologischen Disziplinen wirklich keine angemessene Kritik von außen gefunden. *Einerseits* fehlten in diesen letzten zwei Jahren nicht die oft kaum zu rechtfertigenden theoretischen Stürze in einen unhistorischen und unpolitischen Psychologismus; die Flucht in einen narzißtischen und literarischen Intellektualismus; die Anstrengung, in einem dreifachen Kompromiß die Gunst der Studenten, des akademischen »Establishments« und des breiten bürgerlich-demokratischen Publikums wiederzugewinnen, das den fortgeschrittenen Strömungen der Geisteswissenschaften immer aufgeschlossen gegenüberstand, um sich vorsorglich Sympathien und Alibis zu schaffen. *Andererseits* gab es auf der Ebene der alltäglichen politischen Praxis militanter Gruppen den systematischen, optimistischen und vergeblichen Versuch, die Probleme individueller und interindividueller Art zu lösen, indem man sich einer bestimmten Klassenanalyse, der guten persönlichen Absicht, dem »Kontakt zur Klasse«, dem magischen und schnellstmöglichen Verzicht auf die bürgerliche Mentalität und ihre Beschränkungen anvertraute. (Hier werden unsere kritischen Anmerkungen zwangsläufig empirisch und ungenau, um die andere Seite des bis zu diesem Punkt analysierten Problems mehr anzudeuten als darzulegen; und wenn es strenge Anmerkungen sein werden, so sollen sie das Problem nicht vereinfachen oder es beiseite tun, noch sollen sie Erklärungen und Lösungen vorlegen, die doch eine genauere politische Diskussion erfordern.)

Wenn es, wie wir meinen, weder möglich noch erlaubt ist, zwischenmenschliche »politische« Beziehungen unter Genossen und »private« Beziehungen zu unterscheiden (auch weil die einen wie die anderen »politisch« *in dem Maß diskutiert werden können, wie sie für Ziele der gemeinsamen politischen Aktion Bedeutung haben*); wenn wir anerkennen, daß die *realen* zwischenmenschlichen Beziehungen in radikalen politischen Gruppen eine gewisse Bedeutung haben, dann müssen wir auch sehen, daß diese Beziehungen allzuoft katastrophal gewesen sind und daß dies eine politische Bedeutung haben muß. Individualismus, Narzißmus, Personenkult, Sektierertum, bisweilen der Kult der Irrationalität und der Improvisation; und auf einer mehr »privaten« Ebene – wenn es die gibt – Neid, Egoismus, Bereicherungstendenzen, Unreife in den Affektbeziehungen, Oberflächlichkeit (und manchmal Unverantwortlichkeit) in der erotischen Wahl; oder auch impulsive Selbstaufgabe und Depressionsanwandlungen, Selbstmorddrohungen und -versuche in großer Zahl und ernsthafte neurotische Zerrüttungen . . . Wehe, wenn man sich in dieser Hinsicht irrt und in einen Spießermoralismus verfällt: diese Schlacken der Phänomene können auch ein notwendiger, nicht abschlägiger Preis gegenüber der dumpfen bürgerlichen Wohlanständigkeit sein. Das Problem liegt in Wirklichkeit woanders: es stellt sich durch den erneuten Versuch (oder die politische Notwendigkeit?), innerhalb der Gruppen die Existenz dieser Probleme zu negieren; durch das Bemühen, die individuellen psychologischen Probleme zu maskieren und sie dann mit einem Schlag zu überwinden; *aber auch, sie in einer unhaltbaren politischen Terminologie zu mystifizieren;* durch die Illusion einer inneren, bruchlosen »Kulturrevolution«; durch den Versuch, den alten bürgerlichen Adam durch bestimmte *Haltungen* zu begraben; durch die Unfähigkeit, aus dem vorrevolutionären *Provisorium* herauszufinden; und schließlich unausweichlich durch das Wiedererwachen eines dogmatischen und dumpfen Moralismus (von welchem man sich vielleicht nie befreit hatte), wie wir ihn in der »Unione dei comunisti italiani (m.l.)« beobachten konnten: im Grunde die Rache eines verkommenen Psychologismus, der durch die Hintertür wieder hereingekommen ist. Was ist die wahre *innere* Geschichte dieses Irrtums, der mit der Art der Niederlage der Studentenbewegung verknüpft ist?

Auch bei dieser Kritk ist es leicht, moralistisch zu bleiben und in das zurückzufallen, was man kritisiert. So bleibt man im selben Irrtum befangen, wenn man dem Spontaneismus, dem Voluntarismus und der Ober-

flächlichkeit *in der Selbstbefreiung* abzuhelfen sucht, ohne das Problem auf die Füße zu stellen: und es gibt keinen Zweifel, daß man das Problem nur auf die Füße stellen kann, wenn man die Politik an die erste Stelle setzt und die Organisationsfrage stellt. Aber wenn diese Politisierung keine ist, d.h. wenn sie nicht totalisierend ist, wenn die Organisation tatsächlich fehlt, wenn der revolutionäre Höhepunkt nicht kommt, dann müßte man sich vielleicht offen das Problem jener Vermittlungen (einschließlich der psychologischen) stellen, derer man sich faktisch und ohne die nötige Klarheit auf kompromittierte Weise weiterhin bedient.
In dieser Situation kann man sich nicht wundern, wenn das Bild des Technikers (Psychologen, Analytikers, Psychiaters) auch von dieser Seite her intakt bleibt, von der Seite, von der aus man es wirklich zerstören müßte: es bleibt intakt als das eines Hexenmeisters, der an verschiedenen Orten dazu dient, Probleme zu verwalten, mit denen man sich nie direkt hat beschäftigen wollen. Der Psychiater wird kritisiert, aber immer *woanders;* und die Angst des Radikalen, sein Vorwärtseilen, seine Unfähigkeit stehenzubleiben, um seine eigene Subjektivität zu reflektieren, und seine eigene Verstrickung in der *großen politischen Perspektive* wirft ihn schließlich auf sich selbst zurück, jetzt als Bedürftigen. So hat man bisweilen um die Hilfe eines Psychiaters für eine individuelle Situation gebeten, die innerhalb irgendeiner Gruppe zu Bruch ging: und mancher Kämpfer, hin- und hergerissen zwischen den beiden gegensätzlichen Irrtümern des Sozio-Psychologismus der Massen und des individuellen Bio-Psychologismus, hat sich über den Vorschlag gewundert, man solle, statt Beruhigungsmittel und gute Ratschläge an das Opfer der jeweiligen Situation zu verteilen, die zwischenmenschlichen Beziehungen der Gruppe zur Diskussion stellen. Eine Psychotherapie für politische Gruppen? Sicher nicht, zum Glück, aber statt dessen sollte man wenigstens als *Erfordernis* (sicher nicht als *Vorsorge)* zwei vielleicht wichtige, wenn auch in ihrer Art bescheidene Dinge vorschlagen: ein selbstkritisches Bewußtsein der fortdauernden Bedeutung bürgerlicher Gewohnheiten, Verhaltensweisen, Mentalität und Ideologie im Innern der Radikalität; und ein Minimum an kühlerer Wachsamkeit, um *beizeiten* in sich selbst und bei den Genossen die Tricks und die Zensur zu erkennen, derer sich ein noch bürgerliches Unbewußtes bedient, um persönliche Interessen überwiegen zu lassen oder Entscheidungen zu rechtfertigen, die mit »der Klasse« überhaupt nichts zu tun haben. Sich darüber beizeiten klarzuwerden bedeutet hier auch, auf die guten Dienste der (womöglich gar progressiven) Techniker der Seele zu verzichten, denen die Studenten, indem sie auch hier von den Arbeitern lernen, am besten immer mißtrauen sollten.

Anmerkungen

[1] »Zur Anwendung der Psychoanalyse in der Geschichtsforschung«.
[2] Bei Reich berufen wir uns, außer auf seine verfügbaren Schriften, vor allem auf die Artikel von C. Sinelnikoff in den Nummern 11 und 13 von *L'homme et la société,* auf »Pour Reich« von Boris Fraenkel in den Nummern 32–33 von *Partisans* (Nov. 66); und auf *Wilhelm Reich* von J. M. Palmier (Un. gén. d'Editions, 1969), aus dem die eingangs zitierten Sätze entnommen sind.
[3] J. M. Brohm, »Psychoanalyse und Revolution«, ursprünglich in *Partisans* Nr. 46 (Febr.-März 1969); dt. in: *Marxismus/Psychoanalyse/Sexpol,* Band 2, Frankfurt 1972, S. 252
[4] ebd., S. 252 f.
[5] ebd., S. 250
[6] ebd., S. 260
[7] ebd., S. 261 f.
[8] ebd., S. 253
[9] ebd., S. 244 f.
[10] Dieses Problem wird von Michel Tort (»La psychanalyse dans le matérialisme historique«) in der Nr. I/1970, S. 146–166 der *Nouvelle Revue de Psychanalyse* diskutiert (deutsch: *Die Psychoanalyse im historischen Materialismus,* Berlin 1971).
[11] Dieses Problem ist unseres Wissens noch nicht systematisch genug vertieft worden. Brohms Artikel enthält in dieser Hinsicht einige interessante Bemerkungen, vor allem, wenn er eine gewisse politische Selbstzensur bei Freud hervorhebt. In derselben Nummer von *Partisans* erkennt François Gantheret (»Freud et la question socio-politique«, dt. ebenfalls in *Marxismus/Psychoanalyse/Sexpol,* Band 2, S. 50 ff.) den nach unserer Meinung entscheidenden Punkt: »In »Die Zukunft einer Illusion« taucht einerseits die Idee auf, daß die Funktion der Institutionen, aktiver Organe der Kultur, nicht nur die Organisation der Arbeit und die Verteilung der Güter, sondern eine *bestimmte Form* dieser Verteilung und Organisation sei; und andererseits als Folgerung, daß es der Kultur inhärente Verzichte gibt und andere, die nur bestimmte Klassen treffen, als Funktion einer besonderen gesellschaftlichen Organisation.« Der Schlüssel für diese Bemerkung, die der gesamten zur Debatte stehenden Problematik die Tür öffnet, ist in der am Anfang von »Die Zukunft einer Illusion« enthaltenen Freudschen Überlegung enthalten, nach der »ein Mensch wie ein materielles Gut für einen anderen funktionieren kann, wenn er als Arbeitskraft und als Sexualobjekt benutzt wird« (S. 13–14). Man kann an diesem Thema nicht vorbeigehen, wenn man *heute* das Problem eines »Freudo-Marxismus« wiederaufrollen will.
[12] Auch dieses Problem wartet auf den, der es studiert. Man muß jedoch ein seit neuestem lebhaftes Interesse für die (mystifizierte) Machtstruktur der Analytischen Gesellschaften feststellen: siehe z.B. Nr. 1–2 der *Etudes freudiennes* (Nov. 1969) und die ersten Nummern (69–70) der Zeitschrift *Topique,* des Organs der »vierten Gruppe« in Paris, das sich offenbar besonders für diese Frage interessiert.
[13] M. C. Boons, »Automatisme, compulsion: marque, re-marques«, in *Tel quel* Nr. 42 (Sommer 1970), S. 79–80
[14] ebd., S. 79
[15] Vgl. L. Comba, Vorwort zur italienischen Ausgabe von *Normalità e follia nella famiglia* von R. Laing und A. Esterson, Einaudi 1970.
[16] M. C. Boons, a.a.O., S. 80
[17] Ein anderes Thema, das wir hier nicht behandeln können, betrifft die Mikrosoziologie und die Gruppen-Psychologie. Die Untersuchungen von K. Lewin, die im Zentrum dieser Thematik bleiben, »enthalten die ersten Anzeichen des Beweises, daß wir die wissenschaftliche Kontrollmöglichkeit für das Verhalten der Menschenmassen haben, ohne daß diese das Gefühl der Aktionsfreiheit verlieren«. (J. G. Miller, »Psychological approaches to the

prevention of war«, 1948, zit. in H. S. Kariel, »Democracy unlimited: Kurt Lewins field theory«, *Am. J. Sociol.,* 62, S. 280–289, 1956. Wir haben die Untersuchung von Kariel schon vor Jahren erwähnt, denn sie verdient es, als kleiner politischer Klassiker bezeichnet zu werden und als Meilenstein auch für die Zeit, in der sie verfaßt wurde. Sein Interesse an der Lektüre und damit am beunruhigenden Aspekt des Problems kommt aus der Vermutung, daß, wenn Lewins *Entdeckungen* richtig sind, ihre reaktionäre Anwendung vielleicht unausweichlich ist. Kariels Studie interessiert auch die Psychiatrie, weil sie die Beziehungen zwischen Lewins Studien, der Ideologie der *therapeutischen Gemeinschaft* von Maxwell Jones und dem Versuch, diesen Typ gemeinschaftlicher Reglementierung über die Krankenhäuser hinaus auszudehnen, anzeigt, mit der gleichzeitigen Perspektive »auf das Leben einer ganzen Gemeinschaft, eines Staates oder auf die Organisation der ganzen Welt« (S. 287).

[18] M. C. Boons, a.a.O., S. 82 f.

[19] ebd., S. 83

6. Fanon und die Subjektivität

Das Hauptinteresse der Schriften von Frantz Fanon liegt darin, daß sie einen wichtigen Beitrag zur marxistischen Theorie des revolutionären *Subjekts* leisten. Die allgemeine Bedeutung der Frage ist evident: man braucht nur zu bedenken, zu welchen Schäden und Niederlagen für die Arbeiterklasse die »objektiven« Tendenzen bei der Interpretation des Klassenkampfes geführt haben. Nicht ebenso leicht und offensichtlich ist es vielleicht, daß der Leser bei der Annäherung an die Schriften Fanons der Versuchung widerstehen muß, in ihnen abermals nur die ihm altgewohnte politische Sprache zu suchen, sich also davor hüten muß, sich wiederum einer (noch heute im Westen vorherrschenden) Auffassung von Politik als *unpersönlichem* Problem der organisatorischen Verwaltung von Kämpfen anzuvertrauen.

Zehn Jahre nach dem Tod Fanons hat sich das Gesamtbild der revolutionären und konterrevolutionären Kräfte weltweit neu geordnet und geklärt; auch die vorwiegenden analytischen Instrumente der Linken haben sich gewandelt. Es hat in diesen Jahren nicht an entschiedenen Gegnern Fanons gefehlt, auch nicht an Kritikern, die, nachdem sie die Bedeutung seiner Persönlichkeit und den Erfolg seiner Schriften gelobt, mit der für die Nachkommen und die Theoretiker der reinen Politik typischen Sicherheit die Unzulänglichkeit einiger seiner Standpunkte hervorgehoben haben. Die Punkte, in denen Fanon Unrecht hat, sind der panafrikanische Mythos, das undifferenzierte Mißtrauen sowohl in das afrikanische als auch in das Industrieproletariat der Metropolen, die Zustimmung zum Konzept des bewaffneten nationalen Befreiungskampfes als Moment sozialistischen Wachstums, eine falsche Einschätzung der Kräfteverhältnisse zwischen den revolutionären Massen und dem wirtschaftlichen und politischen Neokolonialismus, letztlich also die Ideologie und die Hoffnung der Dritten Welt, der Traum von ihrer Einheit, mit der sie sich der kolonialistischen Metropole entgegenstellt.

Und doch kommt den Schriften Fanons eine wichtige Bestimmung zu: die Jugend, die Revolutionäre Süd- und Nordamerikas wie Europas erkennen sich darin wieder. Fanon wird gelesen, kommentiert, ist zu einem Klassiker der Politik geworden und wird es immer mehr. Nur in Afrika ist Fanon mit seinen Gedanken verbannt, obgleich er zuweilen als Nationalheld gefeiert wird.

Für die Bewegung der Schwarzen in den Vereinigten Staaten stellt Frantz

Fanon sehr viel mehr dar als nur ein verehrungswürdiges Bild: Seine Analysen über den Kontrast zwischen zwei Welten, die sich gegenüberstehen, der kolonisierenden und der kolonisierten, sowie die Theorie von der revolutionären Gewalt lassen sich direkt auf viele Aspekte der Lage des schwarzen Proletariats in Amerika anwenden. Hier bildet die Analyse Fanons auch eine präzise Aufforderung zu handeln und einen aufgrund der Mitteilbarkeit und Konkretheit seiner Inhalte *populären* politischen Diskurs.

In Europa und bei den Intellektuellen hingegen hat es nicht an einigen Mißverständnissen gefehlt. Die Person Fanons –avantgardistischer Psychiater, Europäer, gebildeter Sohn der französischen Intelligentsia, Schriftsteller – hat für viele seiner Leser, brave Konsumenten bedruckten Papiers und derselben Kultur teilhaftig wie er, viel öfter ein Alibi als ein Zeugnis der Anklage dargestellt. Fanons Verdammung Europas und seiner Kultur, von Sartre wieder aufgenommen, konnte überhaupt nur in ihrer lähmenden Absicht gelesen werden: sie begünstigte auch, anstelle von politischer Bewußtseinsbildung und Selbstkritik, die Rechtfertigung einer ganz aus moralischen Absichten, wenn nicht gar heimlicher Genugtuung bestehenden Solidarität. Diese von Fanon formulierte Anklage Europas wurde daher nicht immer, wie es eigentlich hätte sein sollen, über ihre offenkundigen Absichten hinaus verstanden, nämlich als Aufforderung, die revolutionäre Thematik in unserer näheren Umgebung wieder aufs Tapet zu bringen. Das revolutionäre Engagement des Intellektuellen Fanon erschien als Garantie für eine Flucht aus der eigenen nationalen und sozialen Stellung hin zu einer stets möglichen Erlösung, als ein Beispiel für jene »Negation der eigenen Rolle«, das in einer gewissen Epoche so manchem die Illusion gab, dies sei eine Lösung für das politische Problem der bürgerlichen Techniker Europas. Das Verlassen Frankreichs um der algerischen Erde willen, der berühmte Brief, mit dem er seinen Rücktritt als Chefarzt der psychiatrischen Klinik von Blida-Joinville erklärte, sein Engagement und die politische Verantwortlichkeit, sogar sein vorzeitiger und tragischer Tod trugen zusammen mit gewissen vitalistischen und »verfluchten« Aspekten seiner Persönlichkeit dazu bei, einen Mythos aus ihm zu machen, der auch auf die korrekte Lektüre seiner Schriften abfärbte.

Diesen wurde, mit leicht gewährter Billigung, der Charakter einer politischen Verherrlichung der in jedem Fall klärenden und befreienden Kraft der gewaltsamen Rebellion zugeschrieben; so vereinfacht konnte die Fanonsche Theorie von der gehemmten Gewalt und der befreiten Gewalt der »Verdammten dieser Erde« unter die traditionellen Mythologien des aktivistischen kleinbürgerlichen Extremismus eingereiht werden. Aus einem ähnlichen Mißverständnis heraus wurde Fanon als der Theoretiker einer neuen politischen Kategorie gelesen, der der Ausgeschlossenen: mit den Negern, den Elenden ohne Geschichte noch Status, den Kolonisierten, den Gedemütigten, den Lumpenproletariern der Städte, den Geisteskranken wurden auch die algerischen und afrikanischen »Verdammten« dieser Erde« zu einer existentiellen anstatt zu einer politischen Kategorie, zu einem neuen, nicht klassenbestimmten Mythos, der Fanon schließlich absurderweise in der ungleichen Gesellschaft von Genêt, einer gewissen Marcuseschen Strömung und auch von Sartre ansiedelte, mit dem er, außer in den Anfängen, im Grunde keine wesentlichen Gemeinsamkeiten gehabt hatte.

Die Wirklichkeit Fanons und seiner Schriften ist ganz anders, konkreter und wirksamer. Wahrscheinlich ging Fanon nicht aufgrund einer bewußten politischen Entscheidung von Frankreich nach Algerien; nach seinem Demissionsbrief an den amtierenden Minister blieb er noch auf seinem Posten als Chefarzt; er hat niemals die Psychiatrie aufgegeben, sondern widmete sich ihr mit Begeisterung noch in Tunis während seiner letzten Lebensjahre; er war nie aktiver Kämpfer, bekleidete nie ein wichtiges Amt im GPRA[1]; er hörte also nicht auf, ein Intellektueller, ein Spezialist, ein in seinem Arbeitsbereich tätiger Mensch zu sein, politisch sehr engagiert, aber nicht derart, daß es einen definitiven Bruch mit seinem Schicksal als ruheloser Abtrünniger der europäischen Intelligentsia bedeutet hätte.

Wenn man jedoch Fanons Schriften mit denen anderer revolutionärer Theoretiker unseres Jahrhunderts vergleicht, bemerkt man, wie sie sich in einer, man kann sagen einzigartigen Weise durch Intuition *von innen heraus,* d.h. was die Subjektivität betrifft, für die Alltagsrealität der Kolonisierten und der Revolutionäre auszeichnen. Die primäre Notwendigkeit, zu deren Interpret sich Fanon auf diese Weise in seinen Schriften machte, war, die Bedeutung der nationalen algerischen Revolution bekannt zu machen. Sie hatte damals exemplarischen Wert für Afrika und die Dritte Welt: durch jene Beschreibung bewies Fanon seine Fähigkeit, zu abstrahieren und klar allgemeine politische Bedeutungen zu *lehren,* die Unlauterkeit des Weißen zu entlarven, die Hinweise zu analysieren, die durch die aufschlußreichsten Momente der Unterdrückung und – vor allem – der Befreiung des Kolonialvolkes auf individueller und gesellschaftlicher Ebene gegeben werden. Die persönliche Geschichte Fanons selbst, seine Überlegungen zum Rassismus, seine Erfahrungen und Interessen auf philosophischen, psychologischen, psychiatrischen Gebieten, seine literarische Begabung, die Kraft seiner Persönlichkeit, all das konnte insgesamt in seiner Verantwortung als politischer Schriftsteller zusammenfließen. Fanon hatte niemals die Aufgabe, politische Direktiven für große Massen festzulegen, noch war er gezwungen, die Grundlagen und die theoretischen Anwendungen des marxistisch-leninistischen Denkens gegenüber der algerischen Situation zu klären. Von den Artikeln für *El Moudjahid* abgesehen, genossen seine Worte das zweifache Privileg, zumeist an den offiziellen Charakter und die Verantwortung einer theoretischen und politischen Leitung gebunden, zugleich aber gesättigt zu sein von der im täglichen intensiven Umgang mit den nordafrikanischen Bauern gesammelten und in den Kontext des Befreiungskampfes und der Politik der provisorischen Regierung eingebetteten Erfahrung. Beim Schreiben seiner Aufsätze wandte sich Fanon nicht in erster Linie an die Algerier, die Kämpfer, sondern an die Führung und die politischen und kulturellen Verantwortlichen der anderen afrikanischen Länder, an die Tunesier und, sicherlich, an die Europäer.

Auf der Grundlage dieser Überlegungen ist es wichtig, die Bedeutung der praktischen und theoretischen Tätigkeit Fanons als Psychiater richtig zu verstehen; wie man sehen wird, führt dies zur Klärung der Bedeutung von Fanon als politischem Theoretiker.

Fanon suchte nach und experimentierte mit Formen einer sehr fortschrittlichen psychiatrischen Versorgung, sowohl in Blida als auch und vor allem in Tunis, durch die mutige und schwierige Leitung einer »Tagesklinik« in dieser Stadt. Seine Anstrengungen waren auf den Aufbau einer neuen, nicht repressiven Psychiatrie gerichtet, die im Leben der Massen verhaftet und in der nachkolonialen afrikanischen Realität brauchbar wäre, polemisch und alternativ zur europäischen Irrenanstaltspsychiatrie. Der Wert dieser Erfahrungen ist sicherlich außerordentlich groß, vor allem, wenn man einerseits die Zeit und die Länder bedenkt, in denen sie erfolgten, (sie waren von einer extrem rückständigen und autoritären Orientierung der Versorgung gekennzeichnet), und andererseits die enge Beziehung zwischen diesen Versuchen und dem durch die algerische Revolution hervorgerufenen politischen und gesellschaftlichen Klima in Betracht zieht. Leider ist nur wenig davon übriggeblieben, sowohl an Geschriebenem wie an Erfahrungen und Zeugnissen; und nur wenig ist auch davon übriggeblieben, was die psychiatrische Versorgung in Algerien und Tunesien angeht.

Die im engeren Sinn psychiatrischen Schriften Fanons sind nicht von einem den schon bekannten und veröffentlichen politischen Schriften vergleichbaren Interesse: sei es, weil sie zufälligere und marginalere Themen behandeln, oder vielmehr, weil sie ein Engagement noch traditioneller, sogar akademischer Art und überdies eine geringere Spannung bei der Suche nach Bedeutungen von allgemeinem Interesse aufweisen. Der theoretische Diskurs über die europäische Psychiatrie als repressive Praxis, über die Entfremdung des Kolonisierten von sich selbst, den Fanon noch ganz klar vertrat, ist in ihnen leider nie mit ausreichender Systematik entwickelt und nicht derart dargestellt, daß er die in den politischeren Werken wie *Die Verdammten dieser Erde* erarbeitete Aussage wesentlich bereichern würde. (Dies bedeutet im übrigen nicht, daß Intuitionen, Anstöße und partielle Ausführungen einer Fanonschen »politischen Psychopathologie« es nicht verdienten, systematischer erforscht zu werden: es besteht kein Zweifel, daß ihre Tiefe heute, aus einem gewissen zeitlichen Abstand, Bestätigung fände. Die Dialektik der psychiatrischen Devianz selbst wird von Fanon ohne Simplifizierungen dargestellt als ungelöster Widerspruch zwischen dem Aspekt des Wahnsinns als Nicht-Vorhandensein von Freiheit, Regression, sterile Unfähigkeit, sich aktiv der historischen Welt zurückzugeben, und dem gegenteiligen Aspekt: aktive Weigerung, die kulturellen Werte des Psychiaters zu teilen, Ausdruck – durch körperliches Leiden und symbolischen Gestus – einer teilweise schon bewußten Rebellion, die eher durch die Unterdrückung vermauert als durch die Krankheit verdammt ist.) Ich hatte vor einigen Jahren geplant, die psychiatrischen Schriften Fanons in einem Band zusammenzufassen, das Vorhaben dann aber eben wegen der theoretischen und politischen Unzulänglichkeit der »technischen« Seiten wieder aufgegeben, außer wegen der Unmöglichkeit, die wahrscheinlich interessanteren, unveröffentlichten Tonbandaufnahmen der an der Universität von Tunis gehaltenen Vorlesungen aufzufinden.

In Wirklichkeit muß das Denken des Psychiaters Fanon in anderen, nicht immer so offen zutage liegenden Aspekten der im allgemeinen als »politisch« betrachteten Schriften gesucht werden. Was Fanon zu Recht interessiert, ist nicht, die psychologische Bedeutung der Besonderheiten des einzelnen klinischen Falls oder einer bestimmten Art von Störung im Verhältnis zu psychoanalytischen, psychiatrischen oder sozialpsychiatrischen Interpretationen zu kommentieren und zu erläutern; man kann sogar hinzufügen, daß seine Argumentation nicht immer überzeugend ist, wenn er sich über kurze Strecken dieser Art von Abschweifungen überläßt. Das Objektiv Fanons ist auf die Psychiatrie insgesamt gerichtet, die er in Frage stellt und für die er eine neue Definition sucht; aus diesem Grund dehnt er zuweilen die Bedeutung des Terminus »Entfremdung« auf die psychische Lage des gesamten kolonisierten Volkes aus, zeigt manchmal, wie das Auftreten besonderer Verhaltenskrisen auf rein historischen und klassenbedingten Faktoren beruht; öfter analysiert er (mit einer Strenge, die aufgrund der bewußten Anwendung einer nicht-technischen Sprache nicht immer durchscheint) die psychologischen Modalitäten der Unterdrükkung und der Befreiung von Mann und Frau, wobei sich die traditionellen Auffassungen von normal und psychisch abnorm auflösen. Die Art, wie der Kolonisierte sich selbst, die Welt und den Kolonialherrn sieht; die Art, wie der Kolonialherr, der weiße Arzt und Psychiater den Kolonisierten sehen; die Angst, das Elend, die Fehler der einen und der anderen; und späterhin die Auflehnung des Kolonisierten, der endlich einen realen Gegenstand für seine Aggressivität findet, jene Aggressivität, die der Kolonialismus in ihm genährt hat; und schließlich die Bewußtseinsbildung, der psychologische Aspekt der politischen Transformation des Kämpfers bei *seiner* Aktion: all dies sind Elemente einer einzigen Argumentation, die Fanon – verschieden ausgedrückt, ständig skizziert und wieder aufgenommen, nie ganz systematisch, zuweilen sogar indirekt und zwischen

den Zeilen – entwickelt: über die Psychiatrie, gegen die westliche Psychiatrie, über das Problem des Bewußtseins, der Bewußtseinsbildung, der Hindernisse und Anstöße auf diesem menschlichen Weg zur Befreiung seiner Patienten, seiner Algerier, der Verdammten dieser Erde.
Zur Zeit des Todes des afrikanischen Revolutionärs sprach Raniero Panzieri eines Tages von »nachfanonscher Psychiatrie«, ausdrücklich auf die radikale Wandlung in der Perspektive anspielend, zu der Fanons Schriften in der Psychiatrie geführt hatten. Die Scharfsicht dieser Intuition wurde zum damaligen Zeitpunkt von keinem der Anwesenden begriffen; ich selbst erinnere mich, daß es einer langen Zeit und der allmählichen Reifung meines persönlichen Werdegangs, der eben durch die Lehre Panzieris bestimmt worden war, bedurfte, damit mir der oft erinnerte Satz in seiner ganzen Tragweite klar würde. Die heutige »neue Psychiatrie«, politisch und problematisch sich selbst gegenüber, ist wirklich, jedoch ohne sich dessen voll bewußt zu sein, nachfanonsche Psychiatrie: Fanon verdankt sie die erste klare Formulierung einer Thematik, die sie durchdringt; und bei Fanon stößt sie auf Fragestellungen und eben die Terminologie, die wiederzuentdecken sie im Begriff ist.
Fanon weicht dem heiklen Problem der realen persönlichen Inferiorität, der psychischen Misere der Massen nicht aus: die Bauern, die vom Land Zugezogenen in den *bidonvilles,* diejenigen, die sich seit Generationen nur als Untertanen kennen, sind nicht nur Gefangene von Traditionen, von reaktionären und bornierten Konditionierungsmechanismen, es sind Individuen, deren psychische Fähigkeiten selbst verkümmert und irregeleitet sind, durch unzulängliche Ernährung, schlechte Gesundheit, aber vor allem die Erniedrigung, die tägliche Härte des Elends, die Immergleichheit eines Lebens, das von jeher arm war an Bildern, Wörtern, Gedanken, Wahl- und Kritikmöglichkeiten, hingegen angefüllt mit dumpfer Gewalt, Unterwerfung, Angst. Wir haben in diesen Jahren entdeckt, daß die psychiatrischen Anstalten voll sind mit solchen Menschen; daß die armen Bauern als Kinder die Schule nicht schaffen, und daß die Sonderschulen, die medizinisch-pädagogischen Institute, die frommen Heime Klassenghettos sind; daß im Gebirge, in armen Landgebieten, unter den Einwanderern, in den städtischen Elendsvierteln die Situation fast ausschließlich von psychologischem Risiko, von Frustration, von Angst beherrscht ist; daß, wenn das Risiko ernster wird, alles zusammenspielt, um offene Unterdrückung, Krankheitsfälle, organisierte Ausgrenzung zu erzeugen.
Die Unmöglichkeit, sich zum politischen Subjekt zu machen, in die Geschichte einzutreten, und das Leiden, das diese Unmöglichkeit mitverursacht und aus ihr folgt, betrifft allerdings nicht nur die armen Bauern und Lumpenproletarier; in der heutigen Industrie sind die erschütternde Zunahme und Verschlimmerung von ebenso hartnäckigen wie alltäglichen subjektiven Leidenszuständen bei den Arbeitern – von den Ärzten im

allgemeinen als »neurotisch« oder »psychosomatisch« heruntergespielt, sehr oft jedoch wirklich schwer und beeinträchtigend – allem Augenschein nach der Ausdruck einer Gereiztheit, einer Verweigerung, einer inneren Gewalt in genauem Zusammenhang mit den Arbeitsbedingungen in der Fabrik. Dieser Gereiztheit, dieser Verweigerung und dieser Gewalt gelingt es nicht, in der wahren Gewalt, d.h. in der revolutionären Organisation und Aktion, voll zum Ausdruck zu kommen. Die Kräfte des Arbeiters wenden sich gegen ihn selbst, gegen seine Familie, äußern sich in Abwesenheit bei der Arbeit, in offener Krankheit, zuweilen auch in Form kulturalisierter Aggressivität. Angesichts dieser Situation, die Fanon in der Psychologie des Kolonisierten wohl erkannt hatte, reagiert und urteilt die westliche Psychiatrie gemeinhin genauso wie die Kolonialpsychiatrie: was sich verändert hat, ist nichts Wesentliches, die Dynamik ist auch hier gleich (ohne daß sich Fanon ganz darüber klar gewesen wäre), und durch das Ingangsetzen neuer theoretischer und organisatorischer Mechanismen kann nicht verhindert werden, daß Ärzte, Psychologen, Psychoanalytiker, nicht weniger als Lehrer und Sozialarbeiter, ebenso die Angehörigen des Justizapparates, auf institutionelle Weise Teil eines weitverzweigten und multiformen Kontrollapparates für Abweichung sind, der zum Unterdrückungssystem des Staates gehört. Selbst die Entwicklung von Versorgungseinrichtungen ist ein neues, immer wichtigeres Mittel zur Ausweitung und Planung des Konsums und außerdem die notwendige Ergänzung zu den mit der Selektion betrauten Organisationen. Zugleich trägt die zunehmende Einengung des Produktionsmoments dazu bei, in der spätkapitalistischen Gesellschaft neuerdings eine »erweiterte« Kontrolle über die Arbeiterklasse erforderlich zu machen. Die *Versorgungsempfänger* sind nicht mehr nur die Lumpenproletarier, und der Begriff der Ausgrenzung wird durch den Versuch, *alle* sozialen Rollen zu rationalisieren und ökonomisch zu funktionalisieren, selbst absorbiert. Noch einmal bestätigt sich, wie die von Fanon angeprangerte Vortäuschung von der Klasseninferiorität als angeblicher psychisch-biologischer Inferiorität dazu neigt, sich über das traditionelle rassistische Muster hinaus auszudehnen, um zum »wissenschaftlichen« Deckmantel zu werden für eine Auflösung individueller Schicksale, die präzisen Interessen des Kapitals entspricht.

Fanon hat sehr deutlich gesagt, daß es Heuchelei ist, von Psychiatrie zu sprechen, wenn man nicht zuvor die eigenen Standpunkte und das eigene Engagement für die Psychiatrie als soziale Praxis darlegt; daß es abstrakt ist, von klinischen Fällen zu sprechen, wenn nicht geklärt wird, woher diese Personen kommen und welche Probleme die nicht als »Fälle« etikettierten Anderen haben; ebenso wie es verdächtig ist, die psychologischen Probleme des Einzelnen seiner Familie zu berichten, solange man nicht die interpersonellen Beziehungen in der Familie, insbesondere der proletarischen Familie, im Verhältnis zur sozialen und historischen Situation

untersucht; und solange man nicht die eigene Stellungnahme und das eigene politische Urteil bezüglich der gängigen Klischees und Familienrituale erklärt. So wie Fanon sich hütet, eine allumfassende Psychiatrisierung der Probleme der Massen theoretisch festzuschreiben, hütet er sich auch, in den gegenteiligen Fehler zu verfallen und die spezifischen, oft beruflichen Probleme zu ignorieren, die durch das individuelle psychische Leiden aufgeworfen werden. Ebensowenig behauptet oder unterstellt er, daß alle psychiatrischen Probleme auf dem Kolonialismus oder dem Kapitalismus beruhen, oder daß all diese Probleme automatisch im Sozialismus gelöst sein werden. Ausgewogener als einige seiner Epigonen, beharrt Fanon vor allem auf dem Verhältnis zwischen politischer Unterdrückung und psychischer Unterdrückung, psychischem Leiden, und auf den subjektiven, das Bewußtsein betreffenden Aspekten des persönlichen Befreiungsprozesses im revolutionären Kampf.
Über genau diesen Punkt führt die Auffassung der Psychiatrie bei Fanon zu einer korrekten Lektüre des Politikers Fanon. Seine Sorge um die menschlichen Seiten des revolutionären Kampfes ist ebenfalls in seinen politischen Werken eher beschrieben als theoretisch dargelegt. Diese Sorge um die kolonisierten Männer und Frauen, ihre Gedanken, ihre Weltanschauung ist gewiß weder »humanitäre« Ideologie noch konfuse Anthropologie (nichts ist dem Denken Fanons im Grunde ferner als verführerische und verschleiernde Ausdrücke wie »auf den Menschen zugeschnittener Sozialismus«, »Politik mit menschlichem Antlitz« etc.); sie ist vielmehr Ausdruck der gerechten revolutionären Forderung, sich konstant auf die Einschätzung des *Bewußtseins* der Kämpfer zu beziehen und bei der Reifung dieses Bewußtseinsniveaus anzusetzen, um den Kampf voranzutreiben. Auch hier ist es vielleicht nicht so wichtig abzuwägen, inwieweit sich Fanon bei einigen seiner Vorhersagen geirrt hat und ob sein Bild von der Veränderung der algerischen Frau und Familie durch die Revolution nicht zuweilen einen populistisch gefärbten Einschlag aufweist, existentialistische Methodologie widerspiegelt oder etwas zu optimistisch die Erfordernisse des bewaffneten Kampfes und die politische und soziale Erlösung der Einzelnen miteinander verbindet. Was zählt, ist die der revolutionären Basis zugewandte Aufmerksamkeit, der überaus kostbare methodische Hinweis, das Vertrauen in die Fähigkeit des »einfachen« Kämpfers, schnell und vollkommen eine neue Art zu handeln und einen anderen kritischen Sinn anzunehmen. Der Revolutionär gewinnt – bei Fanon – Entscheidungsfähigkeit und Erfindungsgabe, erlebt ein neues Hervorbrechen von *Ideen* (und nicht von Phantasien und Trieben, wie ein gewisser Spontaneismus gerne möchte, mit dem Fanon wahrhaftig nichts zu tun hat): er übernimmt, alles in allem, eine wirkliche politische Macht. Es ist somit das besondere Verdienst Fanons, daß er die Wichtigkeit und Bedeutung der *Weltauffassung* des Kolonisierten, also späterhin des Revolutionärs, beleuchtet hat; so wie es das Verdienst der Kulturrevolution ist,

bewiesen zu haben, daß diese Veränderung der Weltauffassung des politisch Aktiven Folge des Klassenkampfes und zugleich dessen notwendige Bedingung ist, Mittel zur Freilegung der Fähigkeiten der großen Massen, des ständigen und heftigen Streits der Ideen und Verhaltensweisen. Es wäre schwierig und vielleicht verfrüht, hier ein Urteil über den Einfluß der Schriften Fanons auf die revolutionären Bewegungen in der Welt abzugeben. Aber man darf sicherlich behaupten, daß es heute auch in Italien nützlich ist, diese Texte erneut durchzuarbeiten und aus dieser Lektion nicht unerhebliche politische Lehren zu ziehen.

Anmerkungen

[1] Gouvernement Provisoire de la Republique Algérienne (A.d.Ü.)

7. Wozu dient Therapie?

Ein einseitiges Insistieren auf der repressiven Funktion der Psychiatrie ist nicht nur verdrießlich, sondern auch irreführend. Jeder von uns weiß, daß die Psychiatrie auch Hilfe ist: und da es jedem – leider nur zu leicht – passieren kann, daß es ihm schlecht geht und er die Hilfe eines Spezialisten braucht, um damit gewisse Störungen zu beseitigen oder schmerzliche persönliche Probleme zu lösen, überlebt zu Recht das Bild einer »guten« Psychiatrie und setzt sich durch. Analoge Überlegungen treffen auch auf die Psychotherapien und die Psychoanalyse zu. In dieser kurzen und zusammenfassenden Schilderung möchte ich zu klären versuchen, in welchem Zusammenhang und unter welchen Bedingungen die Bitte um Hilfe seitens einer sich in Schwierigkeiten befindenden Person einen Sinn hat, wenn sie an einen Spezialisten gerichtet wird, sei er nun ein Psychiater, ein Psychotherapeut oder ein Psychoanalytiker.
Ich möchte hier zur grundlegenden terminologischen Klärung auch vorausschicken, daß im Rahmen unserer Ausführungen die Psychiatrie vor allem als umfangreiche Gesamtheit technischer Instrumente begriffen wird, die brauchbar sind, um psychologische Leiden und Probleme zu lösen; die Psychotherapien als eine untergeordnete Gesamtheit von psychiatrischen Behandlungstechniken, die auf der interpersonellen Beziehung basieren, genauer gesagt auf der Beziehungserfahrung zwischen demjenigen, der hilft, und demjenigen, dem geholfen wird; und die Psychoanalyse als eine besondere Form von Psychotherapie (die in einigen Fällen mehr, in den anderen weniger nützlich ist), die auf einer besonderen Technik der interpersonellen Beziehung, nämlich der analytischen Technik, beruht. Psychiater ist darüber hinaus der Arzt, der sich mit psychischen Störungen beschäftigt (wobei er sich mehr oder weniger offen psychotherapeutisch orientieren kann); Psychotherapeut ist, wer (zuweilen ohne Arzt zu sein) überwiegend psychotherapeutische Techniken benutzt; Psychoanalytiker ist der Psychotherapeut, der systematisch die Orientierung und Methode Freuds, Jungs oder andere, nicht zu unähnliche Methoden anwendet.
Es gibt eine *natürliche Geschichte* der Psychiatrie als empirische Disziplin, die auf Nachfrage und Angebot von Hilfe beruht. Wahrscheinlich hat die Gesellschaft, seit es überhaupt organisierte Gesellschaft gibt, einige Personen ersucht, sich zu spezialisieren, um Ängste und »Geisteskrankheiten« zu behandeln, und wahrscheinlich wurde diese Hilfe durch mehr oder weniger institutionalisierte *technische Beziehungskanäle* geboten. Unter

diesem Gesichtspunkt existiert eine geschichtliche Kontinuität zwischen Hexenmeister und Psychiater; und es ist zu vermuten, wenn auch nicht leicht zu beweisen, daß in der heutigen Rolle des Psychiaters und in den Erwartungen des Patienten an ihn nicht weniger als in seiner Haltung gegenüber dem Patienten soziale Wertigkeiten und ein unbewußter Widerhall fortbestehen, die nicht immer von der reduktiven Rationalität der zeitgenössischen Psychiatrie erfaßt werden und auf jene alte Beziehung zum Hexenmeister zurückgehen. Andererseits ist die therapeutische Beziehung auch eine *soziale Kontrollinstanz,* und im modernen Zeitalter hat dieser Aspekt offenbar die Oberhand gewonnen über den ersten, d.h. über Angebot und Nachfrage von psychologischer Hilfe, sich ihn schließlich einverleibt und seine Bedeutung verzerrt.

Man darf die Psychiatrie nicht einfach wegwerfen. Wenn eine Person sie wirklich braucht, so ist es gerechtfertigt, daß sie auch in unserer Gesellschaft ihr Möglichstes tue, um sich unter den günstigsten Bedingungen die Hilfe eines Spezialisten zu sichern. Noch konkreter ausgedrückt: zuweilen kann eine zur rechten Zeit und in richtiger Weise gegebene Hilfe vermeiden, daß später entschieden schwierigere therapeutische Situationen entstehen, nunmehr ausweglose, bösartige psychologische Knoten brandig werden; oft lösen sich durch psychiatrische Behandlung Situationen, die anders nicht überwunden werden können. Andere Male hingegen versagt die Psychiatrie (und somit auch die Psychotherapie, die Psychoanalyse, die Teil von ihr sind), oder sie verschlimmert die Situation, oder sie läuft auf Täuschungen und Unterdrückung hinaus. Was man nicht vergessen darf, was das Bild bestimmt, ist, daß es je nach Klasse eine ungleiche Verteilung der psychiatrischen Möglichkeiten gibt: je privilegierter die soziale Lage, desto einfacher ist es, sich eine Psychiatrie zu sichern, die wirklich eine Form von Hilfe anstatt von Repression ist.

Wenn man an der Psychiatrie Kritik übt, kritisiert man die Psychiatrie als Ganzes, als System, und hat dabei vor allem die den am meisten benachteiligten sozialen Schichten vorbehaltene Psychiatrie im Kopf. Oder man kritisiert die Psychiatrie als Ideologie, als Teil einer unpolitischen Art, die Probleme des menschlichen Zusammenlebens aufzufassen. Diese Kritik hat ihre Gültigkeit, aber es ist offensichtlich, daß dem Versuch, das Leiden zu lindern, ebensoviel Gültigkeit beigemessen werden muß, sei es als Intention, sei es in seinen eventuell möglichen Resultaten.

Im Durchschnitt und in ihrer Gesamtheit sind die psychiatrischen Eingriffe öfter repressiv als befreiend, tragen häufiger zur Mystifikation als zur Klärung bei. Aber wenn man Glück hat, kann man manchmal in den Maschen dieses Systems individuelle Vorteile wahrnehmen, ohne deshalb jemandem Schaden zuzufügen. Wenn es wahr ist, daß das psychiatrische System der Menschheit nicht hilft, so muß trotzdem jeder in die Lage versetzt werden, sich so gut er kann davor zu schützen und es, wenn nötig, zu benutzen.

Aber wie steht es um die Frage nach Hilfe, die an den Psychiater gestellt wird? Man trifft hier auf eine tatsächliche Situation, die meist vernachlässigt wird und der bisher nicht die ihr gebührende Aufmerksamkeit gewidmet wurde. Nicht nur die psychiatrische *Antwort* ist zweideutig und kann repressiv, regressiv etc. sein, auch die *Frage* nach Hilfe ist zweideutig. Ich möchte hier eine Beschreibung wiedergeben, die typisch und in ihrer Konkretheit aufschlußreich ist.

»Um einen Überblick über die an unseren Dienst gerichtete Nachfrage zu bieten, gebe ich hier zusammengefaßt die Arten von Anliegen wieder, die an die psychiatrische Nothilfe gerichtet werden, welche von uns in dem Allgemeinkrankenhaus S. Maria Nuova in Florenz, dem Basiskrankenhaus unseres Gebiets, eingerichtet wurde. Diese Anliegen repräsentieren einen großen Teil der »Standardfragen«, die derzeit an die Einrichtungen eines öffentlichen Dienstes für Mentalhygiene gerichtet werden.
Die Fragen beziehen sich auf folgende Situationen:
– Organisch Kranke, deren Störung dem psychischen Bereich zugeschrieben wird oder die auch eine psychische Störung aufweisen, neurologisch Kranke;
– Suizidversuch verschiedenster Art;
– akute psychiatrische Syndrome (schwere Verwirrungszustände, Erregungszustände, aggressive Verhaltensweisen, absonderliche Verhaltensweisen);
– akute Störungen bei chronischen Psychotikern;
– Depressionen, schwere Angstzustände etc.;
– von den Sicherheitsbehörden auf der Straße oder an öffentlichen Orten aufgelesene Alkoholiker;
– akute Verwirrungszustände bei Vergiftungen (vor allem bei Alkoholikern);
– schwerer arteriosklerotischer und Altersschwachsinn;
– Suchtstoffabhängige oder Vergiftete, die Abstinenzerscheinungen oder Verwirrungszustände aufweisen und deren Verhalten zum Eingreifen der öffentlichen Sicherheitsbehörde oder einer öffentlichen Fürsorgeeinrichtung geführt hat;
– Personen, die sich störend oder »aufsehenerregend« verhalten haben, jedoch keine spezifische Übertretung begangen haben und deshalb von der öffentlichen Sicherheitsbehörde oder der Fürsorge der Nothilfe übergeben werden; sie kommen oft aus dem Obdachlosenheim, vom Bahnhof, aus Cafés oder Kinos;
– alte Menschen aus Heimen, wo sie gezeigt haben, daß sie sich nicht der Disziplin anpassen können, oder desorientiert, verwirrt etc. erscheinen;
– alte Menschen, die zuhause leben, mit Verwirrungszuständen oder einfach mit leichten Störungen, wenn in der Familie die Notwendigkeit besteht (z.B. wegen Abwesenheit, Reisen, Arbeit), sie zeitweise unterzubringen;
– Minderjährige, die von den öffentlichen Sicherheitsbehörden auf der Straße aufgegriffen wurden, mit Verdacht auf Drogenmißbrauch, Landstreicherei, Prostitution;
– Minderjährige, die zuhause leben, die Familienregeln übertreten haben und deshalb psychischer Störungen verdächtigt werden;
– Minderjährige aus Heimen, wenn ihre Übertretungen der Hausordnungen auf psychische Störungen zurückgeführt werden;
– Krankenhauspatienten aus medizinisch-chirurgischen Abteilungen, die die Regeln des Zusammenlebens im Krankenhaus übertreten haben und bei denen Verdacht auf psychische Störungen besteht;

– Personen mit Einweisungsschein vom Arzt oder mit Einweisungs-Verfügung der öffentlichen Sicherheitsbehörden (Bürgermeister oder Polizeikommissar), wenn sie in der örtlichen Gemeinschaft »aufsehenerregendes« Verhalten zeigen;
– Ausländer, meist aus nordafrikanischen oder östlichen Ländern, im allgemeinen Studenten oder Händler, die sich nicht angemessen integrieren konnten;
– aus dem Landesinneren Zugewanderte mit familiären Problemen oder Anpassungsschwierigkeiten bei der Arbeit;
–Personal aus Cafés, Nachtlokalen, Restaurants, Animierdamen, Prostituierte, infolge von Schlägereien, Alkoholismus, nächtlicher Ruhestörung;
– Arbeitslose oder Unterbeschäftigte, die sich auf der Suche nach Unterkunft und Verpflegung, nach Informationen über Fürsorgestellen, Informationen sanitärer Art von selbst an den Gesundheitsdienst wenden.
Dieser Bedarf tritt in bezug auf Bedürfnisse verschiedener Natur auf: überwiegend oder ausschließlich soziale Bedürfnisse (am häufigsten); überwiegend oder ausschließlich medizinische Bedürfnisse; überwiegend oder ausschließlich psychologische Bedürfnisse; und schließlich Bedürfnisse, bei denen die verschiedenen Komponenten so vermischt sind, daß keiner eine größere oder geringere Wertigkeit – und sei es auch nur grundsätzlich – zugeschrieben werden kann.«[1]

Diese Aufstellung zeigt, welche soziale Nachfrage in der Psychiatrie am typischsten und häufigsten ist; und die Antwort der Psychiatrie ist, wenn nicht unbedingt adäquat, jedenfalls nach der Nachfrage bemessen. Ich glaube nicht, daß man behaupten kann, diese soziale Nachfrage sei repressiv, nur weil die Gesellschaft über repressive psychiatrische Institutionen wie Irrenhäuser verfügt und sich davon konditionieren läßt; es erscheint mir richtiger zu behaupten, daß eine gegebene Gesellschaftsordnung sich die psychiatrischen Institutionen schafft, die sie braucht, seien es nun Irrenhäuser oder repressive Einrichtungen mit Fürsorgecharakter, die jene ersetzen. Bei der von mir angeführten Aufstellung fällt jedoch ins Auge, daß die vorherrschende Nachfrage offensichtlich nicht eine Forderung nach Behandlung oder nach Wohlergehen seitens der direkt betroffenen Person ist, sondern eine *Forderung nach Ordnung* seitens anderer. Der Schlüsselpunkt ist, daß es nicht immer, ja nicht einmal öfters gelingt, konkret festzustellen, ob und bis zu welchem Punkt die Forderung nach Hilfe vom Betroffenen selbst ausgeht, also im Namen des eigenen Leidens gestellt wird, oder ob sie von anderen ausgeht, die absolut nicht die primäre Motivation haben, seine Interessen zu wahren.
In dem angeführten Beispiel, das die an einen öffentlichen psychiatrischen Hilfsdienst gerichteten Anfragen aufscheinen läßt, zeigt sich eine evidente Klassenselektion. Die privilegierten Bevölkerungsschichten bedienen sich anderer Kanäle, und man kann beweisen, daß in diesen Fällen der Prozentsatz derer, die direkt Hilfe für sich verlangen (z. B. sich um Hilfe an einen privaten Psychotherapeuten wenden), viel höher ist, und viel geringer, oder sogar gleich null, die Anzahl der Personen, die aus Gründen der öffentlichen oder institutionellen Ordnung zum Psychiater gebracht werden.

Hier gilt es zu bemerken, daß in jedem Fall der Patient in den meisten psychiatrischen Situationen über eine minimale Vertragsfähigkeit verfügt: von Anfang an wird er in die Lage gebracht, sich verteidigen zu müssen, und nicht, Vorschläge zu machen. Daß es für den Betroffenen unmöglich ist, Subjekt des ihm geltenden psychiatrischen Eingriffs zu sein, daß er sich vielmehr als Objekt der Psychiatrie wiederfindet (bzw., wenn man so will, seine faktische *Objektivierung,* die der *Subjektivierung* bei der Aussicht auf die psychiatrische »Behandlung« entgegengesetzt wird), ist kein besonderes Merkmal des Irrenhauses: tatsächlich geht sie dem Irrenhaus voraus. Wenn man die einzelnen Forderungen nach einem psychiatrischen Eingriff genauer ansieht, wird einem klar, daß auch ein großer Teil der Situationen, in denen der designierte Patient die Behandlung selbständig vorzuschlagen scheint, in Wirklichkeit das Resultat des durch andere ausgeübten Drucks sind. Dies gilt auch für sehr viele Fälle von Patienten aus privilegierten Gesellschaftsklassen, die sich an private Psychiater, Psychotherapeuten, Psychoanalytiker oder an Privatkliniken wenden. Ich glaube, man muß der Annahme mißtrauen, daß Familienangehörige und Freunde wirklich immer die Interessen der am meisten leidenden Person der Gruppe vertreten, und nicht die eigenen, wenn sie den Betroffenen zum Psychiater bringen. Hier müßten viele Beobachtungen und Überlegungen angestellt werden, angefangen bei der Feststellung, daß im allgemeinen die realen Interessen der am meisten leidenden Person innerhalb der Familie nicht nur nicht übereinstimmen, sondern meistens, ohne daß dies bei oberflächlicher Prüfung evident würde, kontrastieren mit den realen (aber oft unausgedrückt bleibenden oder von karitativen Konventionalitäten verdeckten) Wünschen der Familienangehörigen und ihrer Ratgeber. Noch allgemeiner kann man behaupten, daß die Hinführung zur Therapie das Resultat einer Reihe interpersoneller Strategien ist, die sehr viel komplexer sind, als im allgemeinen angenommen wird, und sogar in den meisten Fällen die vereinfachende Vorstellung von der Person, die sich eines schönen Tages vollkommen selbständig dazu entschließt, wegen der eigenen Störungen einen Spezialisten aufzusuchen, Lügen straft. Bei dieser Enteignung des Patienten sind zwei Arten von Faktoren beteiligt: einerseits erleichtert gerade das Vorhandensein von Leiden und Störungen einen Verlust der persönlichen Vertragsfähigkeit und führt in einigen Fällen unvermeidlich zu einer Entscheidungsunfähigkeit, die sich in einer »Leere« ausdrückt, die von dem Willen anderer – Verwandter, Freunde, Institutionen – besetzt wird; andererseits sind die institutionelle Struktur des psychiatrischen Eingriffs und die Haltung der einzelnen Psychiater im allgemeinen nicht so geartet, daß sie dem Patienten die Möglichkeit geben, der Hilfe, die ihm geboten werden kann, frei und vertragsfähig gegenüberzutreten. An anderer Stelle habe ich untersucht, inwiefern der Psychiater, zusammen mit der Institution, der er angehört, nur einen konservativen Auftrag haben kann, d.h. faktisch fast nie seinem Schicksal

als Ausführender und Mandatar hinsichtlich der vereinten Macht von Familie und Staatsapparat entrinnen kann.[2]
Trotzdem ist es für den Patienten wichtig und kostbar, so genau wie möglich verstehen zu können, bis zu welchem Grad der psychiatrische Eingriff ihm eine wirkliche Hilfe sein kann: Dies ist eine der notwendigen Voraussetzungen für einen Kampf um die Wiederaneignung der Psychiatrie seitens der leidenden Person. Auf einem Punkt muß man jedoch beharren: Eindeutig privilegierte Fälle und Situationen ausgenommen, ist der Patient im allgemeinen nicht Herr des psychiatrischen Eingriffs, der ihn betrifft. Die beste Lage ist offensichtlich die, in der der Patient von Anfang an frei wählen kann, ob er einen psychiatrischen Eingriff verlangen will oder nicht. Aber diese Situation ist nicht sehr häufig. Das typische Bild einer Person, die sich spontan, aus eigenem Entschluß, zum Psychiater begibt, ist das eines Menschen, der mit sozialer Vertragsfähigkeit ausgestattet, erwachsen, selbständig, vorzugsweise männlichen Geschlechts (die Frau ist meist von vornherein dieser Entscheidungsfähigkeit enteignet) und im Stande ist, wenigstens in groben Zügen zu verstehen, worin diese »technische« Hilfe besteht und wozu sie ihm nützen kann. Es ist somit das Bild einer kulturell und sozial privilegierten Person, die überdies an so leichten psychischen Störungen leidet, daß daraus kein Verlust der sozialen Vertragsfähigkeit erwächst.
Andererseits nimmt die »spontane« Nachfrage nach psychiatrischer Hilfe heute zu, und eben die Feststellung dieser Tatsache hat mich bewogen, diese Seiten zu schreiben. Bei denjenigen, die das Geld haben, um eine Behandlung zu bezahlen, steigt die Nachfrage nach Psychotherapien und Psychoanalysen; in der bürgerlichen, nicht privilegierten Mittelschicht, unter den Akademikern, den Studenten, den Feministinnen, die in einer Krise die Selbsterfahrungsgruppen verlassen, unter den Politikern und Ex-Politikern, den Aktivisten, Ex-Aktivisten besteht ein akutes Bedürfnis nach Therapie; auch in den niedrigeren sozialen Schichten gibt es immer mehr Personen, die Kuren, Krankenhausaufenthalte, Gespräche, Tranquillizer verlangen. Die Verbreitung von Psychologie, Psychiatrie und Psychoanalyse als kultureller Konsum, die Ausdehnung von Versicherungsformen und öffentlichen psychiatrischen Einrichtungen ausserhalb der Irrenanstalten, in gewissen Fällen die »Humanisierung« und Technisierung der stationären Institutionen selbst gehen Hand in Hand mit Formen wachsenden Unbehagens. Therapienachfrage und -angebot expandieren vereint, und zum Teil ist die Psychiatrienachfrage *kulturell induziert.* Aber *wozu nützt* die Therapie?
Ich möchte hier einen allgemeinen Grundsatz ausdrücken, den ich auf den folgenden Seiten zu erläutern versuchen werde: Die Therapie nützt, soll aber so wenig wie möglich gebraucht werden. Tranquillizer und andere Psychopharmaka sollen so wenig wie möglich gebraucht werden, d.h. nur, wenn sie wirklich nötig sind, möglichst nie über längere Zeit-

räume hinweg und in möglichst niedrigen Dosen. Die Psychoanalyse soll so wenig wie möglich gebraucht werden, und nur, wenn eine begründete Wahrscheinlichkeit besteht, daß sie nicht nur notwendig ist, sondern auch die Mühe lohnt und gute Resultate zeitigt; auch die anderen Psychotherapien sollen so wenig wie möglich gebraucht werden. Man sollte so wenig wie möglich auf Psychiater oder Psychologen zurückgreifen. Die Einweisung in psychiatrische Einrichtungen soll nur im Extremfall erfolgen, wenn man unter keinen Umständen darauf verzichten kann. Nutzlose und gefährliche Therapien wie der Insulinschock sollen nie angewendet werden, auch der Elektroschock sollte abgeschafft werden; gleiches gilt umso mehr für die Lobotomie und andere Formen der Psychochirurgie, die nutzlos, gefährlich und unmenschlich sind.
Offensichtlich können nicht alle Therapieformen gleichgesetzt werden, aber alle weisen Nachteile und präzise Gefahren auf. Andererseits kann und darf die Aufforderung, jedwede Art von Therapie so wenig wie möglich zu benutzen, nicht diejenigen betreffen – auch das ist offensichtlich, muß aber gesagt werden –, die wirklich dringend und ernsthaft eine Therapie brauchen und aufgrund ihrer sozialen Umstände und aus Geldmangel sich keine leisten können. Ebensowenig betrifft sie alle diejenigen – und das sind nicht wenige –, die schon lange mit schweren psychischen Leiden und sie zerstörenden inneren Widersprüchen leben, sich aber hartnäckig weigern anzuerkennen, daß ihnen geholfen werden muß, und den Gang zum Psychiater hinausschieben, der dann schließlich unweigerlich zu spät erfolgt, unter den denkbar schlechtesten und unangenehmsten Bedingungen und mit den geringsten Aussichten auf gute Erfolge. Insgesamt gesehen beschäftigt sich nicht nur die Psychiatrie mit zu vielen Personen, mit dem Ziel, sie zu unterdrücken, sondern auch zu viele Personen greifen freiwillig auf technische Instrumente psychiatrischer Art zurück; und schließlich handelt es sich bei den Personen, die sie in Anspruch nehmen, nicht immer um die, die sie am meisten brauchen. Tranquillizer und Antidepressiva sind nur das evidenteste und spektakulärste Beispiel; fast alle, die regelmäßig davon Gebrauch machen, benutzen sie nicht nur genau wie eine Droge, von der sie abhängig geworden sind, sondern könnten theoretisch auch ohne sie auskommen, ohne deswegen verrückt zu werden oder zu verzweifeln. (Sie würden jedoch vielleicht beginnen, auf andere Weise zu leben, sie müßten sich mit gewissen Problemen und den Ursachen ihrer Ängste auseinandersetzen, und folglich wäre der soziale *Status quo* dadurch in gewisser Weise gestört). So machen die Personen der untergeordneten Gesellschaftsklassen *zuviel* Gebrauch von schlechter Psychiatrie, sie nehmen zu viele nutzlose oder schädliche Pharmaka, unterziehen sich zu oft (jetzt auch freiwillig!) entfremdenden und destruktiven Krankenhausaufenthalten. Nur in einer Minderheit der Fälle gelingt es ihnen, wirklich einen Vorteil aus dieser Situation zu ziehen, auch deshalb, weil die einzige Psychiatrie, zu der sie Zugang haben, die schlech-

teste, qualitativ minderwertigste, autoritärste und therapeutisch ineffizienteste ist. Wer einer privilegierten Klasse angehört, hat dagegen sehr wohl die Möglichkeit, seinen Störungen angemessenere Therapien in Anspruch zu nehmen, aber nicht selten nimmt er lange psychotherapeutische und psychoanalytische Behandlungen auf sich, die vermieden werden könnten.

Die aus all dem erwachsenden Schäden könnten spürbar geringer sein, wenn es den Betroffenen wenigstens möglich wäre, ein Minimum an klaren und verständlichen Erklärungen über die Natur ihrer Störungen und vor allem über die Vorteile und möglichen Gefahren der spezifischen Therapieformen, die ihnen angeboten werden, zu erhalten. Leider kümmern sich die Psychiater nur selten um dieses Problem und versuchen fast nie, ihre Patienten in die Lage zu versetzen, verstehen und wählen oder gar diskutieren zu können. Im übrigen scheinen zuweilen auch Personen mit beträchtlichem kulturellen Niveau eine blinde und ergebene Haltung vorzuziehen: mir ist es oft passiert, daß ich gebildeten Personen lange Erklärungen allgemeinen Charakters darüber geben mußte, was Psychotherapie bedeutet oder was eine Diagnose von Schizophrenie heißen kann, wo es genügt hätte, wenn sie einen Blick auf das Inhaltsverzeichnis eines Buches geworfen und einige Stunden damit zugebracht hätten, Texte zu lesen, die alles andere als unauffindbar oder unverständlich sind. Aber das Bedürfnis nach einem persönlichen und direkten Urteil und der Hilfe eines Hexenmeisters hat tiefreichende Wurzeln, die man nicht übersehen kann im Namen eines aufklärerischen Appells an die Information.

Der Entschluß zur Therapie und die daran geknüpfte Erwartung sind etwas sehr Komplexes. Die stereotypen Vorstellungen von Arzt und Magier sind nie glücklich miteinander verschmolzen, weshalb die an den Psychiater gestellte Forderung widersprüchlich ist. Einerseits nährt der Patient die Illusion, daß die Therapie nur dazu diene, seiner Person die Krankheit zu nehmen; hartnäckig betrachtet er die Störung als Fremdkörper, für den er nicht verantwortlich ist und von dem er nichts wissen will. Auf diese Weise negiert er, daß er sich in einer widersprüchlichen Situation befindet; seine Erwartung ist rationalisiert und nicht gläubig, aber auch ungeschlacht und einfältig. Andererseits hingegen neigt er dazu, die Beziehung zum Psychiater als umfassende Situation zu erleben, die voller Erwartungen und tiefer Bedeutungen ist.

In diesem Sinn erhält und erweitert der Psychiater einige der versteckten Kompetenzen, die der Rolle des Arztes zugeordnet werden. Der Arzt als *Gesundheitsbringer* wird, mangels anderer Vermittler, mit einer charismatischen Aufgabe betraut, die weit über die technische und unpersönliche, für die moderne Ausübung der Medizin charakteristische Rolle hinausgeht: Und er ist unfähig, dieser Erwartung zu entsprechen. Die derart verpflichtende Kompetenzzuschreibung erwächst ihm nicht nur daraus, daß er objektiv Herr über den Körper des Kranken ist; seine angebliche Macht geht über die ohnehin schon immense Macht, die ihm als Funktionsträger einer mundanen, autoritären und rationalen Medizin zugeschrieben wird, hinaus. Der Arzt sieht sich, ohne Verantwortlichkeit und Klarheit, vor die Aufgabe gestellt, über die existentielle Krise einer anderen Person zu verfügen, und, wohlgemerkt, nicht nur über die Krise bezüglich des Krankseins, sondern auch über ein weiterreichendes Unbehagen, dem gegenüber die momentane Krankheit nur einen zutage tretenden Aspekt, eine zufällige, von den sozialen Konventionen legitimierte Institutionalisierung darstellt. Er ist noch immer, ohne es zu wissen, ein Hexenmeister der Seele. Diese Ambiguität gilt umso mehr für diejenigen, die auf dem Gebiet der Psychiatrie arbeiten.

Die Interpretation der psychischen Störung als Krankheit des Körpers ist in den untergeordneten Klassen und bei weniger gebildeten Personen besonders verwurzelt: Hier wird die Beziehung zum Psychiater vor allem gemäß der medizinischen Kultur gelebt. Bei den bürgerlichen und großbürgerlichen Klassen dagegen bewirkt die Teilhabe an einer *psychologischen Kultur,* daß der Patient eher bereit ist, sein Leiden als einen Knoten existentieller Widersprüche zu betrachten und dann auch das Problem der Behandlung in psychologischen und somit psychotherapeutischen Termini anzugehen. Der Patient scheint eher bereit, sich der Krise zu stellen.

Aber die Wirklichkeit ist nicht so schematisch. Auch bei den untergeordneten Klassen ist die Beziehung zum Arzt mit komplexeren Inhalten beladen, und die zum Psychiater wird entmedizinisiert, wenn ihr erst einmal die autoritärsten Komponenten entzogen sind. Dies bedeutet allerdings nicht, daß Arbeiter und Bauern notwendigerweise den Jargon und die Inhalte einer psychodynamischen Kultur annehmen, die der Kultur dieser Volksschichten grundlegend fremd ist. Im Arzt den Heiler zu suchen, zumal direkt den nicht-ärztlichen Heiler aufzusuchen, das ist, vor allem bei der Bevölkerung bäuerlichen Ursprungs, mit dem Rückgriff auf rituelle Mechanismen verbunden, die zuweilen sogar bei den anscheinend »rationalsten« therapeutischen Verfahren eine Rolle spielen. »Der Arzt ist wie der Beichtvater«, hört man oft, und schon dieser Satz verweist auf Bedürfnisse, Erwartungen und Investitionen, die weit über eine Beziehung zum Arzt im technischen und neutralen Sinn hinausreichen; die Erwartung geht auch über die der religiösen Beichte im gewohnten Sinn hinaus und strebt danach, ältere und weniger leicht rationalisierbare Wege zu beschreiten. Aber auch bei der gebildeten und weniger gebildeten Bourgeoisie erschöpft sich die Sensibilität für die psychologische Dimension des Unbehagens nicht in der Anfrage beim Psychiater, sie sucht nach alternativen Kanälen, nach Beruhigung in magischen Bereichen und schließt im übrigen die Tendenz zu delegieren, Verantwortung abzugeben, die Beschäftigung mit den eigenen Widersprüchen zu verweigern, die dunklen

Teile seiner selbst zu negieren oder anderen blindlings anzuvertrauen, keineswegs aus.
In jedem Fall ist in der Frage nach psychiatrischer Hilfe die Vorstellung einer Art Extraterritorialität des therapeutischen Eingriffs gegenwärtig: durch seinen zugleich *substitutiven* und *transitorischen* Charakter wird die Beziehung zum Therapeuten mit einem Attribut von Neutralität ausgestattet.
Jede therapeutische Initiative ist Teil einer irgendwie gearteten Institution und spielt sich somit nie auf neutralem Boden ab. Diese Institution kann, im ungünstigsten Fall, die Irrenanstalt sein; oder der öffentliche psychiatrische Betreuungs-»Außendienst«; oder die Universität; oder die psychoanalytische Gesellschaft; oder, wenn man will, die Psychiatrie selbst als Machtstruktur, als Gesamtheit täglicher beruflicher Praktiken, als praktisch-doktrinärer *corpus*. Die Schwierigkeit vieler Patienten während der Psychotherapie, zu akzeptieren, daß der Therapeut ein eigenes Leben hat, in der vorhergehenden Stunde einen Patienten empfängt und einen anderen in der darauffolgenden Stunde, ist nicht nur ein *Übertragungs*problem, sie ist auch Teil der unbewußten Weigerung, die Behandlungssituation zu historisieren. Nun ist wahrscheinlich die Fiktion einer gewissen Extraterritorialität oder Ungeschichtlichkeit der Behandlungssituation unvermeidlich als Etappe im Verlauf der Therapie: aber es ist auch wahrscheinlich, daß sie zur Verewigung einer falschen Vorstellung von Therapie beiträgt.
Die therapeutische Transaktion, die einzelne Behandlungssituation kann in ihrem wahren Wesen nicht verstanden werden, wenn sie als isoliertes Faktum, losgelöst vom Gefüge des Tauschverkehrs und der Machtverhältnisse, betrachtet wird. Die therapeutische Transaktion existiert, entwickelt sich, artikuliert sich in ihren Attributen und erlangt ihre wahre Bedeutung nur dann, wenn sie eben nicht in ihrer exklusiven, inneren Struktur, als rein technischer (und gleichzeitig, wenn auch widersprüchlicherweise, als rein magischer) Raum- und Zeitabschnitt gesehen wird, sondern als eine Masche im Sozialgefüge. So gesehen, ist die Bedeutung eines Tauschgeschäfts in einem Tauschuniversum, einer besonderen Machtungleichheit in einer Welt der Ungleichheiten und des Machtmißbrauchs eben die, eine der möglichen Formen des kapitalistischen Systems darzustellen, ein Moment, das in seiner Besonderheit die allgemeinen Formen der interpersonellen Beziehungen, welche auf breiterer Ebene die sozialen Beziehungen in der Welt kennzeichnen, *in nuce* erhellt und in gewisser Weise auch zusammenfaßt. Es ist unmöglich, sich außerhalb dieser Realität zu stellen.

Der therapeutische Eingriff, und insbesondere der psychotherapeutische, kann also nützlich sein, aber in der ganz partiellen Weise, daß er zu jedem Zeitpunkt innerhalb der entfremdeten Gesellschaft bleibt und keine andere als die vorgesehene Freiheit hervorbringt. Es handelt sich also um eine Operation der Rückführung, und es ist kein Zufall, daß sie, auch wenn sie den Patienten der Welt der Normalität zurückgibt, nur schwerlich über den Bereich des Selbstverständlichen hinauszielt. Die Normalität, die der Einzelne womöglich erreicht, ist die Entfremdung und das falsche Bewußtsein aller: Die Therapie befreit das Individuum nur insoweit, als sie ihm ein paar psychologische Schwierigkeiten vom Halse schafft, und untrennbar davon gibt sie ihm neue Instrumente zur Manipulation des täglichen Lebens, derer es sich zuvor nicht bedienen konnte; aber sie befreit es aus der Krankensituation um den Preis, es allen anderen gleich zu machen. Das Ergebnis ist eine Emanzipation, keine Alternative, also, anders gesagt, keine Befreiung.

Diese Grenze der Therapie hat spezifischere Aspekte, die vor allem die Psychotherapien und die Psychoanalyse betreffen. Es wurde gesagt, daß sich behandeln lassen und gesund werden niemals heißt, sich von Fremdkörpern befreien. In gewissem Sinn handelt es sich immer um eine Wiederanpassung: im schlimmsten Fall darum, enger gesteckte Ziele zu wählen, sich konform zu verhalten, zu verzichten; in den besten Fällen darum, zu wachsen, zusätzliche Reife zu erlangen, oft einer neuen Nach-Adoleszenz ähnlich. Aber auch dieses Bild der Reifung ist irreführend. Man verändert sich nie durch einfache innere Reifung; sich verändern ist kein neutraler Selbstverwirklichungsprozeß. Man verändert sich immer aufgrund von etwas, das von außen kommend Teil unseres Lebens wird; sich selbst verändern ist eine Tauschoperation, eine Bereicherung, ein anderes Mit-sich-Umgehen in bezug auf neu gemachte Erfahrungen. Dies gilt auch für die besondere Erfahrung, welche die Therapie darstellt. Außerdem verändert man sich immer auf etwas zu.

Was diesen letzten Punkt angeht, sind die Psychotherapien und die Psychoanalyse gemeinhin für den Patienten in gewisser Weise nebulös. Wohin sich verändern? Nach welchem Vorbild, welchem Plan? Stellen Ausdrücke wie »Reifung«, »Erreichung der genitalen Sexualität«. »Individuation« einen Plan dar?

Die Therapie hat ein singuläres Merkmal: genaugenommen ist sie eine Erfahrung ohne Plan. Die therapeutische *Reise*, auf die sich die beiden Personen, Therapeut und Patient, einlassen, hat keine äußeren Zielsetzungen. Man strebt mit ihr nicht soziale Ziele an, eine Veränderung der Gesellschaft nach bestimmten Idealen, Resultate, die sich in menschliches Handeln umsetzen. Die beiden Personen bilden wohl auf embryonale Weise eine Gruppe oder sind Teil einer therapeutischen Gruppe, aber diese ist keine Arbeitsgruppe im strengen Sinne des Wortes. Insbesondere gibt es nichts, was einem politischen Plan ähnelte, auch wenn etwas vorhanden sein kann, was den politischen Plan *ersetzt*. Im übrigen enthält die Erfahrung auch nicht die andere Alternative, d.h. die explizite Anerkennung einer Reise nach innen. Es fehlt nämlich ein Ziel, das nicht in der Entfremdung des Alltäglichen schon inbegriffen ist. Und sie umfaßt nicht einmal die Suche nach einer Erhellung und einer inneren Freiheit neuer Art, wie das bei den mystischen Schulen und im Zen-Buddhismus der Fall ist. Es fehlt im allgemeinen der Plan für einen Weg, der dahin zielt, eine Bewußtheit höherer Ordnung zu enthüllen und zu leben, eine psychologische Realität, die in gewisser Weise den Ort und die Methoden ihrer Lehrzeit transzendiert.

Welches ist also die Veränderung, welches der Plan, wenn man nicht den Mut hat, ihn klar als gesellschaftlichen Plan zu definieren oder als die Aussicht auf innere Verwirklichung? Man kann behaupten, daß dieser Plan insoweit existiert, als jede besondere Form von Therapie oder Analyse eine gegebene Auffassung des Menschen und der Gesellschaft sowie des Verhältnisses Individuum-Gesellschaft in sich trägt und zur Reproduktion dieses Vorbilds neigt. Aber das mindeste, was man an diesem Punkt einwerfen kann, ist, daß er nicht ausreichend expliziert wird und daß er in dem Maße, in dem er existiert, meist ein konservatives Vorbild ist. Bei der Unbestimmtheit bezüglich der Zielsetzungen der Therapie, und nachdem erst einmal akzeptiert ist, daß diese Zielsetzungen über das reine Verschwinden des Symptoms hinausgehen, kommt die Ideologie, der unausgesprochene Mythos der Wohlanständigkeit ins Spiel und übernimmt die Herrschaft.

Es kann somit nicht erstaunen, wenn man nur selten, vielleicht nie während der Therapie oder darüber hinaus ein Residuum erspäht, den beständigen Wunsch nach einer neuen Art zu wünschen, das Bedürfnis nach alternativen Bedürfnissen. Die Psychotherapie pfropft auf, biegt gerade, verflacht, verstärkt, liefert eine *Prothese*, macht kompakter. Selten und nur in den glücklicheren Fällen erhält sie das Gefühl von Unfreiheit am Leben und macht es explizit; nur selten öffnen die Instrumente, die sie dem schon vorhandenen Instrumentarium des Patienten hinzufügt, neue Türen, die nicht nur Zugang zu unbedeutenden bürgerlichen Salons verschaffen.

Die Therapie ist also ein Einschub, der tendenziell auf konservatives Bewahren ausgerichtet ist; sie ist kein soziales Fortschreiten. In den Psychotherapien und auf sehr ausgeprägte Weise in der Psychoanalyse ist das Individuum auf der Suche nach sich selbst, es investiert in die Erfahrung der *Übertragung* eine Unmenge an affektiver Energie, es klammert in gewisser Weise die historische Realität ein, es beugt sich einem Weg, der eine Suche sein kann, welche für eine gewisse Anzahl von Jahren seine tägliche Existenz beherrscht: Und wenn es Glück hat und nicht zugleich mit der Heilung von seinen Störungen auch eine *explizit* konservative Art annimmt, sein eigenes Leben, die Familie und die Gesellschaft aufzufassen, dann kann es ihm vielleicht gelingen, Instrumente für seine persönliche Sicherheit zu erlangen, die ihm helfen, den für den politischen Kampf nötigen Mut aufzubringen. Aber die Therapie kann fast nie dieses politische Ziel selbst anstreben. Gerade in den Fällen, wo sie am nötigsten ist, d.h. in denen eine blockierte oder in die Sackgasse geratene Existenz auf anderen Wegen nicht mehr in Gang gebracht werden kann, ist sie typischerweise eine Pause, ein Sich-wieder-Aufladen; der Plan wird, wenn er kommt, danach kommen, doch besteht auch die Gefahr, daß es sich um einen verstümmelten Plan handelt. Manchmal also ist eine Therapie notwendig, aber fast immer birgt sie eine Gefahr oder muß ein Preis dafür gezahlt werden. Ist sie nicht notwendig, so riskiert man, Alternativen hinauszuzögern oder zu umgehen, die man einschlagen könnte.

Im Grunde kann es nicht anders sein: Ich glaube nicht, daß es innerhalb des zweideutigen Universums, das wir Psychiatrie nennen, eine Behandlung gibt, die unmittelbar revolutionär ist. Im übrigen trägt schon die Forderung, die der Patient an den Therapeuten stellt, zu einem konservativen Ergebnis bei. Im Gegensatz zu dem, was häufig angenommen wird, bildet der besondere Zustand, in dem es jemanden *schlecht geht*, jemand sich, über die eigene Intention hinaus, in einer psychologischen Krise befindet, sich also so in die Enge getrieben fühlt, daß der Gang zum Therapeuten unumgänglich wird, absolut nicht die optimale Ausgangslage, um sein Leben ändern zu wollen. Wenn das Verlangen des Patienten hier oft bei der Anpassung halt macht, so auch deshalb, weil die psychologische Leidenssituation als solche schon arm macht, nicht zur Erhellung der Situation beiträgt und keine Aussicht auf eine großzügig angelegte Alternative zuläßt. Nur selten zielt der Gegenvorschlag des Therapeuten auf einen großzügigeren und darüber hinausführenden Weg ab. Nur bei Jung ist vielleicht, und vorausgesetzt, daß man seine Hinweise auf die Religion nicht im rein regressiven Sinn versteht, zusammen mit der Suche nach Verständnis des Dunklen und der tiefsitzenden Unruhe das Bewußtsein vorhanden, daß ein persönlicher Weg notwendig ist, der wirklich die Verdrängung des Unbehagens überwindet und über die Repression hinausgeht.

Konkret beziehen sich die Risiken der Therapie oft auf die Wahrscheinlichkeit, daß der Therapeut nicht geeignet ist, die besonderen Probleme seines Patienten zu lösen. Das allererste Kriterium ist offensichtlich das der Ökonomie. Nicht immer ist es angebracht, sich auf 600 Stunden Analyse einzulassen in Fällen, in denen eine »kurze« Psychotherapie eine von ungelösten Problemen blockierte oder an einem schwierigen Punkt angelangte Existenz ebensogut, wenn nicht besser, wieder in Gang bringen kann. Aber die Gefahr besteht auch darin, auf einen Therapeuten zu stoßen, der inkompetent oder nicht geeignet ist, eine für diesen besonderen Patienten und seine besonderen Probleme wirklich gewinnbringende »Beziehung« herzustellen. Die ernsthafteren Therapeuten weigern sich, mit einem Patienten eine Therapieabmachung – vor allem über längere Zeit – zu treffen, wenn sie für ihn nicht eine unmittelbare menschliche Sympathie und eine gewisse Affinität bezüglich seiner Störungen und die Bereitschaft zu einer dauerhaften Hilfe empfinden. Aber dies sollte auch umgekehrt gelten: Kein Patient sollte eine Psychotherapie oder eine Analyse beginnen, bevor er nicht persönlich mit verschiedenen Therapeuten gesprochen und sie mit den eigenen Bedürfnissen konfrontiert hat. Kein Patient darf vergessen, daß der Therapeut ein Techniker *im Dienst* des Patienten ist.

Jede Therapie kann als Lernprozeß betrachtet und analysiert werden. Man kann jedoch behaupten, daß es sich bei dem, was der Patient lernt, öfter um den Stil, die Persönlichkeit, die Weltanschauung, die persönlichen Aspekte der Methode dieses besonderen Therapeuten handelt, als um eine allgemeine Heilungstechnik. Fast immer neigt der Therapeut, ohne eigenes Wissen und Wollen, dazu, den Patienten sich selbst ähnlich zu machen, oder dem Bild und der Rolle, die er für diese besondere Art von Person, für die er seinen Klienten hält, im Kopf hat. Aber er will ihn auch geringer haben als sein eigenes Bild von sich, und was er ihm nicht mitteilt, sind seine persönlichen Kümmernisse, seine Fehler, Grenzen und Widersprüche. Der Therapeut will, daß der Patient sich anstrengt, sich einem höheren Vorbild, d.h. dem Bild dessen, was er zu sein *vorgibt,* anzupassen, aber erreichen soll er es nie. In gewissem Sinne ist das Bild, das der Therapeut dem Patienten von sich vermittelt, da es kompakter und weniger widersprüchlich ist als in Wirklichkeit, sogar noch konservativer als die Realität. Die *therapeutische Reproduktion* weicht systematisch nach rechts ab.

Dies alles darf nicht als Schema verstanden werden: Es bildet nicht die allgemeine Regel, noch ist es wörtlich zu nehmen. Wer jedoch eine Therapie beginnt, sollte – vor allem, wenn es sich um etwas so langwieriges wie eine psychoanalytische Therapie handelt – in die Lage versetzt werden, etwas mehr über die Therapie selbst, über ihre Gefahren, über die Chancen, damit die Erfolge zu erzielen, die der Patient sich wünscht, zu erfahren. Man kann einige methodische Vorbehalte gegen die Werke von Autoren wie Hans Jürgen Eysenck oder Jay Haley und gegen die von ihnen an der psychoanalytischen Behandlung geübte scharfe Kritik äußern; aber der Patient muß wissen, daß gewissen Untersuchungen zufolge die Wahrscheinlichkeit, sich als »geheilt« betrachten zu können, nach drei Jahren Behandlung statistisch nicht höher ist als ohne Behandlung und daß es ernste Gründe gibt für die Annahme, daß die Analyse in vielen Fällen bestimmte pathologische Situationen verlängert, anstatt sie zu lösen, oder sogar die Probleme des Patienten verschlimmert. Andere Male hebt die Analyse verfestigte psychische Gleichgewichtszustände aus den Angeln, ohne sie dann wiederherzustellen, oder setzt Kräfte des Unbewußten frei, mit denen das Individuum dann nicht gut umgehen kann. So würde ich jedem, der eine Analyse oder eine Therapie in Angriff nimmt, raten, wenigstens gewisse ein wenig entweihende, aber ernsthafte Berichte wie

Lehrjahre auf der Couch von Tilman Moser (Suhrkamp 1976) oder kleine Untersuchungen wie *La psicanalisi interrotta* von Cesare Viviani (Sugar-Co 1975) zu lesen.
Leider ist der *Gebrauch,* den die Patienten von Psychotherapie und Psychoanalyse machen, fast immer kaum bewußt, oft sogar blind und regressiv. Beweis dafür ist eine Tatsache, die ich oft bei Patienten von mir, die eine Analyse gemacht oder sie abgebrochen hatten, feststellen konnte: da geschieht es, daß der Betroffene von einem gewissen Punkt an ernste und dauerhafte Vorbehalte gegen den Therapeuten und den Verlauf der Behandlung hat, es aber *nicht zu sagen wagt.* Nicht mit dem Analytiker darüber zu sprechen, läßt die ganze Therapie auf eine Ebene der Unlauterkeit abgleiten, macht die Prüfung der Übertragung zunichte, verhindert, daß die Dinge vorangehen, und läßt selbstverständlich jede Aussicht auf wirkliche Heilung vollkommen illusorisch werden. Diese Haltung von Reverenz und Passivität ist das genaue Gegenteil von dem, was in einer sowohl vom Betreuten als auch vom Analytiker gut geführten Behandlung ablaufen sollte, d.h. das Gegenteil der fortschreitenden *Übernahme von Verantwortung* seitens des Patienten, der nach und nach dazu kommt, sich die Therapie anzueignen, den Therapeuten als Instrument zu benutzen, ihn für das herzunehmen, was er noch geben kann, während er ihn bei einer ganzen Reihe anderer Probleme, bezüglich derer bei ihm inzwischen die Bewußtheit gereift ist, daß er alleine damit zurechtkommen kann, nicht bemüht. Den eignen Führer so allmählich zu *liquidieren,* was auch durch präzise Entweihungsprozesse erfolgen kann, ist vielleicht die einzige Art und Weise, glücklich aus der Therapie herauszukommen, ohne sich in jahrelange und zuweilen endlose psychische Abhängigkeiten verstricken zu lassen; und es hat nichts zu tun mit dem gegenseitigen, routinemäßigen und abhängigen Parasitentum desjenigen, der im Nicht-Gesagten erstickt, aufgrund seiner Unsicherheit nicht die Wahrheit sagt oder toleriert, daß dies vorkommt.
So wäre es gut, wenn die Patienten etwas mehr wüßten über ein Thema, über das die Therapeuten im allgemeinen höchstens auf ihren Kongressen sprechen, und auch dort nicht immer in wirklich befriedigender und gewinnbringender Weise: über die Ängste und Abwehrmechanismen der Therapeuten selbst. Was in diesem Zusammenhang vertieft werden müßte, ist nicht so sehr das Studium der Ängste und Störungen, die dem Therapeuten aus seiner Beziehung mit dem Patienten erwachsen (was mehr interessiert, ist vielleicht die Belastung, die durch die gleichzeitige Verantwortung für viele Patienten entsteht), als vielmehr das Studium der Abwehrhaltungen, die er in diesem Zusammenhang ausklügelt und mobilisiert, um sich davon zu überzeugen, daß er *genug,* aber nicht *zuviel tut,* um sich zu versichern, daß er nicht von den Problemen des Patienten aufgefressen wird, um sich Raum zu schaffen, sich abreagieren und die Modi einer persönlichen geistigen Gesundheit wiedererlangen zu

können. Von all dem ist selten die Rede, und die Patienten wissen jedenfalls im allgemeinen nichts davon. Ich frage mich, ob das nützlich ist, auch für die Ziele der Therapie.
Allgemeinpolitisch betrachtet ist es evident, daß die Verbreitung der psychotherapeutischen und psychoanalytischen Behandlungen zu ernster Kritik Anlaß gibt, die insbesondere mit der Funktion dieser Disziplinen als Stabilisatoren für das Gesellschaftssystem zusammenhängen. Aber verstehen wir uns recht: es kann sein, daß die größte Gefahr nicht direkt von den Therapien herkommt, sondern von der Verbreitung der diesen Disziplinen und Behandlungsarten inhärenten Ideologie. Anders gesagt, der größte Schaden entsteht vielleicht weder durch die repressivste Psychiatrieform, wie sie in der Irrenanstalt praktiziert wird, noch durch die neue soziale Kontrolle, welche die »Gemeindepsychiatrie« darstellt, und ebensowenig durch die Formen von Repression und psychopolizeilicher Umerziehung mittels Tests und Selektion oder durch die systematische Hinführung zum Gebrauch der neuen Drogen, der Psychopharmaka. Die heimtückischste Gefahr scheint vielmehr von der *Hinführung zur Nachfrage* nach diesen Techniken und diesen Disziplinen zu drohen; und von der Weltanschauung und der Ideologie, die sie auf Massenebene vermitteln.
In diesem Zusammenhang stößt man in der Praxis auf einen Widerspruch: auf der allgemeinen Ebene ist es leicht, die übermäßige Verbreitung der Psychotherapien und der Psychoanalyse anzuprangern; aber angesichts des konkreten Falls rät man schließlich doch einer großen Zahl von Personen zu diesen Behandlungsformen, in der Überzeugung, daß sie sie brauchen. Auch wenn die persönliche Erfahrung der Behandlung nicht unbedingt die Lösung aller Probleme in sich birgt, ist es klar, daß sehr viele Personen, die sich in Schwierigkeiten befinden, keine Möglichkeit einer anderen Hilfe als eben der einer psychotherapeutischen oder psychoanalytischen Behandlung haben; und viele von ihnen profitieren auch davon. Allerdings hat diese Situation etwas zutiefst Ungesundes und Anormales an sich, denn man schafft keine Abhilfe für das tiefe Unbehagen und die Leiden, die von dem Leben in einer immer unmenschlicheren Gesellschaft herrühren, indem man die Behandlungsmöglichkeiten multipliziert. Offensichtlich müßte das Übel an der Wurzel gepackt werden, indem man die Lebensweise verändert, die Gesellschaft verändert. Man kann nicht verlangen, daß eine einstündige wöchentliche Verabredung mit einem Techniker für menschliche Beziehungen, der der Therapeut ist, jemandem, dem es nicht gelingt, *menschliche* Beziehungen zu haben, diese ersetzen kann, wenn sie fehlen, oder den Schlüssel dafür liefern kann, wie man eine unlebbare Art, von den anderen behandelt zu werden und auch – warum es nicht zugeben? – die anderen zu behandeln, in etwas Lebbares verwandelt. Wenn das Leben, das wir führen, unbefriedigend ist, kann der Therapeut, wie wir gesehen haben, uns im besten Fall

einige zusätzliche Mittel an die Hand geben, damit wir es, aber nur in gewissen Grenzen, verändern können. Und doch vertrauen wir alle auf diese Art von Erfahrung, auf die Ideologie, die den Einzelnen rettet, indem sie das Unbehagen psychologisiert (und somit seine politischen Ursachen verbirgt), auf die magische Wirkung einer »technischen« Beziehung und auf die Faszination, die von Disziplinen und Wissenschaften ausgeht, welchen wir fast immer eine sehr viel größere Macht und Sicherheit zuschreiben, als ihnen in Wirklichkeit eigen ist. Was vom Therapeuten verlangt wird, ist viel mehr als die Beseitigung des Symptoms: es ist die Suche nach uns selbst, eine Führung, ein Weg, der uns helfen soll, Alternativen und Antworten zu finden für uns selbst und die sozialen Beziehungen, die nicht funktionieren. Aber es ist zu bezweifeln, ob der Therapeut wirklich ein aufgeklärter Führer sein kann. Im übrigen ist heute niemand in der Lage, eine Formel und eine Hilfe anzubieten, die auf organische Weise die Suche nach uns selbst und die Selbstverwirklichung mit einem politischen Vorhaben von Veränderung und Umstrukturierung der gesellschaftlichen Verhältnisse verbänden. Und das ist vielleicht das Kernproblem.

In diesem Zusammenhang rühren viele Fehler aus dem her, was man die *Fetischisierung der Psychoanalyse* nennen könnte. Die Psychoanalyse ist vor allem eine psychotherapeutische Methode oder eine Gesamtheit von Methoden, deren Charakteristikum ist, auf einer systematischen Erforschung des Unbewußten zu beruhen. Als Theorie und Doktrin ist sie ein System zur Interpretation des Menschen und der Gesellschaft, das zuerst von Freud erarbeitet wurde. Durch Analysieren der Träume, der Symptome, der Fehler, der Phantasien, beim freien Assoziieren und bei der Übertragungsarbeit legt das in Analyse befindliche Individuum einen langen Weg in sich selbst und seiner eigenen Vergangenheit zurück, zerlegt geduldig die eigene Psyche und baut sie mit Hilfe des Therapeuten wieder zusammen. Aber dieses Verfahren ist nicht einfach die Entdeckung der eigenen verborgenen Wahrheit noch die einzig mögliche Art und Weise, sich selbst zu verwirklichen, sondern es ist eine unter tausend möglichen menschlichen Erfahrungen, eine Begegnung mit einer ganz besonderen Methode, einer ganz konkreten Person, einer bestimmten Lebens- und Gesellschaftsauffassung. Es ist ein Lebensweg. Der psychoanalytische Weg dauert mehrere, zuweilen viele Jahre und kann je nach dem Analytiker und der Schule, der er angehört, ganz anders sein: aufeinanderfolgende Analysen bei verschiedenen oder gar verschiedenen Schulen angehörenden Analytikern lassen dieselbe Person ganz unterschiedliche Wege beschreiten. Man hat es nie mit der Entdeckung objektiver Wirklichkeiten zu tun: man arbeitet Interpretationen aus. Theoretisch ist der Prozeß nie zu Ende, er bietet jedoch viele alternative Wege und kann zu sehr verschiedenen Orten führen.

Sich nur zu fragen »Wozu dient die Psychoanalyse« bringt einen in gewissem Sinne schon vom Wege ab. In leicht provokatorischer Weise läßt sich behaupten, daß man die Psychoanalyse nicht annehmen oder ablehnen kann, weil sie sich schon bei uns zuhause niedergelassen hat, Teil der Denkweise des westlichen Menschens ist; und daß sie in anderer Hinsicht im Grunde *nicht existiert*, da sie vor allem ein historisches Phänomen ist, das der Psychologie und der modernen Psychiatrie eine Reihe sehr wichtiger Dinge hinterlassen und sich weitgehend in ihnen aufgelöst hat. Aus diesen Gründen hat es keinen Sinn, sich »für« oder »gegen« die Psychoanalyse auszusprechen.

Ich möchte hierauf genauer eingehen. Seit den 20er Jahren hat die Psychoanalyse in Europa und Amerika sich von der großbürgerlichen Kultur auf die Mittelstandskultur ausgedehnt, bis sie schließlich integrierender Bestandteil der Ausdrucksweise der Massenkommunikationsmittel, der Jugend, ja selbst des Kleinbürgertums wurde. Es ist nicht nur bedeutungsvoll, daß heute in der Alltagssprache korrekt von Lapsus, Verdrängung, Fehlleistung usw. oder vom Unbewußten gesprochen wird; was zählt, ist, daß sich das Selbst-Bewußtsein des Menschen in der bürgerlichen Gesellschaft im Verhältnis zur Psychoanalyse gewandelt hat. Unsere Kultur ist psychoanalytisch, und jeder hat auf widersprüchliche Weise an dieser Kultur teil. Die Art zu leben und die interpersonellen Beziehungen im Alltag zu interpretieren, die Arten von Selbstkritik, mit denen wir alle unsere Handlungen und Urteile überwachen, die Sprache selbst sind durchdrungen von der neuen Präsenz des Unbewußten und von der psychoanalytischen Art, diese Präsenz zu leben und zu interpretieren. Die besondere, vorsichtige, unsichere Schlauheit, mit der wir uns und die anderen einschätzen, drückt sich in Interpretations- und Selbstkontrollmechanismen aus, die nichts anderes sind als die Introjektion der Freudschen Methode auf der Ebene des Selbst-Bewußtseins im Alltäglichen. Die Bewußtseinsstruktur und sogar der psychische Apparat des zeitgenössischen Menschen sind durch die Psychoanalyse modifiziert worden.

Dies ist auch der Grund, warum man nicht von Psychologie und Psychiatrie sprechen kann, ohne auch von Psychoanalyse zu sprechen. Aber auf technischerer Ebene, in den psychiatrischen Therapien, den Psychotherapien und dem Studium der Krankheits- und Heilungsmechanismen, hat sich die Psychoanalyse verändert, sie ist nicht mehr die von Freud. Nach Freud haben 50 Jahre Studium und Erfahrung, neue, zuweilen »auf Freuds Spuren«, zuweilen distanzierter oder kritischer formulierte Beiträge unsere Interpretation von psychischem Unbehagen und seiner Behandlung und den Begriff von Psychoanalyse selbst verändert. Es gibt heute noch eine »orthodoxe« Psychoanalyse, die sich im Hinblick darauf, wie Freud sie wollte, relativ wenig verändert hat oder diese Veränderung bagatellisiert, nämlich die traditionalistische, »akademische« Psychoanalyse, wie sie von den Psychoanalytischen Gesellschaften durch einen rigiden Mechanismus der Reproduktion der Ideen und der Macht gehütet und überliefert wird; aber viele Anzeichen sprechen dafür, daß sich dieser Konservatismus allmählich abnutzt und am Zerfallen ist. Die Grenze zwischen der psychotherapeutischen Behandlung und vielen anderen Arten und Methoden von Psychotherapie ist in Auflösung begriffen: es entstanden die Gruppenanalyse, die »kurzen«, psychoanalytisch orientierten Psychotherapien, die (von Freud nicht vorgesehene) psychoanalytische Behandlung von Psychosen, »nicht orthodoxe« und doch von Freud abgeleitete Behandlungsmethoden; die Jungsche Analyse hat neue Erfahrungen, Methoden und Perspektiven beigetragen; viele Psychoanalytiker benutzen nicht immer die Couch und lassen es zu, daß der Patient sie anschaut; es entstand die institutionelle Psychoanalyse. Es gibt Patienten, die in intensiven oder »kurzen« Psychotherapien Kenntnis über die wichtigsten Knotenpunkte ihres Unbewußten erlangen und sich dadurch für den Rest ihres Lebens verändern; andere, denen es nach Jahren »orthodoxer« psychoanalytischer Behandlung auf der Couch und mit freiem Assoziieren nicht gelungen ist, ihre ernstesten inneren Probleme anzugehen. Viele analytisch orientierte Psychotherapien sind echte Analysen im Freudschen Sinn (Freud selbst machte kurze Psychotherapien und nannte sie Psychoanalysen). Die besten Psychoanalytiker sind zumeist eben die kreativeren, vorurteilsloseren und weniger orthodoxen; so habe ich selbst akkreditierte und von der Orthodoxie ordnungsgemäß abgesegnete Psychoanalytiker kennengelernt, die schwere Persönlichkeitsstörungen mit sich herumtrugen und pathologische therapeutische Beziehungen herstellten, und andere, die beste Ergebnisse erzielten, indem sie sich entschieden von den Methoden loslösten, die sie gelernt hatten. Kein Therapeut und kein Psychiater, der ein Minimum an Bewußtsein und Kompetenz hat, stellt sich heute auf einen Standpunkt außerhalb der Psychoanalyse (es sei denn, er wendet ganz besondere Methoden an, etwa solche behaviouristischen Ursprungs); wir können nur unterscheiden zwischen therapeutischen Beziehungen, die systematischer und traditioneller an Freud orientiert sind (Psychoanalysen im engen Sinne), und solchen, die in mehr und minder großem Maße davon abweichen. Eine genaue Demarkationslinie gibt es nicht mehr, sie hat sich aufgelöst.

Und doch neigt der Mythos der Psychoanalyse oder, wie oben gesagt, ihr Fetischismus dazu, sich zu verbreiten und zu verstärken; ebenso verstärkt sich tendenziell auch die Macht der Psychoanalyse. Ich denke, daß dieses Phänomen komplexe und trotzdem genau bestimmbare historische Ursachen hat, daß es unter anderem mit der wachsenden Schwierigkeit zusammenhängt, zu den Widersprüchen und Bedürfnissen unserer westlichen Gesellschaft angemessene politische Alternativen zu konzipieren; aber es ist nicht möglich, an dieser Stelle anzufangen, all das zu untersuchen. Auf jeden Fall ist es wahrscheinlich, daß die Psychoanalyse sehr oft als Symbol für einen optimalen Weg zur Heilung angesehen wird, als angesehenes

Markenzeichen für eine Therapieform, die aus irgendeinem Grund den anderen überlegen, »tiefgreifend« ist. Es wird nicht nur übersehen, daß die Psychoanalyse im engen Sinne nur eine Methode ist, anwendbar und nützlich bei einer ziemlich begrenzten Anzahl von Fällen, sondern die Tendenz geht dahin, auch zu übersehen, daß niemand, auch nicht die Psychoanalytiker, über höhere, geheimnisvolle Kräfte verfügt, den Schlüssel zur Psyche und zur Gesundheit besitzt; daß auch viele andere eine ebenso wirksame Hilfe leisten können; und daß es unendlich viele Möglichkeiten gibt, aus psychischen Schwierigkeiten herauszukommen, die oft nicht einmal eine »technische« Hilfe umfassen müssen und jedenfalls nie darin bestehen können, daß die eigenen Entscheidungen und die eigene Psyche an einen Spezialisten oder seine Ideologie delegiert werden.

Kurz und gut, ich glaube nicht, daß sich eine allgemeingültige Regel aufstellen läßt, wonach entschieden werden kann, wann man eine Therapie in Anspruch nehmen muß und wann nicht, und welche Art von Therapie vorzuziehen ist: das ändert sich von Fall zu Fall. Aber es erscheint mir wichtig, daß jeder, bevor er eine wie auch immer geartete psychiatrische Therapie beginnt, über möglichst viel Wissen und Kritikfähigkeit bezüglich dieses Themas verfüge. Auf die Frage »Wozu dient Therapie« kann man also antworten, daß Therapie manchmal nützlich ist, daß es sich jedoch um ein Mittel handelt, das mit Vorsicht und mit größtmöglicher Bewußtheit zu benutzen ist, wobei so wenig wie möglich delegiert werden soll. Dieser Aufsatz sollte ein elementarer Beitrag zur Bildung eines kritischen Therapiebewußtseins sein, ein dem Patienten gebotenes minimales Instrument zu seiner Verteidigung.

Anmerkungen

[1] G. Magherini, *Evoluzione dei bisogni e ruolo della psicoanalisi nelle istituzioni pschiatriche,* Handdruck, Florenz 1976

[2] G. Jervis, *Kritisches Handbuch der Psychiatrie,* Syndikat, Frankfurt am Main 1978, S. 150–154 und S. 179–186. Zur Vertiefung vieler auf diesen Seiten gebrauchter Begriffe verweise ich auf das Stichwort »Psychotherapie« (S. 364–383) und auf das 5. Kapitel (*»Heilung und Therapie«,* S. 157–215) desselben Buches.

8. Psychiatrie als Unternehmen?

Wenn es stimmt, daß die Präsenz des Wahnsinns und der Ausgrenzung in Irrenanstalten uns direkt und heftig vor politische *Probleme* immenser Bedeutung stellt, so bildet die Psychiatrie keine *Antwort* auf diese Probleme, höchstens eine reformistische, karitative, provisorische oder, schlimmstenfalls, vollkommen mystifizierende Antwort; die Psychiatrie ist, kurz gesagt, noch Teil des Problems. In diesem Sinn können die Versprechungen der *alternativen* Psychiatrie (je nach Etikett »befreiend«, »links«, »subversiv«, »Anti-« usw.) heute eine ziemlich präzise konservative politische Bedeutung haben, die darin besteht, daß sie die Studenten und die Massen glauben machen, daß politische Probleme sektorell und partiell gelöst werden können, spezifischer gesagt, daß man das Leiden und den Wahnsinn, das Vorurteil und den Ausschluß auf der Ebene von Gedanken, guten Gefühlen und (womöglich »demokratischen« und »antiinstitutionellen«) Reformen im Therapie- und Versorgungsbereich bekämpfen und besiegen kann, ohne ihre Ursachen erkennen, treffen und umstürzen zu müssen, deren Bedingungen strukturell, politisch und klassenspezifisch sind. Das Bild einer Psychiatrie, die sich nicht mehr im Irrenhaus abspielt, Konflikte löst, technisch fortschrittlich und doch menschlich ist, ist am zweckdienlichsten für die Aufgaben, die die Machthabenden in der spätkapitalistischen Gesellschaft von dieser Fachrichtung verlangen. Die bürgerliche Ausübung der Psychiatrie betrifft heute nicht mehr so sehr die Praxis der Absonderung in Irrenhäusern als vielmehr die allgemeine Manipulation des Bewußtseins und die Verhaltenskontrolle. Die Anti-Irrenhaus-Psychiatrie als Problem*lösung* eignet sich für solche Zwecke. In dem Augenblick, in dem die Psychiatrie und die institutionelle Erneuerung noch als Aufgabe angegangen wird, die sich ganz innerhalb der Psychiatrie stellt, d.h. innerhalb einer Bemühung, Therapie und Versorgung zu verbessern und einzelne Unterdrückte und Ausgeschlossene aus dem Irrenhaus zu befreien, besteht nur eine einzige Möglichkeit, ein korrektes Bild von ihr zu zeichnen, nämlich das realistische und reformistische Bild eines Unternehmens oder, im besten Fall, eines *Abenteuers* (wie in dem schönen Buch von D. Martin), das aus Begeisterung, aus der Mobilisierung von Menschen und gesundem Menschenverstand, aus dem Kampf gegen kleinbürgerlichen Unverstand und bürokratische Hindernisse und auch aus psychiatrischen und sozialpsychiatrischen, wohlgemerkt in bester Absicht eingesetzten, Manipulationstechni-

ken besteht. So gesehen wird der Wert der Entwicklung in einem alten, neuen oder »antiinstitutionellen« psychiatrischen Krankenhaus, in einer therapeutischen Gemeinschaft oder in einem Dezentralisierungsprojekt für Versorgung außerhalb des Krankenhauses von den Initiatoren immer nach einer typischen Denkweise und nach einem typischen Bewertungskriterium eingeschätzt: nach der Effizienz für interne Ziele. Die Ziele sind letztlich die Leistungsfähigkeit des Projekts, also seine Produktivität, die gemessen werden kann an der Einsparung, an der Verminderung oder Zunahme der Betreuten oder der Anzahl der Betten, an den Fürsorgeleistungen, an dem institutionellen »Erfolg« oder dem Bekanntheitsgrad, der Macht und der Karriere der Initiatoren selbst. Die Logik ist, mit einem Wort, noch immer die eines kapitalistischen *Unternehmens,* und sie bleibt das auch, solange sie weiterhin bestriebs*interne* Logik ist. So verstanden, enthüllt die Psychiatrie ihr wahres Gesicht: sie ist keine radikale Psychiatrie, sondern eine *bloß verwaltende* Psychiatrie.
Aber eben diese Grenzen weisen den einzig möglichen Weg, um aus dem Widerspruch herauszukommen. Die Probleme, die die Psychiatrie aufwirft, stellen sich uns, wenn eine korrekte politische Lesart und Interpretation gegeben ist, solcherart dar, daß sie nicht mehr innerhalb des theoretischen und praktischen Bereichs gelöst werden können, der durch die dieser Fachrichtung eigene Thematik definiert ist. Gerade deswegen verweisen sie uns auf ein umfassenderes politisches Terrain, wo auch die Psychiatrie zum Anlaß wird für eine Analyse und ein Engagement, deren Mittelpunkt und Begründung *außerhalb* ihrer technizistischen und reformistischen Logik zu finden sind. Die Psychiatrie, die Antipsychiatrie, die psychiatrische Institution, die Antiinstitution sind nicht mehr *Ziel* und *Zweck* einer Tätigkeit, die sich immer im Kreise dreht, von Gewalttätigkeit und Mystifikation ausgehend über humanitäre Erneuerungen und therapeutische Pflästerchen zu weiteren Mystifikationen kommt, sondern sie werden zu einem Instrument kollektiver Klärung und zu Initiativen, die Anstöße geben und Beiträge leisten wollen zu den politischen Kämpfen (und denen der Bürgerrechtsbewegung), die in den psychiatrischen wie in den Allgemeinkrankenhäusern, in den Fabriken, bei der Bevölkerung der Stadtteile und in den Schulen das Anwachsen einer klassenbewußten Gegenmacht zum klaren Ziel haben.
Man stößt hier wieder auf ein Thema und eine Diskussion, die vor mehreren Jahrzehnten schon die sozialistische Bewegung beschäftigten. Wenn ein gebildeter und aufgeklärter sozialistischer Arzt es für seine Pflicht hält, in die Berge zu gehen, um die Armen in ihren Hütten kostenlos zu behandeln, welchen Sinn hat das? Sicherlich hat es einen Sinn für *jene* Armen. Aber darüber hinaus und politisch gesehen? Leider ist auszuschließen, daß es sich hier um eine aktive Errungenschaft der Begünstigten, also um ein mit *ihrem* Kampf erworbenes Recht handelt, und ebenso auszuschließen ist, daß diese guten Taten im wesentlichen vollbracht werden,

da sie der Seele ihres Urhebers edle Gefühle und ein gutes Gewissen bescheren (aber was das betrifft, so sollte man lieber nichts beschwören); also bleiben nur noch zwei Alternativen, und die interessieren uns: entweder stellt die kostenlose Untersuchung die an und für sich schon bedeutungsvolle und wirksame Vorwegnahme einer *alternativen Medizin* dar, oder sie gehört als Kampfinstrument mit zur Strategie beim Aufbau einer klassenbewußten Gegenmacht durch das Volk. »Alternative« Psychiatrie zu machen hat, wenn man es genau bedenkt, leider nicht mehr Bedeutung (sondern wahrscheinlich heute eine viel geringere), als es Ende des letzten Jahrhunderts in einem oft schwärmerischen und nicht durchweg naiven sozialen Klima hatte, kostenlose Krankenbesuche bei den Armen zu machen. Ganz anders sieht es jedoch aus, wenn die Medizin (oder die Psychiatrie), anstatt in sich selbst ein alternatives Projekt oder, noch schlimmer, eine wiedergutmachende, karitative und noch immer auf subtile Weise katholische Praxis sein zu wollen, einfach ein Instrument wird, das im Rahmen eines politischen Vorhabens auf unterschiedlichste Weise eingesetzt wird.
Im allgemeinen wird eine derartige Hypothese kritisiert und als vulgär zurückgewiesen. In diesen Kritiken kommt in unterschiedlichster Verkleidung die alte christliche, moralistische und auch ein wenig terroristische Argumentation über die in sich selbst gründende Berufung des Arztes wieder zum Vorschein, über die (womöglich »linke«) berufliche Praxis als Lebensinhalt, Einfachheit und sich selbst erfüllende Hingabe; und man denkt und unterstellt in drohender Weise, daß diejenigen, die, nicht an den revolutionären Wert der psychiatrischen Erneuerung glaubend, diesem Schema nicht zustimmen, entweder egoistische und unengagierte Intellektuelle mit Privatpraxis sind oder aber Zyniker, die »den Kranken instrumentalisieren« für äußere politische Zwecke, womöglich auf unlautere Weise im Interesse einer Partei. In Wirklichkeit liegen die Dinge keineswegs so: Man kann sogar behaupten, daß ganz im Gegenteil gerade der Anspruch, der Psychiatrie (wenn auch der »antiinstitutionellen«) eine *unmittelbare* Bedeutung als politischer Befreiung und eine revolutionäre Nützlichkeit zuzuschreiben, die sie absolut nicht haben kann, ständig ihre Bedeutung entstellt und Verzerrungen und Fehler hervorruft. Zum Beispiel bringt er die Psychiater dazu, spontaneistisch, aktivistisch und sektiererisch zu arbeiten, permanent die kulturellen Probleme zu unterschätzen, fürsorgerischen Praktiken, die in Wirklichkeit, wenn sie nicht ausreichend überwacht werden, unangenehme paternalistische Züge annehmen, eine subversive Bedeutung zuzuschreiben. Sich dagegen über die jedweder psychiatrischen Praxis inhärenten politischen Grenzen klar zu sein, kann nur zur Reflexion anspornen und zur bescheidenen Aufmerksamkeit für die Bedürfnisse des Patienten, und zwar dort, wo sie wirklich entstehen, d.h. in seinem Arbeits- und Lebensbereich, und auch zu einer bewußten, konstanten und stets erneuten Durchbrechung

jener Barrieren, die zumeist trennend aufgerichtet sind zwischen dem akademisch ausgebildeten Psychiatriearbeiter und seinen Patienten in dem ihnen vorbehaltenen technischen Raum einerseits und der Bevölkerung der Dörfer und Stadtviertel, der Arbeiterklasse, allen, die für eine andere Gesellschaft kämpfen, andererseits. Korrektes Ziel dieser Handlung ist also nicht, die Psychiatrie mit einem wirkungslosen Willensakt zu *negieren* (was in Wirklichkeit zu dem Resultat führt, daß ihre Privilegien und ihr Handlungsbereich voll und ganz erhalten bleiben), sondern sie im Gegenteil auf kritische Weise zu *benutzen*, gerade um in erster Linie ihre Grenzen aufzuzeigen. Konkret gesagt, handelt der Psychiater hier also durch Therapie und Betreuung, durch bewußte und mutige Therapie und Betreuung, die darauf hinzielen, ebensosehr eine individuelle und kollektive Bewußtwerdung zu fördern wie die Störungen, das Leiden zum Verschwinden zu bringen; aber er verfolgt zugleich ein genaueres Ziel: er will den Patienten, ihren Familienangehörigen, den Menschen überhaupt helfen zu verstehen, daß die psychologischen und psychiatrischen Widersprüche gesellschaftliche Widersprüche reflektieren. Dies impliziert unter anderem, daß man den Menschen helfen muß, die Tendenz zur Delegierung der sozialen Probleme an die Spezialisten, insbesondere an die Psychiater zu kritisieren; daß man kämpfen und sich gemeinsam organisieren muß, um die Lebensumstände erkennen und verändern zu können, die psychisches Elend, Demütigung und Leiden verursachen; daß man die gefährliche Faszination, die von den Seelentechnikern und ihrem Fach ausgeht, entmystifizieren muß.

9. Der undankbare Patient

Wenn man von dem Rousseauschen Gedanken ausgeht, daß der Mensch von Natur aus gut ist, so besteht seine Erziehung in der Unterstützung seiner natürlichen Neigungen. Diese Aussicht führt jedoch zu verwirrenden Widersprüchen.[1] Man hat es hier mit einer *permissiven* Erziehung zu tun: das Kind wird ermutigt, auch in dem, was es an natürlicherweise Ungehemmtem und sogar Unordentlichem an sich hat, es selbst zu sein; und man nimmt an, daß es das nicht ausnützt, sondern sich von selbst reguliert. Diese Pädagogik hat leider ihre Grenzen: sie kommt nie dazu, bildend zu sein (da sie selbstverständlich annimmt, das Kind forme sich von alleine), vermittelt also keine Kultur, und außerdem ist sie notgedrungen nur *berichtigend*, was gleichbedeutend ist mit nur repressiv. Wenn sich das Kind nämlich entgegen allen Annahmen als rebellisch erweist, wiederholt Fehler macht, also nicht nur gute, sondern auch etwas perverse Natur zeigt, dann erweist sich die Fragilität des optimistischen Naturalismus bei der Erziehung: die Repression bricht um so ungeduldiger und heftiger hervor, je eifriger sie hinausgezögert wurde. Eben die Tatsache, daß vorausgesetzt wurde, das Kind sei von Natur aus gut, führt dazu, daß es, sowie die Ausnahme entdeckt wird, für unnatürlich böse gehalten wird. Die Gleichsetzung von »guter« Natürlichkeit und sozialer Erwartung negiert den historisch bestimmten Charakter der letzteren und betont den kategorial inakzeptablen Charakter der Abweichung.

Wenn der Antiautoritarismus nicht Grundsatz desjenigen ist, der die Macht fordert, sondern desjenigen, der sie ausübt, enthüllt er sein wahres Gesicht: er ist paternalistisch und heuchlerisch. Die Macht auf nicht autoritäre Weise zu verwalten funktioniert nur, solange alles in den vorhergesehenen Bahnen verläuft, also nicht sehr lange, wenn der Verwaltete etwas anderes vorzuschlagen hat, einen eigenen, abweichenden Willen vertritt. Und dies ist leider stets der Fall. Das Kind kann nicht der Natur überlassen bleiben, in erster Linie, weil es unterläge, wenn ihm nicht geholfen würde; darüber hinaus erweist es sich unweigerlich als alles andere als engelhaft, wenn es erst einmal seinen Wünschen ausgesetzt ist. Seit Freud wissen wir, daß die Kinder kleine pervers-polymorphe Ungeheuer sind; die antiautoritären Kinderkommunen sind gescheitert, und William Golding hat dafür gesorgt, uns (in *the Lord of the Flies*) sehr gut vor Augen zu führen, welch grausame Dinge schließlich geschehen, wenn einer Schar Kinder im vorpubertären Alter die Freiheit gelassen wird, sich auf einer einsamen Insel selbst zu verwalten.

Der Optimismus desjenigen, der in den Erlebnissen eines in Schwierigkeiten steckenden oder unter psychischen Störungen leidenden Individuums nur ein plattes und mechanisches Aufeinanderfolgen äußerlicher Mißgeschicke oder eine lehrreiche Reihe von sozialen Härten ohne jede Beziehung zu den inneren Wiedersprüchen der Person sehen will, ähnelt näher besehen der Rhetorik gewisser Erziehungsromane aus dem 19. Jahrhundert, wo die unbefleckte Güte des Kindes schließlich dank der Geduld, mit der es den Bosheiten der anderen begegnet, und dank der Hilfe einiger großmütiger Erwachsener triumphiert. Der Mechanismus des Erziehungsromans sieht vor, daß der Knabe oder das Mädchen, zwar ohne Arg oder ernstere Widersprüche, zugleich jedoch ewig unreif und daher voller verzeihlicher Fehler, an ganz unerheblichen Charakterschwächen leidet, die in ihrer Genese ebenso zufällig wie zuweilen in ihren bedauerlichen Auswirkungen folgenschwer sind. *Les malheurs de Sophie*, früher ein sehr bekanntes Buch, ist ein Musterbeispiel für diesen Optimismus.

Noch heute ist die Tradition lebendig, wonach der Unreife, indem er nach und nach wie die anderen wird, aus seiner Larve schlüpft, also lernt, aber nur, weil er zu guter Letzt seine grundsätzlich gute Natur verwirklichen kann. An das wichtigste für Kinder geschriebene Werk aus dem 19. Jahrhundert, nämlich die beiden Bücher von *Alice,* soll hier nur erinnert werden, weil es dieses Schema nur zum Teil umkehrt. Der traumartige Trip eines 7 1/2jährigen Mädchens in eine Welt von schwachsinnigen Erwachsenen und lächerlich gemachten und umgedrehten erzieherischen Kinderreimen (man muß Martin Gardner und seiner wundervollen kritischen Ausgabe des Buches von Carrol, *The annotated Alice*, dafür dankbar sein, daß er die Originalreime ausfindig gemacht hat) übermittelt eine Botschaft, die sich, gerade weil sie in einer surrealen und absurden Welt angesiedelt ist, einer Alternative öffnet, nämlich der einer im Vergleich zur gewohnten *anderen* Vernunft. Aber dieses Schema läßt das Bild einer asexuellen weiblichen Präadoleszenz ohne wirkliche Bosheit ebenfalls unangetastet. Nur bei *Pinocchio* von Collodi kann man den roten Faden einer subtilen Amoralität wiederfinden: Pinocchio *lernt nie,* bewahrt sich perverse Züge, ähnelt in einzigartiger Weise einem »abnormen Charakter«; und es ist interessant, wie er durch diese Schwererziehbarkeit dem Leser das Drama eines greifbaren Antikonformismus vermittelt.[2]

Der psychiatrische Optimismus schlägt sich mit analogen Formen von Rhetorik herum. Er akzeptiert zuweilen das Vorhandensein von inneren Widersprüchen im Individuum, aber unter der Bedingung, sie zu bagatellisieren als zufällige Schwächen, die zu seiner Infantilisierung beitragen. Wie bei der berichtigenden Pädagogik kommt auch eine gewisse permissive und optimistische Psychiatrie, im Vertrauen auf die grundsätzliche Güte und Gesundheit des nur als Opfer gesehenen Patienten und in ihrer Blindheit für den komplexen Charakter seiner Widersprüche, recht bald zu dem Schluß, daß der Gegenstand soviel generöse Aufmerksamkeit, viel Geduld und Toleranz erfordert, eine Führung braucht, weil er unreif und unbesonnen, moralisch noch fragil ist und nur wachsen und seine wahre Natur äußern muß, die vielleicht eine außerordentliche Güte in sich birgt. Aber auf diese Art und Weise wird nicht nur die Krankheit »negiert«, sondern die Persönlichkeit des Patienten selbst: die Störung, das unangemessene Verhalten, der irritierende, zusammenhanglose, dauernd wiederholte Satz, das »verrückte« Gebaren werden toleriert, aber nicht respektiert, nicht als etwas vollkommen Menschliches gesehen, werden als Schlacken abgetan, geduldig ertragen, ja sogar ignoriert mit der gleichen Einstellung, mit der jener »antiautoritäre« (im wesentlichen jedoch auseinandersetzungsunfähige) Erzieher es vorzieht, die Botschaften, die ihm durch die Extravaganzen und Bosheiten des Kindes übermittelt werden, nicht aufzugreifen, sondern dulderisch darauf zu warten, daß es »vorübergehe« und das Kind »größer werde«.

Aber auch diese Art von Rationalisierung oder von Negation der Widersprüche ist nicht ausreichend, weder um die Frustration des Psychiaters noch um die Auflehnung seines Betreuungsgegenstandes zu handhaben. Der Betreute beträgt sich, vor allem, wenn er ernsthafte Schwierigkeiten mit sich selbst hat, wenn er hartnäckig unpassende Reaktionsschemata aufweist, weiterhin *schlecht*, greift nicht auf die richtige Weise nach der Hand, die ihm entgegengestreckt wird, und macht sich schließlich unangebrachter Dankbarkeit schuldig, gibt auch auf die Geduld, die ihm zuteil wird, unangemessene Antworten. Der Roman aus dem 19. Jahrhundert bekommt Risse: auch die wohlwollende Psychiatrie wird berichtigend und bestrafend, mit dem gleichen Maß an ungeduldiger Gewalt. Die Permissivität des *Umerziehers* erweist sich dann als das, was sie von Anfang an war: eine Form von Gleichgültigkeit, die Weigerung, sich zu engagieren, etwas zu wagen, Urteile abzugeben.

Und doch war diese Permissivität vielleicht schlauer, als man auf den ersten Blick annehmen konnte. Permissivität ist oft der erste Schritt eines repressiven Kalküls, das Warten darauf, daß der Andere, der Betreute, sich in Unannehmlichkeiten bringt, um ihn im richtigen Moment wieder erwischen, in Schuldgefühle treiben, unter den besten Bedingungen unterdrücken zu können. Der Unterdrücker wird, falls es Ärger gegeben hat, beweisen, daß er nichts damit zu tun hatte, und er wird dann im Nachhinein mit der ganzen Kraft dessen, der schon zuviel Geduld aufgebracht hat, eingreifen können. Oder er wird, noch subtiler, darauf verzichten, direkt und persönlich einzugreifen, wodurch dann seine Glaubwürdigkeit als Wohltäter, der bis zuletzt dafür gekämpft hat, zu befreien, ohne jemals zu unterdrücken, unangetastet bleibt: Er läßt die Konfrontation woanders stattfinden, überweist anderen die Aufgabe, zu unterdrücken.

Eben die Einstellung, daß man hatte vermeiden wollen, den Betreuten bei der Einschätzung seiner natürlichen geistigen Gesundheit als krank oder deviant zu etikettieren, führt also erneut zur Repression. Wer, ohne daß ihm wirklich geholfen wurde, einer illusorischen Freiheit zurückgegeben wird, sieht sich ins Verderben gestürzt; und dann macht er auch Fehler, wie es im Grunde vorgesehen war. Wer noch nicht gelernt hat, wie man sich in der Gesellschaft benimmt, wird immer wieder stolpern. Die Vorstellung von dem, was pathologisch sei, im Namen der Ablehnung diagnostischer Objektivierung zur Tür hinausgejagt, kommt als soziale Devianz verkleidet zum Fenster wieder herein; wer aus dem Betreuten keinen mit Krankheit Behafteten hatte machen wollen, der macht ihn jetzt zum Schuldigen. Nicht zufällig entpuppt sich Szasz, der als erster und mit größtem Nachdruck den »Mythos der Geisteskrankheit« als Mystifizierung und repressive Ideologie angeprangert hat, vollkommen konsequent (und die Verantwortung dafür auf sich nehmend) als konservativer Moralist, der entschieden und explizit für eine freigebige Ausübung der Todesstrafe plädiert. Man muß seine diesbezügliche Aufrichtigkeit schätzen; aber nicht alle sind ebenso rigoros.[3]

Der Grundgedanke, von dem die permissive und optimistische Psychiatrie ausgeht, ist edel und hat eine ganz präzise Rechtfertigung: die Person nicht mit ihrer Pathologie gleichsetzen zu wollen. Es wird jedoch eine naive Alternative konzipiert, die in der Illusion, die psychiatrische Versorgung außerhalb der gesellschaftlichen Machtstrukturen ansiedeln zu können, schließlich zu dem Glauben führt, daß diese, so wie sie ist, perfektibel sei, einfach durch die generelle Zugabe von gutem Willen und Toleranz gegenüber dem Patienten.

Es ist somit kein Zufall, wenn die Person, die Objekt von Betreuung ist, zuweilen als mit jener besonderen Unschuld begabt gesehen wird, die das Antlitz der Einfältigen und derjenigen, die viel gelitten haben, erleuchtet: das Böse ist ganz auf der einen Seite, das Gute kennzeichnet die Seite des Opfers. Die Perspektive ändert sich auch dann nicht wesentlich, wenn diese Stereotypie mit kaum merklichen Schritten noch weiter fetischisiert wird: der Ausgeschlossene, die als »wahnsinnig« etikettierte Person, derjenige, den die Umstände aus der Norm herausgedrängt haben, wird in seiner Schwäche unberührt und rein, eben aufgrund seines Andersseins. Das angebliche Fehlen von psychischen Widersprüchen (was soviel heißt wie die *Negation* der psychischen Störung als menschlichen Problems) wird in Immunität gegen die Verurteilung durch die Welt verwandelt; das Opfer nimmt eine Wahrheit an, nämlich *etwas anderes* zu sein im Vergleich mit einer ungerechten Norm, und verkehrt die negative Form des Ausschlusses ins Positive. Das Rousseausche Modell bleibt so Grundlage der Mystik des Ausgeschlossenen. Aus diesem Modell werden die umsichtigeren Philosophen die tragischsten und fernsten Fälle auswählen, sie in Verkörperungen von Protest verwandeln, um sie so zu betrachten und zu beschreiben, daß Bücher daraus werden, wie z.B. bei dem von

Foucault beschriebenen Fall von Pierre Rivière; die reformistisch-praktizistischen Wohltäter hingegen wählen die harmlosesten Beispiele, um eine permissive und »befreiende« Pädagogik zu betreiben, die nicht ohne unangenehme Reklameaspekte ist.

Anmerkungen

[1] Siehe M. Horkheimer, »Egoismus und Freiheitsbewegung« (1936), in *Traditionelle und kritische Theorie,* S. Fischer Verlag, Frankfurt.

[2] Ich erlaube mir, in diesem Zusammenhang auf mein Vorwort zur NUE-Ausgabe von *Pinocchio* (Einaudi, Torino 1968) hinzuweisen.

[3] Es ist nicht so einfach, die Alternative zwischen den beiden vom psychiatrisch Betreuten (bzw., um die Dinge zu vereinfachen, vom Verrückten) existierenden Bilder, nämlich das des unverantwortlichen Kranken, der behandelt und nicht bestraft werden muß, und das der verantwortlichen Person, bei der Verantwortung geweckt werden kann, zu überwinden oder neu zu formulieren. Die erste der beiden Einstellungen, das erste Bild von Wahnsinn, entspricht einem ganz klaren Vorschlag, der, so kann man sagen, die Psychiatrie als Idee und ihre Geschichte begründet. Dieser Vorschlag besteht darin, bestimmte Personen als nicht verantwortlich und nicht strafbar für ihr ungebührliches und unsoziales Verhalten zu erachten, weil sie sich dessen nicht bewußt sind: man muß sie also absondern und behandeln, nicht büßen lassen. Aber dieses Bild macht den Kranken in dem Moment, in dem es ihn der Verantwortung enthebt, zum Objekt. Da er kein Urteilsvermögen mehr hat, ist er nicht in der Lage zu verstehen, also ist er kein Mensch. Die Art von Behandlung, der er unterzogen wird, ist dann unmenschlich, weil der *Habeas corpus* nicht mehr gegeben ist.

Die zweite Einstellung besteht darin, in dem Patienten jemanden zu sehen, der mit Würde begabt ist, an der Geschichte teil hat, zur Freiheit und *somit* zur Einsicht fähig ist. Aber durch dieses Prinzip, das am Anfang des 19. Jahrhunderts die Grundlage für die *moralische Behandlung* bildete, läuft man Gefahr, das Psychiatrieproblem wieder zu seinem Ausgangspunkt zurückzuführen. Wenn es nämlich notwendig ist, in dem Betreuten Verantwortung zu wecken, um ihn zu behandeln, so muß man ihn für verantwortlich halten. Das bedeutet, daß man ihn bestrafen muß, wenn er Fehler macht, oder daß man ihn einer berichtigenden Pädagogik anvertrauen muß, von der auf diesen Seiten die Rede ist; oder aber man muß alle Gefahren einer *bildenden* Erziehung-Umerziehung auf sich nehmen, die bewußt Werte vermittelt und unangenehmen Autoritätsproblemen nicht ausweichen kann.

10. Der Mythos der Antipsychiatrie*

1. Einleitung. Das Problem

Die Krise der herrschenden Normalität (oder besser: die Krise des herrschenden Bildes von individueller Normalität) spielt eine wichtige und höchstwahrscheinlich extrem fruchtbare Rolle in der aktuellen Phase des antikapitalistischen Kampfes. Die Opposition der am meisten politisierten Schichten greift ein weit verbreitetes Unbehagen auf und systematisiert es: eine vielgestaltige und breit gestreute Insubordination, die in widersprüchlichen Formen das ausdrückt, was wir als allgemeine Krise der Selbstverständlichkeit bürgerlicher Ethik bezeichnen könnten. In zugespitzterer Form als vielleicht in anderen Zeiten des Niedergangs von Institutionen und des ökonomischen Verfalls schafft das Unbehagen jetzt unerwartete Fluchtlinien und radikalisiert sich – insbesondere unter den Jugendlichen und in den Frauenbewegungen – zur Aufkündigung des Konsens, zu Verweigerungen, zu Antagonismen und neuartigen Kampfperspektiven.

In diesem Zusammenhang sind bedeutsame Fragen Allgemeingut geworden. Wer ist in Ordnung? Wer ist normal oder anormal, und warum? Wer setzt diese Definitionen fest? Ist nicht vor allem der herrschende Maßstab abzulehnen, der Normalität mit Konformismus gleichsetzt? Welches sind die tödlichen Wirkungen, welches die Täuschungen dieser Normalität? Gibt es eine alternative Normalität?

Und weiter: gehören nicht die »Andersartigen«, die »Ausgeschlossenen«, die »Nicht-Normalen« – da sie Ausdruck eines gesellschaftlichen Widerspruchs sind – zu den aktiven Protagonisten eines Kampfes, der sich ausweiten wird? Wenn die Normalität ein psychologischer Krebs ist, ist dann nicht der Wahnsinn vielleicht Suche – und Ausdruck – einer Wahrheit? Wenn es zur Veränderung der Gesellschaft nötig ist, sich *sofort* das Problem einer anderen Lebensweise zu stellen, heißt das nicht vielleicht, zuerst in jedem von uns die Maschine bürgerlicher Normalität, den psychologischen Apparat des Kapitals zu *zerstören?* Genauer gesagt: Wenn es eine Entfremdung des Bedürfnisses gibt, die gemeinhin dazu führt, gerade das als befreiend zu fordern, was normalisiert und versklavt, worauf wird sich dann das Anwachsen eines wirklichens Dissens[1] gründen, wenn nicht auf einen entschiedenen Sprung aus den geschlossenen Kreisen der Normalität, des Gehorsams, der Disziplin und des Konformismus?

Man sieht sogleich, daß ein Teil dieser – so formulierten – Fragen vereinfachende oder regressive Antworten nahelegt oder voraussetzt. Aber

---

* Erstmals deutsch publiziert in: G. Jervis/F. Rella, *Der Mythos der Antipsychiatrie,* Merve, Berlin 1978. Übersetzung: Ulrich Wienand.

niemand kann klare Antworten geben. Diese Probleme sind tatsächlich systematisch verschleiert worden, sowohl durch die bürgerliche Ideologie (oder besser: durch ihren herrschenden und typischsten Teil) als auch durch die traditionelle Linke und den akademischen Marxismus. Unter denen, die die Thematik des Dissens und des Unbehagens aufgreifen und betonen, gibt es sehr verschiedene Strömungen und Richtungen: alles in allem gibt es heute mindestens zwei Tendenzen. Die eine – sie wird von einer Minderheit vertreten – läßt den Riß, den die Krise traditioneller Normalitätsmodelle darstellt, offen, versucht den Ursprung des Unbehagens in strukturellen sozialen Widersprüchen zu finden und schätzt das Unbehagen als Basis ein, auf der man neue Analysen, Mittel und Wege politischer Projekte konstruieren kann.[2] Die andere dagegen tendiert dahin, diesen Riß im Subjektivismus zu schließen: d.h. sie reprivatisiert das Unbehagen, wertet es als Selbstzweck wieder auf und reduziert schließlich seine Tragweite, sowohl was seine Ursprünge als auch was die Möglichkeiten, mit ihm umzugehen, betrifft. In diesen Umkreis gehört meines Erachtens die Antipsychiatrie.
Die These dieses Aufsatzes ist, daß die Tendenzen und Theorien antipsychiatrischen Typs einerseits sicherlich die politische Fruchtbarkeit einer Krise demonstrieren, andererseits aber eben diese Krise in bürgerliche intellektuelle Theorie verwandeln. In der Tat, diese Tendenzen und Theorien psychologisieren das Unbehagen, statt es zu historisieren, sie institutionalisieren es in einer Formel und in einer Reihe von Täuschungen, und schließlich geben sie vor, das Unbehagen aufzulösen, tun dies aber in konservativen und – wie wir sehen werden – manchmal sogar reaktionären Termini.

2. Die Salons des Konfuzius

Die Antipsychiatrie hat wenig autonomen Spielraum, und in jedem Falle ist er schlecht definiert: der Begriff steht vor allem als Zeichen eines Dissens, aber es ist nicht klar, was er anficht oder negiert. Merkwürdigerweise scheint von Anfang an klar zu sein, daß die Antipsychiatrie Teil des Gebiets der Psychiatrie ist, so wie es für die Antipsychoanalyse oder die Antipädagogik hinsichtlich der entsprechenden Disziplinen gilt. Die Antipsychiatrie befindet sich irgendwo auf dem großen Markt der psychologischen, psychiatrischen und psychoanalytischen Worte und Begriffe. Sie wird zumal von nicht-spezialisierten Kreisen konsumiert: sie lebt im konfusen Sammelsurium von inflationierten und doch ignorierten Worten und Begriffen, die durch den übertriebenen täglichen Gebrauch entleert sind.
Heute pflegt man eleganterweise zu sagen, es sei »schizophren«, zwischen unvereinbaren Ideen und Handlungen geteilt zu sein (wäre es nicht

weniger emphatisch, dramatisierend, daher weniger absolutorisch und neutral, sehr viel geeigneter, stattdessen von Verdopplung, Konflikt, Spaltung oder Boshaftigkeit zu sprechen?); an einer Mauer habe ich in Kreide die Beschimpfung gelesen: »Mauro ist ein Behinderter« (wir verstehen: früher sagte man »Idiot«, auch das war ein Fachbegriff, der dann in den alltäglichen Gebrauch übergegangen ist; und doch ist es hier gerade die technische *Neutralität*, die zur Beleidigung wird); es ist unnötig, aufzuzählen, bis zu welchem Punkt die Sprache der Psychoanalyse mittlerweile in den täglichen Gebrauch eingedrungen ist, zum Teil enttechnisiert, zum Teil noch vorgezeigt als Appell an eine absolute Reinlichkeit elitärer Interpretation; vor 10 oder 15 Jahren war es in den USA üblich, »paranoid« zu sagen, während es hier noch nicht Sprachgebrauch war; die Exbotschafterin Clara Booth Luce schrieb einen Artikel, in dem sie die Beziehungen zwischen den USA und Kuba als psychologischen Fall interpretierte, der inzwischen als double-bind bekannt ist, in Italien gibt es sogar jemanden, der schwachsinnige psychoanalytische Interpretationen der Beziehungen zwischen KPI, Christdemokraten und dem Land ernst nimmt[3], was vielleicht noch schlimmer ist.

All dies ist keinesfalls einfach nur anekdotisch, sondern trägt in seiner Zersplittertheit dazu bei, den realen Schauplatz zu definieren, auf dem der Mythos der Antipsychiatrie seine Rolle ideologischer Mystifikation spielt – wie wir im folgenden noch besser sehen werden. Eine schöne, wohlhabende und geistreiche Dame, die schon seit Jahren aktiv mit den Fraktionen der linksradikalen Abenteurer sympathisierte, erklärte kürzlich mit größter Überzeugung einem entsetzten Psychoanalytiker, daß man, um sich das Leben wieder anzueignen und die Revolution zu machen, die bürgerliche Realität halluzinieren und delirieren müsse. Andernorts verlieren sich geschraubte und anspielungsreiche Formulierungen im absoluten Dunkel: ein bestimmter Umgang mit der Grammatik, der bis vor einigen Jahren den Katalogen zweitklassiger Avantgarde-Maler vorbehalten schien, beginnt einige politische Kreise anzustecken. Auf politischen und kulturellen Konferenzen und Kongressen (aber auch in einigen antikonformistischen Zeitschriften mit überwiegend jugendlicher Leserschaft) versteht man manchmal nicht mehr, ob bestimmte Leute noch wissen, was sie wirklich schreiben und sagen: wie der Kulturkritiker Filippini kürzlich sagte: »Man produziert eine Degradierung der Begriffe, die Worte entleeren sich des Sinns, die Kultur stürzt ins Delirium.« Welche Ursachen gibt es dafür? Man muß zunächst feststellen, daß die Schere zwischen Gespräch und Geschwätz, insgesamt gesehen, weiter aufklafft, d.h. zwischen einer hohen, anspruchsvollen, zumindest aber originellen und oft reichhaltigen Kultur und der Misere und dem Provinziellen einer mittelmäßigen bürgerlichen Kultur, die anpolitisiert und vor allem darauf bedacht ist, sich einen Jargon zuzulegen. Zentral und typisch hierfür ist die Art und Weise der Verbreitung des Lacanschen Denkens oder besser eines zweitklassigen Lacanismus: wenn es schon schwierig ist, zu ihm Zugang zu finden, und extrem schwierig, kritisch und kreativ an das Universum des Lacanschen Diskurses heranzugehen, so bietet das lacanianische Geschwätz doch Formeln bequemer Griffigkeit an. Mit ein wenig Übung, etwas Lektüre und Freunden in den entsprechenden Kreisen kann jeder lernen, von Signifikant, Politik des Wunsches, phallischem Gesetz und Genuß zu reden, durch Stri/chel/ung der Worte Polysemien zu fabrizieren, sich zu weigern, Erklärungen abzugeben, wenn eine Formulierung ein obsukurer Quatsch zu sein scheint.(Zum Teufel, es muß obskur und fragmentiert sein, durch welche *béances* kommt sonst das *désir* hindurch?) Man erinnert die Naiven daran, daß durch den Text (oder die Situation) hindurch *ça parle* und daher *l'écoute* nicht mit uneigentlichen Erklärungen getötet werden dürfe. Es lohnt sich, noch ein wenig beim Lacanismus zu verbleiben.

Die Verbreitung der Lacanschen Ideologie ist schwer abzuschätzen, sie ist heute in Italien aber sicherlich beachtlich, sei es in katholischen Kreisen, sei es in militanten oder feministischen Zirkeln. Der historische Kontext, in dem das Lacansche Denken entsteht und gedeiht, ist nicht bedeutungslos für uns. Dieses Denken gehört in eine kulturelle Tradition, nach der eine *Radikalität des Dissens* existiert, die sich weder auf der Ebene der Meinung noch der der Praxis lokalisiert, sondern auf der Ebene des Seins. In der Anspielung auf einen solchen Untergrund, der auf kein mögliches System reduzierbar ist, der sich in jeder Person verbirgt und in den Dunkeln und Leeren literarischer Werke durchscheint oder in den anspielungsreichsten Aspekten jeder Poesie, im Wahnsinn oder auch im Akt der Überschreitung, scheint der Mensch wiederzufinden, was ihn in seinem Wesen betrifft, was weder einer Ordnung noch einer Autorität unterliegt. Diese Ontologie des Dissens hat in de Sade vielleicht ihren Begründer (vorausgesetzt, daß eine bestimmte moderne Lesart richtig sei), ihre Fortführer dann in der romantischen Tradition und in den poetischen und literarischen Avantgarden, und in Bataille und Klossowski einerseits, Artaud und vielleicht Beckett andererseits ihre späten Nachfolger. Aber auch geistige Einflüsse nicht-französischen Ursprungs haben zu diesem Prozeß beigetragen: man vergesse nicht, daß z.B. Deleuze den Lacanianern Nietzsche zurück-geschenkt hat.

Nun, diese ganze Thematik betrifft vielleicht den »linken« Lacanismus mehr als Lacan: es wäre aber Blindheit, nicht zu sehen, daß Lacan selbst, wiewohl er sich auf den Hl. Augustinus, Hegel oder Heidegger mehr als auf de Sade bezieht und ein typischer Akademiker und konservativer Denker ist, eine Ontologie pflegt, die ihn die Bedeutung einer irreduziblen Alterität betonen läßt und die ihn an die Themen des Dissens bindet. Es hat wenig zu sagen, wenn diese Alterität – seinem expliziten und wiederholten Hinweis nach – in Wirklichkeit auf Gott und sicher nicht auf die Revolution verweist: sie ist da, hat die Farben und Konnotationen einer

bestimmten französischen Kultur-Tradition (wenn auch nicht unbedingt einer cartesianischen), die uns eine Geschichte liebgewordener Unvernunft, morbider und dekadenter Ästhezismen, des Ausdrucks von und der Suche nach Instinkten und Irrationalitäten und Wünschen überliefert. Und auch der Mai 68 von *Paris* gibt uns, zumindest in mancher Hinsicht, Zeugnis davon, auch wenn Lacan dort sicher keine Rolle spielte. Was wir uns hier fragen müssen, ist, ob diese Strömung, zu der auch Lacan gehört, ein politisches Bild vom Dissens hat und ob sie sich in eine praktikable revolutionäre Perspektive einfügt, die auf *Jenseits* des modernen Kapitalismus zielt, oder ob es sich nicht um ein regressives Bild handelt, nämlich um die Nostalgie einer Rückkehr in eine vorkapitalistische und voraufklärerische Welt, eine destruktive und obskure, autoritäre Welt, die nicht vom Gesetz des Kapitals beherrscht wird, sondern neuerlich vom Gesetz der Negromanten.[4]
Man kann beobachten, daß es im Laufe der Zeit Bewegungen und Umschichtungen gegeben hat, die die hohe französische Kultur mit den Instanzen und dem Protest der Basis verbunden haben. Instrumente und Protagonisten/Mediatoren dieser Beziehungen sind zu verschiedenen Epochen die Studenten gewesen. So hat der Mai 68 eine Reihe von kulturellen Stimuli aufgegriffen und elaboriert, andere originelle und wichtige hinzugefügt und zum Instrument einer Massen-Aktion gemacht. Nach '68 haben die Kultur und auch die hohe Kultur einen Teil dieser Stimuli in sehr viel engeren Kreisen und in den Massen weniger verständlichen Begriffen weiterverarbeitet. Nun, ein guter Teil der französischen Kultur (oder besser: der Pariser Kultur, halten wir das fest) der letzten Jahre lebt – das kann man nicht verneinen – im Mythos und in der Nostalgie von '68; und was hier wichtig ist, ist die Art von Sprache, genauer die Ideologie, mit der dieser Mythos verarbeitet wird.
Zum Vergleich denke man an zwei große Theoretiker der vergangenen Jahre: in der Nachkriegszeit Sartre und vor '68 Herbert Marcuse (zumindest in den USA, Italien und Deutschland; die Pariser haben ihn, ein bißchen anmaßend und provinziell, wie sie zu sein pflegen, nicht gekannt). Auch diese beiden waren Denker, die politische *Mythen* (im besten Sinne des Wortes) auf dem Niveau hoher Kultur erarbeitet und verarbeitet haben, aber sie haben sie erarbeitet, indem sie Bücher und Artikel von so kristalliner Klarheit schrieben, in einer so beispielhaft rigorosen Sprache, daß diese hohe Kultur den Studenten unmittelbar zugänglich war und daher Teil eines ideologischen Handwerkszeugs von Massen wurde, das sich als grundlegend erwiesen hat; im ersten Fall, um aus dem Müll des Stalinismus herauszukommen, im zweiten Fall, um '68 in Europa und Amerika vorzubereiten.
Nach '68 ist die vorherrschende Sprache der hohen französischen Kultur alles andere als kristallin geworden, sie ist zum Träger einer esoterischen und individualistischen Ideologie geworden: Lacan und Deleuze schrei-

ben schwierige und obskure Dinge, in einer verworrenen und gezierten Sprache.
Das ist umso bedeutsamer und schwerwiegender, wenn man bedenkt, wieviel Wasser in den letzten Jahren fruchtbar den Rhein heruntergeflossen ist. Der akademische Diskurs ist überall in einer Krise. Wem, wozu nützt die Elite spezialisierter Kulturen? Was für einen Sinn hat es noch, vor sich hinzureden, sich nur auf seine heiligen Texte zu berufen, nur noch mit Zitaten, elitären Abhandlungen, gebildeten Anspielungen, die aus bewundernswerter Intelligenz destilliert sind, vorzugehen und eine Solidarität (oder Komplizität) nur unter den Experten des Fachs zu suchen? Ist es nicht gerade eine der positiven Erfahrungen von '68, klar und offen zu sprechen (was nicht verfälschen oder simplifizieren heißt), von der konkreten Erfahrung auszugehen, eine *neue Sprache* auch in traditionell so dunstreichen Disziplinen wie der Psychiatrie zu suchen, sich dem Dialog zu öffnen, der Diskussion der Herausforderung auch von Seiten derer, die, obschon interessiert, nicht im Besitz aller akademischen Beglaubigungen sind? Was hat uns die Kulturrevolution gelehrt? Zu sprechen wagen, zu kritisieren wagen heißt auch, Ideen mit Mut, Phantasie und Provokation voranzutreiben, eigene Zweifel zuzugeben, es laut zu sagen, wenn etwas nicht überzeugt, hartnäckig in der Kritik zu sein, zu erwarten, daß der Gelehrte vom Piedestal steigt, keine Angst davor zu haben, auf Konfuzianismen zu antworten, wenn man das ausspricht, was man in der eigenen Praxis lernt, Rechenschaft zu fordern von allen Heiligen über ihre eigene tägliche Praxis . . .
Aber gleichzeitig hat auch die bürgerliche Linie Fortschritte gemacht: die Linie des »Experten«, wenn nicht gar des Kulturpapstes oder des Priesters des Unbewußten; dies ist die Linie, die faktisch die große Kultur, die des Diskurses, von einer hierarchischen Reihe anderer Kulturen, die von ihr abstammen, trennt, bis hinunter zum Geschwätz; es ist auch die Linie des Zugangs (in Selbstpromovierung) zu den interpretativen Heiligtümern der Psychoanalyse, zu den Geheimnissen des Désir, zu den Abendmählern der Modephilosophen und schließlich und endlich die Linie der Kulturmoden. Gleichzeitig ist die bürgerliche Linie auch die, die soziale Probleme psychologisiert; die die zwischenmenschlichen Verhältnisse von der Konkretheit und Materialität, die sie als Klassenverhältnisse definieren, abstrahiert; die schließlich die Probleme des Menschlichen ontologisiert bis zu dem Punkt, daß sie sie nicht nur zu metahistorischen Problemen macht, wie bei Freud, sondern zu metaphysischen Problemen, wie bei Lacan.
Robert Castel hat in seinem Buch *Psychoanalyse und gesellschaftliche Macht* sehr gut beschrieben, was der Psychoanalysmus ist; aber der Psychoanalysmus ist nur die herausragende Spitze eines allgemeineren Phänomens; und der Lacanismus ist sein extremster Ausdruck.
Es würde der Mühe nicht lohnen, sich bei solchen Überlegungen aufzu-

halten, wenn eine (konfuse) Vorstellung von Antipsychiatrie nicht eng mit diesen Dingen vermengt wäre. In radikalen Kreisen, in den Kreisen der Gegenkultur, der Feministinnen suchen die Widersprüche der Bewegung ihre Antworten in den Ideologien des *Ausschlusses,* des Wahnsinns, des Out-Seins und der psychischen Destrukturierung, wobei man sich auf eine mythische Idee von Antipsychiatrie bezieht, sich mit Lacanschen Begriffen vollstopft.
Wir müssen also, wenn möglich, besser klären, was die Antipsychiatrie ist; dazu aber müssen wir kurz wiederholen und klären, was die Psychiatrie ist.

3. Der Mythos der Psychiatrie

Es ist nützlich zu erinnern, daß die Psychiatrie, historisch gesehen, eine juristische und nicht eine medizinische Definition hatte und noch hat: sie ist das Ensemble der Disziplinarmaßnahmen und Theorien, die die Behandlung einer (schlecht definierten) Kategorie von Abweichenden von Seiten der Macht bestimmen. War es erst einmal vollzogen, daß bestimmte Personen, die »potentiell gefährlich« für die Allgemeinheit geworden, jedenfalls aber asozial und unfähig waren, auf sich selbst zu achten, von den *zurechnungsfähigen* (und juristisch verfolgbaren) Antisozialen getrennt wurden, weil sie »Geistes-Kranke« waren, und war der geographische Raum ihrer Behandlung als »Irrenhaus« einmal definiert, dann war »Psychiatrie« all das, was die als Leiter der Institution eingesetzten Ärzte erfinden konnten, um die *Unordnung* im Verhalten jener *Unglücklichen* zu erklären und Abhilfe zu schaffen.[5] Um diesen Kern herum haben der Begriff der Psychiatrie und die psychiatrische Praxis sich ausgeweitet und tun es noch heute, im Laufe der Jahre an Macht und Glaubwürdigkeit gewinnend.
Die moderne Psychiatrie existiert seit etwa 200 Jahren: in diesen zwei Jahrhunderten hat die soziale Verwaltung des Wahnsinns eine Reihe von Kämpfen und Reformen miterlebt, jeweils in Polemik gegen die vorherigen Methoden und im Namen eines größeren Verständnisses und Respekts gegenüber dem Innenleben und den Menschenrechten der leidenden Person. Philosophische Konzeptionen, humanitäre Ideologien, politische Schübe haben zum Wandel des Bildes vom Wahnsinn beigetragen. Die Ursprünge der ersten Antipsychiatrie liegen sehr weit zurück: man sollte daran denken, daß schon am Ende des 18. Jahrhunderts und zu Beginn des vergangenen Jahrhunderts der aufgeklärte Psychiater die angeketteten Irren befreite und sie als *Bürger* und *vernünftige Leute* begrüßte; etwa in denselben Jahren wertete die romantisch beeinflußte Psychiatrie die spontanen Bewegungen des Geistes wieder auf, während in Großbritannien mutige Reformatoren mit klarem Verstand

Modellkliniken mit kommunitären Methoden, einem System »offener Türen« und »ohne Zwänge« leiteten. Seitdem ist die Geschichte der Psychiatrie eine Geschichte der Differenzierung von Methoden, aber auch eine Geschichte unbegrenzter Expansion. Nach der Mitte des 19. Jahrhunderts hat sich die dynamische Psychiatrie (und in ihrem Inneren später die Freudsche Psychoanalyse) als Methode der Auflösung nicht nur (und nicht im besonderen) des Wahnsinns, sondern vielmehr »der Krankheit des Jahrhunderts«, des »Unbehagens in der Kultur« entwickelt: mit einem Wort, der Neurosen und des Unbehagens von jedermann. Die Psychiatrie hat sich zweigeteilt: in die für die subalternen Klassen, die auf dem Irrenhaus basiert, und die für die Privilegierten, die auf der Psychotherapie basiert (die beiden Stränge streben aber seit einigen Jahrzehnten wieder einer Vereinigung zu). Mit Freud hat sich die Psychoanalyse über ihren klinischen und therapeutischen Ursprung, d.h. über ihre Natur als *psychotherapeutische Methode* hinaus als Interpretations- (und Modifikations-) Methode der Gesellschaft angeboten; seit einigen Jahrzehnten konkurrieren Psychoanalyse, Gruppenpsychologie, behavioristische Psychologie (und noch andere Spezialitäten) im Anbieten einer interpretativen Ideologie der menschlichen Beziehungen und der derzeitigen Gesellschaft einerseits, einer Reihe von Manipulationsinstrumenten andererseits, deren Anwendung tendenziell universell ist (angefangen von den Tranquilizern über die Werbung bis hin zu Konditionierungstechniken, solchen direkter psychologischer Manipulation von Einzelnen und solchen der Gruppendynamik).

Es ist vorgekommen, daß praktische oder theoretische Neuerungen der Psychiatrie Momente von Bruch, Symptome und Schübe sozialer Transformationen, Bewegungen kultureller Innovation im Bereich des bürgerlichen Selbstverständnisses darstellen (so etwa die Psychoanalyse, vor allem in den 20er Jahren). In jedem Fall aber ist es nicht schwierig zu zeigen, daß alle diese Erneuerungen manchmal zwar progressiv, nie aber revolutionär gewesen sind: im Gegenteil, sie haben sich letztlich *immer* in eine Verstärkung sozialer Kontrolle umgesetzt. Die Technokraten haben schon seit einiger Zeit bemerkt, daß die psychischen Störungen im Grunde nur unerwünschte Verhaltensweisen sind und daß die psychiatrischen »Therapien« in der Praxis Methoden zur Verhaltenskontrolle sind, die bei »Gesunden« mindestens ebenso wirksam sind wie bei »Kranken«.

Auf der anderen Seite hat es eine marxistische oder »gegen das System« gerichtete Psychiatrie, Psychologie und Psychoanalyse wohl nie gegeben; im Gegenteil, in bestimmter Hinsicht scheinen sie ein Widersinn zu sein. Die psychologischen Disziplinen sind integraler Bestandteil der Philosophie bürgerlicher Macht und ihrer Ausübung; aber während es nicht unmöglich ist, eine marxistische Psychologie zu konzipieren, ist die Hypothese einer Psychiatrie »gegen das System« ein Widerspruch. Die

Psychiatrie ist institutionell und per definitionem das Ensemble der Methoden und Techniken, mit denen das soziale System (und daher die herrschende Klasse) Personen neutralisiert und umerzieht, die Denkmechanismen oder Verhaltensstrukturen haben oder haben können, die es als »inakzeptabel«, »nicht normal« oder sogar »nicht erwünscht«, »nicht optimal« und, bei einigen, als »nicht hinreichend produktiv« beurteilt.
Nun, niemand will in diesem Zusammenhang leugnen, daß bestimmte Methoden hin und wieder zum Verschwinden leidiger Symptome und zur Heilung psychischer Störungen führen können; ebensowenig läßt sich die Tatsache ignorieren, daß Psychologie, Psychiatrie und Psychoanalyse begriffliche Instrumente und Interventionsmethoden liefern, deren Bedeutung und Anwendung nicht zu kennen töricht wäre und derer man sich zwangsläufig auch im Kampf gegen die kapitalistische Macht bedient. Eine alternative Anwendung dieser Kenntnisse und Techniken kann aber nur vorsichtig und begrenzt sein: sei es, weil ihre Nützlichkeit und Effizienz im allgemeinen geringer sind, als man glaubt, wenn sie erst einmal außerhalb des Zusammenhangs und der traditionellen Finalität von Repression und *bürgerlicher* Integration stehen; sei es, weil sie keine neutralen oder neutralisierbaren Techniken sind, da sie im Verborgenen eine konterrevolutionäre Ideologie transportieren und praktische Effekte haben, die den Zielen, für die sie geschaffen sind, entsprechen. Und schließlich: die Techniker, die Spezialisten, die dieses Wissen in der Hand haben, sind fast ohne Ausnahme von der Staatsmacht bezahlte niedere Funktionäre oder »unabhängige« und privilegierte bürgerliche Freiberufliche.
In wiederkehrender Form hat die Macht in verschiedenen Epochen versucht, die Intellektuellen, die aufgeklärte und fortschrittliche Bourgeoisie, die Jugendlichen und auch die Massen zu verführen, indem sie die letzten Neuerungen der Psychiatrie und Psychoanalyse als Mittel »gegen das System« präsentierte. Die Ideologie präsentiert hier den Kampf gegen das System, als wäre er in sektoriellen Reformen oder begrenzten Freiräumen, im Mantel von Fürsorge-Moralismus und Humanitarismus (als Selbstzweck) oder umgeben mit wundersamen psychologischen Verführungstechniken und -theorien zu bewerkstelligen. Es ist gut, daran zu denken, daß die Einführung neuer Organisationspolitiken und neuer Techniken (in der Praxis vor allem Sozialisationstechniken, die zur *Integration* und *Wiederanpassung* der Individuen an den Kanon der herrschenden Normalität dienen) in erster Linie über eine Mobilisierung gegen die Inhumanität der *alten,* plumperen und brutaler repressiven psychiatrischen Techniken vor sich geht.
Wie man sich vorstellen kann, hat diese Operation besonderen Erfolg, wenn man von Ignoranz und Provinzialismus profitiert und die »neuen« Techniken und »neuen« Richtungen in wissenschaftlich peripheren geo-

graphischen Gebieten als politische Errungenschaften *der Zukunft* anpreist, statt als – wie es richtig und korrekt wäre – *moderne* Techniken und Richtungen, die in Ländern und Bereichen erarbeitet und erprobt wurden, die durch einen »wissenschaftlichen« Kapitalismus, einen fortgeschritteneren und schamloseren Kapitalismus gekennzeichnet sind. So werden in Italien in fortschrittlichen und reformistischen Kreisen (und vor allem im Umkreis der KPI) Dinge verkauft, als wären sie neu und revolutionär: die »therapeutische Gemeinschaft« englischen Ursprungs, die »hygiène mentale« im »Territorium« oder die »institutionelle Psychotherapie« und der »Sektor« aus Frankreich (womöglich unter dem Sammelbegriff von »Negation des Irrenhauses«), die Psychoanalyse oder bestimmte ihrer Strömungen und Anwendungen (heute vor allem im Import aus Paris) und die Familien- und Beziehungstherapien, wortwörtlich aus pragmatischen amerikanischen Schulen importiert.

Der alten und traditionelleren Psychiatrie (um uns richtig zu verstehen: der der Irrenhäuser und Elektroschocks, der »medizinischen« Diagnose und der Psychopharmaka, des Autoritarismus und der übelsten akademischen Tradition) optimistisch eine *neue* Psychiatrie entgegenzusetzen, die antagonistisch zu der ersten sei, kann bedeuten und bedeutet tatsächlich, nicht sehen zu wollen, daß die »neue« Psychiatrie homogen, konsequent und kohärent bezüglich der alten ist, ohne jeglichen Bruch in der Kontinuität.

Auf der Basis eines Sensationsjournalismus und kultureller Moden und unter Beihilfe eines Teils der Linken will man heute fälschlicherweise den Popanz einer nicht repressiven, befreienden, antikonformistischen und humanen Psychiatrie glaubhaft machen. Man erkennt nicht, daß es keinen Gegensatz, sondern nur Kontinuität (und auch, wohlgemerkt, fortdauernden Nachbarschaft) gibt zwischen der Fixierung ans Bett und der »pharmakologischen Zwangsjacke«, zwischen dem Gebrauch von Psychopharmaka und dem Gebrauch von autoritären oder oppressiven milieu-gestaltenden Techniken, zwischen der offensichtlichen Repression der alten Irrenhausstationen und anderen, weniger offensichtlichen, aber wirksamer manipulierenden Formen von Repression bis hin zur moralistischen Selbstverwaltung der »therapeutischen Gemeinschaft«. So gibt es keine Trennung mehr zwischen der psychiatrischen Anstalt und der »Psychiatrie im Territorium« (im Gegenteil, das Irrenhaus gibt sich einen Anstrich von medizinischer und sozialer Technizität, es dehnt sich nach außen aus, das Allgemeinkrankenhaus und die peripheren Ambulatorien werden zu kleinen Irrenhäusern): der plumpen und autoritären Vorgehensweise der Psychiater von gestern folgt die diffundierende, kapillare und schmerzlosere Intervention der »neuen Psychiater« und der Psychotherapeuten, Psychoanalytiker und Familientherapeuten neuester Ausgabe, zusammen mit zahllosen Psychologen, Sozialarbeitern und Studenten, die alle willens sind, am sozialen Wohl mitzuarbeiten.

Es ist klar, daß hier nicht die Bedeutung oder gar der spezifische Aspekt menschlichen und zivilisatorischen Fortschritts bagatellisiert werden soll, der der Erneuerung der öffentlichen psychiatrischen Fürsorge innewohnt, vor allem was die Linderung des Horrors in den Irrenhäusern angeht. Es gibt auch keinen Zweifel darüber, daß in bestimmten Epochen (z.B. Ende des 18. und Mitte des 19. Jahrhunderts und in den 50er und 60er Jahren dieses Jahrhunderts) der Kampf gegen die Irrenhäuser eng mit einer positiven Entwicklung der allgemeinen Lebensweise und mit breiteren kulturellen und politischen Kämpfen verbunden war. Es ist aber auch möglich, daß das Gegenteil eintritt (und in bestimmten Momenten wie dem jetzigen überwiegt meines Erachtens das Gegenteil): der Kampf für die Erneuerung der öffentlichen psychiatrischen Fürsorge repräsentiert die Ausweitung der Macht und der Glaubwürdigkeit der Psychiatrie, der Psychiatrisierung und der Psychoanalysierung der Institutionen und des Territoriums[6], die Konsolidierung der Irrenhäuser und ähnlicher Organismen (»humanisierter« und »erneuerter« vor allem dem Anschein und der Oberfläche nach) und schließlich eine schwindelerregende Multiplikation der »technischen« Auflöser von Unbehagen, Rebellionen und Konflikten.
Aber es ist nicht so sehr unsere Absicht, hier darüber zu lamentieren, daß »ein Schritt vorwärts, zwei Schritte zurück« gemacht worden seien, als vielmehr zu unterstreichen, was diese Entwicklung bedeutet hat (und insbesondere seit einigen Jahren für Italien bedeutet), nämlich die Ablenkung revolutionärer Erfordernisse auf eindeutig reformistische Geleise, die Ausrichtung lebendiger Antriebe auf mittelmäßige und neblige Ebenen, die Umleitung von Bürgerkämpfen in gettoisierte Räume. Die Psychiatrie schreitet voran: und die Zuteilung einer antikonformistischen Maske an einige ihrer Sektoren gestattet dem Ganzen einen rascheren Fortschritt. Aber einige Masken beginnen endlich zu fallen: es genügt zu beobachten, was in den USA heute vor sich geht.
Aus Amerika erreichen uns alarmierende Nachrichten: die dynamische Psychiatrie ist im Niedergang, die biologische, technizistische und autoritäre Psychiatrie positivistischer Grundlage wird wieder Trumpf; der Gebrauch der Psychopharmaka nimmt zu, auch in »gezielten« Versuchen zur Verhaltenskontrolle; die Zahl der Lobotomien[7] nimmt zu und ebenso das Interesse für die Psychochirurgie; hin und wieder werden psychiatrische Anstalten nach dem Modell englischer Erfahrungen geleert und geschlossen, aber es entstehen neue Zentren zur Behandlung und Rehabilitation der Abweichenden; in den Institutionen fassen »Verhaltenstherapien« Fuß, die sehr den Dressurmethoden der Tiere im Zirkus ähneln, wie die »token economy« (ein Chip für jede akzeptable Verhaltensweise, einer äußerst minutiösen Klassifizierung folgend); man will wieder »schwierige« Kinder *umerziehen*, indem man sie bestraft, wenn sie etwas falsch machen, auch mit dosierten Schmerzreizen; man studiert komplizierte

Maschinen zur computerisierten Folter auf der Basis von elektrischen Schlägen, entsprechend den Kriterien des Skinnerschen Behaviorismus; die Drogenabhängigen werden mit extrem erniedrigenden und autoritären Methoden umerzogen. Diese Dinge kommen nun auch in Europa langsam an. Gleichzeitig gibt man zu verstehen, daß ein Übermaß an Permissivität in den psychiatrischen Anstalten und in der Erziehung Ängste, Verschlechterungen, unnötiges Leiden, Unfälle und leidige neue Fehlanpassungen hervorrufen kann.

4. Der neue Autoritarismus und das Ende des »anti-institutionellen« Mythos

Auf seiten der Macht gibt es also, insgesamt gesehen, eine erneuerte, strengere und härtere Notwendigkeit von Effizienz. Aber z.T. handelt es sich hier um das gerechte Ende einer allgemeinen politischen Mystifikation. Während und nach '68 wurde auf die massenhafte politische Forderung von Seiten der Jugendlichen nach Antiautoritarismus, nach Kampf gegen die *Institutionen* (Fabrik, Schule und Familie einbegriffen), nach Kritik an der Neutralität der Wissenschaft geantwortet, indem man Permissivität und Leichtfertigkeit zugestand und antiautoritäre und »antiinstitutionelle« Slogans schwenkte, die auf die *Institutionen* begrenzt waren und von Mal zu Mal unrealisierbar maximalistisch und banal reformistisch waren; man verteidigte die Ignoranz und das Nicht-Studieren, die ethische und ideologische Beliebigkeit. Auf dem Gebiet der Psychiatrie haben die Oppositionellen von '68 aus einem Becher, der mit gängigen Parolen bemalt war, das bürgerliche Rezept von einer Psychiatrie geschluckt, die magischerweise von Autoritätsproblemen befreit, leicht verdaulich, weil frei von technischen Problemen, Auflöserin von Unterdrückung, Ausgrenzung und Gewalt war.
Nur mit Mühe wird man sich heute dessen bewußt, daß die typische bürgerliche permissive Geisteshaltung nicht dieselbe Sache ist wie der antiautoritäre Kampf, daß es in unserer Gesellschaft keine Erziehung gibt ohne unangenehme Methoden- und Autoritätsprobleme (denen man Rechnung tragen sollte), daß das Problem des Irrenhauses nicht völlig innerhalb jener Mauern, sondern vor allem außerhalb von ihnen liegt, und daß, wenn es wahr ist, daß die Geisteskrankheit nicht *als Krankheit* im medizinischen Sinne existiert, das noch nicht bedeutet, daß es keine Personen mit schweren psychologischen Problemen und Bedürfnis nach Hilfe gibt, und auch nicht, daß es viele Individuen gibt, die einzuschließen, zu kontrollieren, zu unterdrücken, im Auge zu behalten und in besonderer Weise zu befürsorgen, mit Methoden, die immer wirksamer werden, der bürgerliche Staat *als solcher* nicht aufgeben kann. Die Dinge werden langsam klarer: ist die Epoche der permissiven Mystifikation einmal vorbei, zeigt die Macht wieder ihr wahres Gesicht.

Warum also sich aufregen, wenn die heutige Psychiatrie, anstatt sich aufzulösen, härter, schamloser und autoritärer wird? Kehrt man also zur biologistischen und autoritären Psychiatrie zurück, wenn die Euphorie von der »Negation des Irrenhauses«, von der Freiheit für den Behinderten, von der Psychiatrie mit menschlichem Gesicht einmal vorbei ist? Man *kehrt* gar nicht *zurück*, weil die alte Psychiatrie nie überwunden war. Das öffentliche und wissenschaftliche Engagement gegen die alte Psychiatrie, humane Mobilisierung und politische Kämpfe, Opfer und Siege haben auch in den vergangenen Jahren die Etappen einer Schlacht bezeichnet, die Teil der abendländischen Geschichte ist. Und diese Geschichte ist zugleich die Geschichte einer Rückeroberung und Vereinnahmung. Die Psychiatrie hat sich mit neuen Methoden angereichert und nach '68 auch mit Mystifiktionen, die geeignet waren, die Forderungen des jugendlichen Protestes zu vereinnahmen und zu verkehren. Wenn die populistischen Abschweifungen und die Fürsorge-Aktivismen sich fatal abnutzen, an Spontaneität verlieren, sich reprofessionalisieren, wird endlich evident, daß alte und neue Psychiatrie (und alte und neue Psychiater) nicht so verschieden voneinander sind, gemeinsame Grundlagen haben und dahin tendieren, miteinander zu verschmelzen.
Der Autoritarismus ist nie gestorben: zu viele Dinge, die als *Moden* geschaffen oder in solche transformiert wurden, sind konsumiert und absorbiert worden, so daß man heute die Moden in einer Liste herunterleiern kann: die Arbeitstherapie, der Elektroschock, 1935 der Insulinschock, Ende der 50er Jahre die Psychopharmaka und die therapeutische Gemeinschaft, in den 60er Jahren die »hygiène mentale«, die Permissivität, die Gemeindepsychiatrie usw. – nach und nach haben diese Entdeckungen und Moden zu nichts anderem gedient als zu Fahnen aufeinanderfolgender Reformatoren, von denen ein jeder intolerant und sektiererisch gegenüber seinem Vorgänger war. Die Psychiatrie ist so als eine extrem mannigfaltige, multiforme und dehnbare Disziplin gewachsen, die oft widersprüchlich und im Konflikt mit sich selbst ist, deren Ziel aber immer gleich bleibt, und es ist ein politisches Ziel: die Kontrolle des Verhaltens.
Eines der gängisten Mißverständnisse, heute aber sehr in Diskussion, betrifft den Mythos einer »antiinstitutionellen« Psychiatrie: d.h. einer Psychiatrie, die angeblich fähig ist, den eigenen repressiven Charakter zu leugnen, wenn sie nur die in traditionellster Form repressiven Aspekte der Unterdrückung im Irrenhaus korrigiert oder abschafft. Dieser Irrtum ist in Italien besonders verbreitet und geht so weit, den institutionellen Reformismus (d.h. die Elaboration – oder besser: den Import – der modernsten Organisationsformen öffentlicher psychiatrischer Fürsorge) mit einem politischen Projekt zu verwechseln, das in irgendeiner Weise mit subversiven Tugenden ausgestattet sei.[8]
Diese Sorte von »Antipsychiatrie« ist nach 1968 sehr bekannt geworden.

Aber die Realität ist weniger schmeichelhaft, als die Mode behauptet. Tullio Aymone, ein marxistischer Soziologe aus Bologna, schreibt:

»Ich fordere dazu auf, den Reichtum des produzierten, diskutierten und verbreiteten Materials, das aus den antiautoritären Kinderläden, den therapeutischen Gemeinschaften etc. anderer europäischer Länder stammt, (und auch die Tatsache, daß es Inseln geblieben sind, die nur den von Berufs wegen damit Befaßten bekannt, aber kaum mit der Bevölkerung dieser Länder verbunden sind) zu vergleichen mit der Kompaktheit und (kulturellen, politischen und sozialen) Komplexität unserer Initiativen, denen eine beeindruckende Armut wissenschaftlicher Ausarbeitung folgt, Die wissenschaftliche Ausarbeitung scheint bei uns ersetzt zu sein durch eine *spontaneistisch-parapolitische Beschreibung oder eine fetischhafte Propaganda für den »guten sozialen Dienst«,* (Hervorh. G.J.), die weder die inhaltlichen Errungenschaften der operativen Realität aufgreifen und verbreiten noch sie trennen können von den neuen Widersprüchen, die daraus entstehen, daß man den Kampf gegen die bürokratische Verwaltung der sozialen Dienste und des sozialen Wissens auf eine fortgeschrittenere Ebene verlegt hat (...) Man strebt danach, den Ausgegrenzten zu rehabilitieren, aber dieser Gedanke und die Praxis, die ihm folgt, werden nicht verbunden mit dem Bedürfnis, über die Reintegration hinaus ein wissenschaftliches Instrumentarium zu schaffen, das geeignet wäre, den bürgerlichen Staat zu disgregieren, neue soziale Prozesse zu reaggregieren, die mehr auf Wissenschaft als auf Populismus fußen. So werden die Reintegration des Behinderten, des Sitzengebliebenen, des Ausgeschlossenen *Ersatz* für einen konstruktiven sozialen Prozeß, der auf der Wissenschaft basiert und auf neuen Aggregationsformen von der Basis her, deren Konstruktion nicht gelingt.«[9]

Man könnte hier eine kritische und politische Vertiefung dieses Rufes nach der Wissenschaft fordern, aber insgesamt ist es unmöglich, nicht mit den Ausführungen von Aymone einverstanden zu sein. Unter anderem wirft er auch ein Licht darauf, daß heute in Italien eine scheinbare Bipolarität, in Wirklichkeit aber substantielle Übereinstimmung existiert zwischen dem *Effizienz-Bürokratismus* der Verwalter und dem *operativen Spontaneismus* der »Fachleute«. Dieser operative Spontaneismus

»verweigert im Namen einer populistischen Aktion die Analyse der eigenen Werkzeuge, versetzt so den Verwalter und den Fachmann in die Lage, in der Tat die Wissenschaft zu verleugnen, weil sie abstrakt sei. Diese Ausrichtung bringt die traditionellen Instrumente in eine Krise, aber erarbeitet keine neuen, und auf lange Zeit gesehen, zumal die Arbeit ja irgendwie gemacht wird, schlägt sie alte technische und organisatorische Interpretationskategorien wieder vor, gewürzt mit paramarxistischen und libertären Ideologismen.«[10]

Man kann hier präzisieren, daß die »traditionellen Instrumente« gar nicht in einer Krise waren, außer auf dem Papier. Die »neue italienische Psychiatrie« hat sich 1968 und 1969 in einem Klima entwickelt, das sie in einer breiteren politischen Realität verankerte, und ist nachher ausgetrocknet in der (manchmal etwas triumphalistischen) Verteidigung für *Fürsorge*, in der (sehr oft großzügigen, aber unkritischen) Praxis der voluntaristischen und paternalistischen *Hilfe*, in einem »antiinstitutionellen« Kampf, der selbst sehr bald neuerlich institutionalisiert war, in neuen Machtspielen, in einer opportunistischen und »demokratischen« Politik, die vor allem rechts von der KPI gemacht wurde. Wir alle haben zu dieser Involution beigetragen, und ich selbst habe, wie andere auch, nicht verhindern können, daß auch in der Psychiatrie die Bewegung von '68 wieder vereinnahmt wurde, manchmal auch in übler Weise. Die am wenigsten mißverständlichen Aspekte sind wahrscheinlich die wenigen Versuche gewesen, die Selbstgettoisierung der psychiatrischen Erneuerung in »exemplarischen Versuchen« oder »goldenen Käfigen« strikt zu verweigern, um statt dessen das Vorgehen der Fachleute (Psychiater, Pfleger usw.) eng an die Bedürfnisse der Basis der Bevölkerung und an die politischen Kämpfe in der Fabrik, der Schule und im Territorium zu binden. Insgesamt gesehen aber ist zehn Jahre nach der Explosion vom Mai die Situation der öffentlichen psychiatrischen Fürsorge in Italien nicht brillant: einerseits sind die »fortgeschrittenen« Versuche noch sehr wenige und haben vielleicht nichts wirklich Neues im Vergleich mit den besten englischen Erfahrungen von vor 15 oder 20 Jahren erbracht; andererseits hat sich die psychiatrische Fürsorge auf mittelmäßigem oder beschämendem kulturellen und organisatorischen Niveau ausgebreitet und inflationiert; und schließlich haben mutige Ansätze die Ruder einziehen müssen, um in die simple Fürsorge zurückzufallen oder die Türen zu schließen.

5. *Die Antipsychiatrie als Mißverständnis*

Das, was man als Antipsychiatrie bezeichnet, will meistens nichts mit dem psychiatrischen Reformismus zu tun haben. Die Antipsychiatrie will allenfalls die Negation dieses Reformismus sein: nicht die Negation des Irrenhauses, sondern die Negation der Psychiatrie. Diese Richtung impliziert nicht nur die Kritik am alten Begriff von Geisteskrankheit, sondern auch die Kritik an der Idee vom Wahnsinn als etwas, was man *heilen* muß; die Zurückweisung der Definition von psychischer Störung und die tendenzielle Wiederaufwertung der »psychiatrischen« Devianz und des Wahnsinns ist ihr implizit.
In diesem Sinne lebt die Antipsychiatrie mehr als *Tendenz,* als kulturelle Richtung und kritisches Ferment, denn als praktische Realität. Diese kritische Tendenz entsteht zum guten Teil im Inneren der Psychiatrie und einiger soziologischer Strömungen, während sie in anderer Hinsicht Ausdruck von politischen Widersprüchen und Bedürfnissen ist (wie schon zu Beginn dieses Aufsatzes angedeutet wurde). Es handelt sich aber um eine Tendenz mit vagen und widersprüchlichen Merkmalen. Im Laufe der Jahre hat der Begriff »Antipsychiatrie« seinen peinlich anmaßenden Inhalt enthüllt: einerseits ist nach und nach klargeworden, daß in der Praxis die Antipsychiatrie *immer noch Psychiatrie* war, während sie andererseits im Himmel wissenschaftlicher Zweideutigkeiten verschwand. Handelt es sich bei den selbstverwalteten englischen Wohnge-

meinschaften (von Kingsley Hall angefangen), die außerhalb des offiziellen psychiatrischen Systems in kreativer und vorurteilsloser Form die Prinzipien der therapeutischen Gemeinschaft übernehmen, um Antipsychiatrie? Allgemeiner gesagt, ist es überhaupt möglich, in *antipsychiatrischer* Weise irgendeiner Person zu helfen, die an dem leidet und von dem unterdrückt wird, was psychiatrische Störung genannt wird? Die Erfahrung scheint zu bestätigen, daß dieses Vorhaben ein Widersinn ist. Vor mehreren Jahren erklärte mir Ronald D. Laing, daß in Kingsley Hall, wo Personen zusammenlebten, die gewöhnlich als »schwere Schizophrene« bezeichnet werden, die psychoanalytische Technik ihren Platz habe und eine wichtige Rolle spiele, und daß es nicht möglich war, das Problem der *psychiatrischen Gewalt* gänzlich zu eliminieren (wohlverstanden, die psychiatrische Gewalt ist nicht die des Irren gegen die Gemeinschaft, sondern die der Gemeinschaft gegen den Irren); er erzählte mir sogar den Fall eines Mitglieds der Gemeinschaft, der die anderen so sehr störte, daß er eines Nachts in einen Sack gesteckt und sorgfältig unten an der Treppe festgebunden wurde. Ein banales Beispiel, aber nur die informelle Seite des Geschehens ließ es nicht zur Kopie der Irrenhaus-Gewalt werden. Jegliche Form von informeller, scheinbar paritärer Hilfe »unter Genossen« für Personen, die sich im Schwierigkeiten befinden, auch außerhalb von therapeutischen Organisationen oder Gemeinschaften, stößt auf dieselben Widersprüche: die informelle und wilde Spontaneität kann manchmal Gutes tun, aber wenn sie zum System erhoben wird, bringt sie entweder nichts Nützliches hervor oder produziert degradierte Formen von karitativem Paternalismus und sozialer Fürsorge; oder sie fällt in Formen und Techniken der Psychiatrie zurück.

Es wäre also leicht, mit wenigen Worten das Problem zu erledigen, indem ich sage, daß die Antipsychiatrie nicht existiert. Ja, sagen wir es gleich: Antipsychiatrie ist in der Tat vor allem ein Name, den die Kulturkonsumenten und die Mode von Mal zu Mal verschiedenen Strömungen *der Psychiatrie* und einzelnen Psychiatern gegeben haben, aufgrund des Titels eines interessanten Buches von David Cooper: *Psychiatrie und Anti-Psychiatrie* (London 1967, dt. Frankfurt 1971). Aber wenn es wahr ist, daß dieser Begriff eine Leerstelle verbirgt, ist es auch wahr, daß er auf eine Mehrdeutigkeit verweist, die ihre Gründe hat.

Kürzlich habe ich von der Redaktion einer Jugendzeitschrift für Gegenkultur einen Fragebogen zugeschickt bekommen, der, soviel ich weiß, auch an andere linke Psychiater, Psychoanalytiker und Psychologen gesandt worden ist. Die erste Frage lautete: »Welches war die letzte Veranstaltung über Antipsychiatrie in Italien und welche Tendenzen sind daraus hervorgegangen? Auf welcher Seite standest Du?«

Es ist klar, daß eine Frage dieser Art voraussetzt, es habe wissenschaftliche Diskussionen für und gegen die Antipsychiatrie gegeben. Sie suggeriert auch, daß das Terrain zweigeteilt sei: in Psychiater (wahrscheinlich

Reaktionäre) und Antipsychiater (vermutlich Genossen, da sie »auf der Seite der Jugend sind«, das reicht schon); implizit bestätigt sie ein weiteres Mal eine plumpe Schwarzweiß-Sichtweise der ideologischen und politischen Lager. Tatsächlich aber hat die Frage keinen Sinn und ist irreführend. Es ist mir nicht bekannt, daß in Italien jemals Veranstaltungen über Antipsychiatrie gemacht worden seien; soweit ich weiß, hält sich niemand für einen Antipsychiater, und es gibt niemanden, der sich hauptberuflich mit dem Gegenstand auseinandersetzt oder sich mit einem Minimum an Kenntnissen dafür interessiert, so daß er einen Begriff verteidigen möchte, von dem niemand genau weiß, was er bedeutet. Die wichtigste, vielleicht einzige (übrigens ziemlich informelle) Organisation, die die »kritischsten« und »linken« Pfleger, Psychiater, Psychologen etc. umfaßt und mit ihnen alle (auch Patienten und Ex-Patienten oder, wie man so wirkungsvoll sagt, »Psychiatrisierte«), die gegen die »Psychiatrie des Systems« kämpfen, ist *Réseau International,* 1975 in Brüssel gegründet und im März 1976 in Paris zusammengetroffen; nun gut, das Schlußdokument des Pariser *Réseau*-Kongresses bezeichnet den Begriff »Antipsychiatrie« als mehrdeutig und letztlich illusorisch. Nicht nur, daß keine Person, der der Titel »Antipsychiater« attributiert worden ist, diesen als zutreffend für sich beansprucht hätte, sondern viele haben auch die Redlichkeit und Klarheit besessen, ihn explizit zurückzuweisen. So hat der bekannteste »Antipsychiater«, Ronald Laing, explizit behauptet, nicht Antipsychiater, sondern Psychiater zu sein; auch der erste und eifrigste Verfechter der Nicht-Existenz der Geisteskrankheit und des repressiven und verschleiernden Charakters der Psychiatrie, Thomas Szasz, weist die »Antipsychiatrie« von sich zurück; derjenige, der den Begriff geprägt hat (und vielleicht der einzige konsequente Antipsychiater gewesen ist), David Cooper, hat in dem Buch *Von der Notwendigkeit der Freiheit* (Frankfurt 1976) beklagt, daß diese Vokabel eine Reihe von Verwirrungen gestiftet habe. (Er scheint mir jedenfalls mehr ein Befürworter einer *Nicht-Psychiatrie* zu sein; und nicht zufällig ist er unter den Unterzeichnern des Dokuments von Paris).

Die Bezeichnung mag ungenügend sein, aber die Tendenz existiert. Das Unglück ist nur, daß die bürgerlichen Psychiater und Soziologen und Knechte des Systems im Fabrizieren von »antipsychiatrischen« Theorien den antikonformistischen Intellektuellen und den Revolutionären zuvorgekommen sind und nur die Schlacken der Thematik übriggelassen haben. Schon seit geraumer Zeit hat die Psychiatrie dafür gesorgt, sich selbst zu verschlingen, aber sie hat es mit großer Intelligenz getan: aus der Auflösung der Figur des Geistes*kranken*, aus dem schmachvollen Ende des Irrenhauses, aus dem Ende der individuellen Psychiatrie sind neue Instrumente sozialer Macht entstanden.

Es kann nützlich sein, daran zu erinnern, daß die Infragestellung der Existenz der Geisteskrankheit sehr alt ist: schon in den ersten Jahrzehnten dieses Jahrhunderts vertrat Adolf Meyer, Freudianer und Patriarch der amerikanischen Psychiatrie, die Ansicht, man dürfe nicht von Krankheiten, sondern von *Reaktionsweisen* reden; in den 30er Jahren entstand zunächst in Deutschland, dann in den USA eine sehr reichhaltige Thematik, die die psychischen Störungen in den sozialen Widersprüchen begründete und (bei Sullivan) die Existenz der Störung im Individuum leugnete, um sie statt dessen im Beziehungsgeflecht zwischen den Personen zu erkennen; diese Thematik wurde in der Nachkriegszeit und in den 50er Jahren wiederaufgenommen und bereichert (aber um ihre ursprüngliche politische Sprengkraft beschnitten), und sie ist heute die Basis der modernen Psychiatrie. Es ist interessant, daß die Theorien von Laing (Ende der 50er, Anfang der 60er Jahre), so innovatorisch und antikonformistisch sie auch waren, schon »antipsychiatrische« Anstöße (neben »antidiagnostischen« und »antinosographischen«) von der »alten« anthropophänomenologischen europäischen Psychiatrie übernahmen und diese mit amerikanischen Studien (Palo Alto) über die Störungen der interpersonellen Kommunikation verknüpften: die psychiatrisch-antipsychiatrische Theorie von Laing ist in der Tat eine Theorie der Intersubjektivität in der Psychopathologie. Bis zu welchem Punkt ist also Laing, Vater und Papst der Antipsychiatrie, Antipsychiater gewesen und inwieweit hat er nur mit absoluter Konsequenz innere Tendenzen der abendländischen Psychiatrie weitergetrieben? Von welcher Seite auch immer man Laing oder andere Autoren betrachtet, man wird sich klar darüber, daß Psychiatrie und Antipsychiatrie sich immer miteinander vermischen, anstatt im Gegensatz zueinander zu stehen: soweit die zweite existiert, ist sie nichts anderes als die homogene Extrapolation der fortgeschrittensten Tendenzen der ersten. Das gilt sicherlich für die »fortschrittliche« psychiatrische *Praxis* (mißbräuchlich »antipsychiatrisch« genannt), aber es gilt auch für die Antipsychiatrie als Kampf von Ideen, Gewohnheiten, Theorien und Tendenzen.

Man betrachte z.B. das Problem (von dem man in gewisser Weise sagen kann, es *begründe* die antipsychiatrische Idee) des Irren, der in Wirklichkeit weise ist, und des Weisen, der irre ist. Hier ist die Auflösung zwischen Normal und Anormal, zwischen geistig gesund und wahnsinnig kein Verdienst der modernen Antipsychiatrie: sie hat viel früher angefangen, und zwar genau mit Freud; und sie hat sich außerhalb der Antipsychiatrie entwickelt. Die ganze zeitgenössische Psychoanalyse und Psychodynamik, mit ihren verschiedenen Schulen und Strömungen, sind die Geschichte der Entdeckung der Neurose (aber auch der Psychose!) der »gesunden« Person; und die interpersonellen Theorien bekräftigen die Monstrosität des psychologischen Gewebes, das unter dem »korrekten« und »normalen« Raster der Beziehungen des Familienkerns versteckt ist. So entdeckt die ganze »fortschrittlichere« Psychiatrie (und Psychoanalyse, interpersonelle Psychologie etc.) seit zwei Jahrzehnten nicht nur die Verstehbarkeit des Wahnsinns, sondern auch sein Wesen als Psychologie und Verhalten gleicher Rangordnung mit dem, was für »gesund« gehalten wird. Zu Beginn der 60er Jahre haben die Labeling-Theoretiker das traditionelle, noch von positivistischen Werten des 19. Jahrhunderts triefende Bild der Abweichung (und daher auch der psychiatrischen Devianz) zerstört und umgekehrt. (New York 1963). Becker faßt in *Outsiders* (New York 1963) den Interaktionismus der Labeling-Theorie zusammen:

»Die Devianz ist keine Qualität, die im Verhalten der Person sitzt, wohl aber in der Interaktion zwischen der Person, die eine Aktion ausführt, und denen, die darauf antworten. (. . .) Die Devianz ist keine Qualität der von der Person ausgeführten Handlung, vielmehr eine Konsequenz der Anwendung von Regeln und Sanktionen von Seiten anderer einem Angreifer gegenüber.«

Andere Studien und Forschungen, sei es von Soziologen, sei es von Psychologen und Psychiatern, haben in Umkehrung der traditionellen Begriffe den Akzent gesetzt auf den Charakter einer *einfach normalen Reaktion* (die verständlich wird durch das Studium des interpersonellen Kontextes) vieler scheinbar unverständlicher, »dissoziierter« und – dem Schein nach – total wahnsinner Verhaltensweisen, und andererseits auf die ernste psychische Pathologie (auch nach den Maßstäben traditioneller Psychopathologie) von Personen, die in ihrer Umgebung als völlig gesund und normal gelten. Schließlich haben seit der Mitte des vorigen Jahrhunderts zahlreiche Psychiater in verschiedener Form die Hypothese ausgedrückt, daß das, was wir für normal halten, *in sich selbst* eine Art von Krankheit oder Wahnsinn sei. Insgesamt hat sich also seit einiger Zeit eine »Antipsychiatrie in der Psychiatrie« entwickelt, die wohl innovativen, aber gewiß nicht revolutionären oder systemsprengenden Charakter hat.
Aber so bahnt die Auflösung der Pathologie der Person den Weg für die (technokratische) Therapie der Gesellschaft; das Leiden aller bietet sich für psychologistische und personalistische Interpretationen an; und das Problem, »die sozialen Konflikte zu lösen«, um den bedeutungsvollen Originaltitel einer Sammlung von Schriften von Kurt Lewin wiederaufzugreifen, des Begründers der modernen Gruppenpsychologie, absorbiert und generalisiert das »Lösen der individuellen Konflikte« mittels technischer und apolitischer Analysen und Instrumente.

6. Antipsychiatrie und Kampf der Ideen

Zum Glück jedoch ist dieser Prozeß nicht ohne Widersprüche und Überreste geblieben. Die Psychiatrie ist zwar stärker geworden, auch indem sie ihre eigenen antikonformistischen Adern benutzte, aber »außerhalb« der Psychiatrie sind Zeichen eines noch nicht ganz absorbierten Dissens geblieben. Wenn es um 1968 herum und auch heute noch »antipsychia-

trische« Fermente auf politischem Niveau gibt, unter den Jugendlichen und im allgemeinen unter den »Unbefugten«, dann liegt das sicher auch an der Krise und der Erneuerung der offiziellen Psychiatrie, allgemeiner gesagt, an der Krise der wissenschaftlichen Kriterien, die früher einmal mit Sicherheit zwischen Wahnsinn und geistiger Gesundheit unterschieden.
Es muß noch einmal mit Klarheit betont werden, daß heute die Forderung nach dem Recht auf Wahnsinn und die polemische Wiederaufwertung der Unvernunft (sragione) sich in der Tat nicht auf einen stupiden und anmaßenden Slogan reduzieren lassen – und das aus verschiedenen Gründen: erstens bedeutet es, eine Einstellung den als »geisteskrank« (oder »gestört« oder »anders«) etikettierten Personen gegenüber zu haben, die von nicht-äußerlichem, nicht-distanziertem Verständnis und von Hilfsbereitschaft geprägt ist und zu Solidarität und Sympathie führt; zweitens ist es Ausdruck eines Wunsches nach Dissidenz: es ist die vielleicht etwas emphatische, vielleicht etwas ungenaue, darin aber auch polemisch-vitale Proklamation eines Dissens gegenüber der herrschenden Normalität, dem Mittelmaß und dem bürgerlichen »gesunden Menschenverstand«; drittens ist es die Bekräftigung der Rechte der Affektivität, der Emotionen und auch der Widersprüche und Leiden und bezeichnet implizit den Wunsch, diese Widersprüche nicht zu zensieren, zu unterdrücken oder zu verstecken, sondern sie in einem zwischenmenschlichen Kontext und damit in der sozialen und politischen Welt leben zu lassen, der sie tatsächlich angehören.
Es gäbe keinen Anlaß, einen polemischen Artikel über den »Mythos der Antipsychiatrie« zu schreiben, wenn heute nicht zahlreiche und – wenigstens in meinen Augen – sichere Anzeichen dafür vorlägen, daß diese, wie schon gesagt, gesund polemische und politisch wichtige und bedeutsame Suche überlagert wird von einer nunmehr dominierenden ideologischen Ausformung und Theoretisierung, die deren Bedeutung aushöhlen und in eine Linie verkehren, die in jeder Hinsicht eine rechte Linie ist.
Zum Teil handelt es sich, vor allem in Italien, dabei um das Ergebnis jener Tendenz, von der ich oben sprach: die »antipsychiatrische« Thematik vollständig auf die Ebene des Reformismus der psychiatrischen Institutionen zu übertragen, d.h. deren Antriebe und Inhalte abzuflachen und sich in den Fürsorge-Praktizismus zu flüchten. Diese praktizistische Tendenz ist eine Flucht vor dem Problem; und die antiintellektuelle Geisteshaltung der praktizistischen Reformatoren hat das Feld für den Kampf der Ideen unbestellt gelassen und überdies bei vielen Jugendlichen die geistige Faulheit und die systematische Weigerung, zu lesen, zu studieren, noch unterstützt.
In bestimmten Kreisen ist die Ansicht verbreitet, daß der Kampf der Ideen eine wenig proletarische, wenig revolutionäre und im Grunde wenig ernsthafte Angelegenheit sei, ein Geschäft lediglich für wenige, von der Praxis entfernte Intellektuelle, für Zeitschriften oder spezialisierte Bücher

und Texte; und es ist unglaublich, daß man nicht sieht, daß das genau bedeutet, gerade den praxisfernen Intellektuellen freie Bahn zu lassen. Das diffuse Vordringen des Lacanianischen Intellektualismus in Italien (auch in feministischen und radikalen Kreisen) geschieht zumindest z.T. auf der Basis eben dieses Mangels; und es ist kein Zufall, daß Lacan und die Lacanianer (in Polemik gegen die Praktizisten und Reformisten) behaupten, ihre Praxis sei wahrer, materialistischer und obendrein auch *subversiver.* Aber sie haben nur in einem ganz spezifischen Sinne recht: bekanntlich ist bei Lacan die Praxis im üblichen Sinne des Begriffes, d.h. als Umgang mit Gegenständen und soziale Praxis, als Teilnahme an konkreten Dingen und an den Wendepunkten der Geschichte, als revolutionäres Projekt und Meditation der Macht, einfach *nicht existent,* ist also ohne Interesse oder Erkenntniswert. Die einzige Praxis ist die der »Arbeit« des Unbewußten, so wie der Materialismus von Lacan die »Materialität der Signifikanten« ist. Für die Lacanianer sind »Arbeit« und »Materie« psychoanalytische und literarische Begriffe; die Sozialität ist die Sprache, und die Sprache erschöpft die Sozialität; und die *Subversion* ist nur die Form, durch die sich in den Falten des Textes, in den Inkongruenzen und Leerstellen und Obskuritäten der Sprache das Begehren ausdrückt.

Heute sind in Italien Hunderttausende von Jugendlichen, Studenten, politisch Aktiven, von in Gesundheitswesen und Psychiatrie Tätigen daran interessiert, das Thema der Krise der herrschenden Normalität *auch* in seinen theoretischen Aspekten zu diskutieren und zu verstehen, und ebenso im Verhältnis zu anderen wissenschaftlichen, kulturellen und ideologischen Problemen. Bis heute haben sie keine klaren Antworten erhalten: weder von seiten derer, die als einzige Antwort »den praktischen Kampf gegen die Institutionen der Gewalt und gegen die Ausgrenzung«[11] aufrechterhalten, noch von den Politikern, noch von den Intellektuellen – fürchte ich. Aus unzureichenden und konfusen Ideen und Theoretisierungen wurde ein anmaßender und beklagenswerter Kampf der Ideen geboren, in dem eine intimistische und regressive »antipsychiatrische« Thematik immer mehr Fuß gefaßt hat.[12]

7. Wahnsinn und Bruch der bürgerlichen Normalität

Wir haben auf den vorigen Seiten gesehen, wie man das Problem im allgemeinen einordnen kann, es ist aber eine genauere Bestimmung des zugrundeliegenden Problems nötig. Ich möchte den Leser hier auf einen Aufsatz von Rovatti aus dem Jahr 1970 verweisen, der den zentralen Punkt in einer methodologischen Perspektive begriffen hat, die ich persönlich für gültig und nützlich halte.[13] Rovatti bemerkt u.a.:

»Die Schlüsselfrage ist: wie kann man dem Wahnsinn entkommen, wenn er uns kontrolliert, wenn die Normalität der wahre Wahnsinn ist, wenn die Eroberung von sich selbst eine Rückkehr zur schon kontrollierten und deformierten Spontaneität ist?«
Und weiter oben: »Die Bewußtwerdung darf nicht mit einem passiven Aufgeben verwechselt werden: jedesmal, wenn wir uns aufgeben, sind wir nur noch zäher von der Entfremdung kontrolliert, anstatt uns selbst zu entdecken.«
Und weiter: »Wie können wir *eine andere Sache* wollen, wenn wir nicht kontrollieren, was wir wollen, und letztlich den Wahnsinn wollen? In der Praxis wissen wir nicht, was es heißen kann, die eigene Gesundheit zu erlangen.«
Und dann: »Die Antwort, die uns die Lösung nur in der Änderung materieller und sozialer Bedingungen aufzeigt, scheint extrem gefährlich: wie Laing sagen würde, bringt sie uns *in geheimes Einverständnis* mit dem Ziel, ist aber im Grunde eine depressive Antwort. Sie zeigt uns, was zu machen ist, und nicht wie: ein Was ohne sein Wie ist unmöglich. Gleichermaßen ist die Idee von der Revolution als unerreichbarem Besitz eine depressive Idee. Deswegen wird die Diskussion *über das Subjekt der Revolution* fundamental: aber es ist hier vonnöten, das Thema in seiner Radikalität anzugehen, d.h. es reicht nicht, das Subjekt wahrzunehmen, Gruppen oder soziale Klassen, sondern man muß präzisieren, *wie es sein muß.*«[14]

Der Weg, um das »Subjekt der Revolution« zu definieren, ist hier der Weg zur Widererlangung einer *nicht-entfremdeten Subjektivität*: er vollzieht sich in der *Aufdeckung des Alltäglichen als Offensichtlichen*, d.h. durch die Kritik jener entfremdeten Situation, die uns – fälschlicherweise – als *natürlich* erscheint.
Das Offensichtliche aufzudecken heißt, so Rovatti, anzuerkennen, daß das Offensichtliche »die Absolutsetzung des Fremden ist, das Fremdwerden (estraneizzazione); daß das Offensichtliche Resultat einer erduldeten oder vollbrachten und dann vergessenen oder einer passiv bestätigten Operation ist.«[15] Das bedeutet auch, mit der Fremdwerdung (estraniazione) den Wahnsinn anzuerkennen, weil er Teil dieser Realität ist. Der Wahnsinn zeigt sich hier schon als Teil des bürgerlichen Panoramas: er ist in der Tat Konsequenz und Korollar der *Passivität* und *Fremdheit* (estraneità), die die konstitutiven Momente der Entfremdung (alienazione) eines jeden sind.
In den Ausführungen von Rovatti wird richtigerweise die Notwendigkeit evident, diesen Wahnsinn *anzuerkennen,* d.h. in *gewissem Sinne* auch zu akzeptieren, ihn zu leben, so wie es »nötig ist, unsere Passivität und Fremdheit (estraneità) zu leben.«[16] Dies entspricht dem *Bedürfnis* zu wissen, »in welcher Situation ich mich befinde«, »wie ich hierhergekommen bin«, »wie ich aktiv oder passiv dazu beigetragen habe«. Dieses Bedürfnis hat als Korrelat, »daß ich die Situation, in der ich mich befinde, auf mich nehme, so daß ich effektiv für sie verantwortlich sein kann.«[17]
Andererseits ist klar, daß das nicht impliziert, den Wahnsinn wiederaufzuwerten oder willentlich seinem Weg nachzugehen, um von drinnen die Maske des Offensichtlichen zu lüften. Das ist ein fundamentaler Punkt.

Den Wahnsinn zu akzeptieren, anzuerkennen, zu leben und zu erleiden heißt, und kann nur eines heißen: *seinen Sinn auf sich zu nehmen,* seine Bedeutung zu enthüllen. Der Wahnsinn ist Fremdheit und Passivität par excellence: ihn (im konkreten Sinn des Wortes) auf sich zu nehmen bedeutet, *aktiv werden bezüglich der Probleme, die er aufwirft,* und das heißt, ihn verlassen.

Die Bewußtwerdung fällt also nicht mit der Reise durch Leiden und Wahnsinn zusammen, sondern bedeutet, »unsere Präsenz mit ihrer materiellen Basis und in all der Passivität, die damit verbunden ist, klar zu machen«[18]: wir haben hier den Kern eines echten Heilungsmechanismus vor uns, sei es im engen, klinischen Sinne, sei es in sehr viel weiterem Sinne. Es handelt sich um einen »Sprung«, der im Sartreschen Sinne die epoché von Husserl wiederaufnimmt.

»Wenn ich den Sprung nicht vollbringe, bin ich für meine eigene Entfremdung verantwortlich; wenn ich ihn vollbringe, mache ich mich verantwortlich, lebe ich die Fremdheit und die Passivität, bekämpfe sie da, wo sie mir auferlegt ist, benutze sie da, wo sie instrumentalisierbar ist.«[19]

Dieser Sprung ist weder instinktiv noch rein intellektuell: er existiert nicht ohne politische Praxis, im Gegenteil,« er ist eine orientierte Praxis«.[20]

So weit einige Auszüge aus dem Aufsatz von Rovatti. Diese politische Praxis jedoch, wie wir sie vor Augen haben und erarbeiten können, enttäuscht in der Tat und scheint auf den geschlossenen Zirkel der bürgerlichen Normalität zu verweisen. In einer Welt, der, wie Rovatti sagt, anscheinend *die Zukunft entzogen ist,* ist es schwierig, sich ein alternatives Projekt vorzunehmen, d.h. es ist schwierig zu wissen, *wie man sein muß, um eine andere Sache zu wollen.* Dieses Projekt (das als Projekt das Problem der Vermittlung und auch des Aufschubes impliziert und von neuem stellt) scheint in allzu langen Fristen und zweideutigen Kompromissen unterzugehen. Es entsteht spontan der Wunsch, sofort außerhalb der Normen und Regeln des Kapitals zu sein, alle Vermittlungen und die Projekthaftigkeit selbst des politischen Handelns zu überspringen: und das bedeutet, den *Sprung* ohne die *Praxis* zu wollen, (um die oben benutzten Termini wiederaufzunehmen). Aber das führt zu einer idealistischen Illusion: einerseits wird das Projekt ersetzt durch einen gänzlich ideellen, tendenziell religiösen Weg der Umstülpung; andererseits entleert es sich in der Unmittelbarkeit – als Selbstzweck – des Aktes, der für subversiv gehalten wird: in der Ausübung der anmaßenden Gewalt des Subjektivismus.

8. Die bürgerliche Erpressung: die Freiheit als Wahnsinn, der Wahnsinn als Freiheit

Die spontane und nicht spezialistische politische Forderung nach einer Wiederaufwertung des Wahnsinns deckt also Probleme auf, die im Verborgenen lagen, solange man auf einem spezialistischen und »wissenschaftlichen« Niveau verblieb. Dennoch reiht sich diese Forderung zweideutig in eine Situation massenhaften Konsums psychologischer Disziplinen ein (Psychologie, Psychiatrie, Psychoanalyse), der ganz und gar den Anschein hat, eine bürgerlich-ideologische Kolonisierung zu sein; und, was die Dinge noch komplizierter macht: diese ideologische Kolonisierung geht heute in der Linken mit einer Tendenz zur *Idealisierung des Negativen* einher, deren revolutionäre (oder auch nur fortschrittliche) Bedeutung reichlich zweifelhaft ist. Diese Tendenz führt u.a. zu offensichtlichen Einfältigkeiten wie der, sklavisch die Definitionen von Abweichung der herrschenden Ideologie zu übernehmen und darüber hinaus ipso facto jede Form von Abweichung als subversiv zu rehabilitieren (entsprechend einem Pseudo-Syllogismus: »was revolutionär ist, wird verfolgt und unterdrückt; *also* ist das, was verfolgt und unterdrückt wird, revolutionär«).

So werden, dem Glauben einiger Personen zufolge, der Verrückte, der Selbstmörder und der Heroinabhängige schon allein deswegen zu Genossen, mit denen man sich solidarisieren muß. Nun, diese Solidarität zeugt von der Anstrengung, den menschlichen Beziehungen neue Werte zu geben, und auch von dem Wunsch, die politischen Gründe bestimmter schwieriger persönlicher Situationen zu begreifen, und ebenso ihre bisweilige Bedeutung als *Suche;* aber diese Einstellung erfordert die Vorsicht, nicht alles in einen Topf zu werfen, zu simplizistischen Schlüssen zu kommen. Die Situationen psychologischen Zusammenbruchs sind keine politische Suche, meistens jedenfalls nicht. Dem Konservatismus und den Täuschungen dessen, was Panzieri[21] den *Himmel der Politik* nennt, d.h. der Politik der Apparate, steht als gültige Alternative gewiß nicht die *Flucht vor der Politik* gegenüber. Hier muß man klar sein, bis zur Brutalität: wenn einer in einen Brunnen springt, um die Katze zu suchen (die da nicht ist), kann man ihn als ein Opfer der Umstände betrachten, in jedem Fall als eine Person, der man helfen muß, wieder herauszukommen, aber nicht *notwendig* als einen Genossen, mit dem man in diesem Moment einen gemeinsamen politischen Weg hat. Es stellt keine Hilfe dar, sondern nur eine weitere Täuschung, wenn man nicht persönlich das große Risiko und die Verantwortung auf sich nimmt, dem leidenden Genossen zu sagen, daß er vielleicht deswegen leidet, weil man ihn dazu gebracht hat, sich im Weg zu irren, und daß er auf diesem Weg vielleicht keine Lösung seiner Probleme finden wird. Es ist keine Hilfe, sondern eine Haltung von Indifferenz und ohne menschlichen Respekt, den Dissens zu verschweigen, die Auseinandersetzung (und damit vielleicht den Zusammenstoß) zu verweigern, die Strenge der Solidarität durch die opportunistische Duldung zu ersetzen und damit darauf zu verzichten, den Betreffenden zu sagen, daß bestimmte gewollte Formen irrationalistischer »Suche«, das entschiedene Sich-treiben-Lassen, regressives Ausagieren oder die Befriedigung in der Unordnung als Selbstzweck, das Ausnutzen von anderen Personen, Unredlichkeit und instinktivistische Gewalt (womöglich als »proletarisch« gerechtfertigt) und manches andere mehr, daß dies alles politische Fehler sind, mit denen man sich nicht solidarisieren darf. Wenn wir Genossen sind, schulden wir diesen Genossen Respekt, Gefühl, Hilfe und Verständnis; aber ruhig und mit aller Bescheidenheit werden wir ihnen nicht zugestehen, praktikable Beispiele darzustellen: wie wir auch unsere Billigung, nicht unser Gefühl, jenen absprechen werden, die, um mit der Psychiatrie die bürgerliche Normalität zu negieren, es riskiert haben, eine bewundernswerte Intelligenz und Humanität in Alkoholismus und Wahnsinn zu zerstören.

Es kommt hingegen vor, daß jener psychologisierende und antipolitische Mechanismus, der typisch für die fortgeschrittene bürgerliche Gesellschaft ist und der den Dissens *psychiatrisiert* hatte, indem er ihn in die Gruben der Pathologie gestoßen hatte, für gut gehalten wird, d.h. nicht einmal analysiert und erst recht nicht diskutiert wird: man ändert einfach das Vorzeichen der Pathologie, preist die (imaginären oder realen) Gruben des Pathologischen als revolutionäre Orte, ohne ihre Konsistenz und ihren Ursprung zu diskutieren, verwandelt den Wahnsinn kopfüber von Verurteilung in Befreiung, ohne auf den politischen Grund seiner Definition einzugehen.

Es ist erstaunlich, wie wenig man gewahr wird, daß diese Einstellung ein sklavisches Akzeptieren der bürgerlichen Erpressung darstellt. Die herrschende Rationalität abzulehnen heißt nämlich, der bürgerlichen Ideologie nach, sich im Wahnsinn zu verlieren; Kinder und Erwachsene werden konditioniert zu glauben, daß Nicht-ganz-*vernünftig*-Sein (d.h. nicht integriert, gemäßigt, ordentlich usw.) *Irre-Sein* bedeutet. Und keiner möchte irre sein, weil das Bild des Wahnsinns und des Wahnsinnigen terrorisierend ist; um den Betrug vollständig zu machen, fährt man fort, fälschlich zu predigen, daß der Wahnsinnige frei ist (und bekräftigt somit, daß es keine Freiheit außerhalb des Wahnsinns gibt), und man sagt, diese Freiheit sei anziehend: aber sie ist anziehend wie eine Droge, eine faszinierende und tödliche Alterität. In der bürgerlichen Ideologie ist die Freiheit Wahnsinn, weil diese Gesellschaft in ihrem Inneren nicht einmal den Schein einer Freiheit zuläßt ohne Unordnung, Entgleisung und individuelles Leiden; und der Wahnsinn ist Freiheit, weil er Ort jeder möglichen Zügellosigkeit und Verantwortungslosigkeit ist.

Man kann deshalb nicht mit jenen Theoretikern, vor allem Foucault, übereinstimmen, die die Logik dieser Erpressung voll akzeptiert haben: in der Akzeptierung der bürgerlichen Definition von Wahnsinn und der Identifikation des Wahnsinns mit einer Instanz der Befreiung, mit einer Wahrheit, die die Gesunden nicht haben: mit einer subversiven Alterität, haben diese Theoretiker sich als substantiell unfähig zu politischer Einstellung gezeigt. Die Aufwertung des Wahnsinns hat dann ganz bestimmte Folgen: Es wird unmöglich, seine Ursachen zu studieren, d.h. die sozialen (und politischen) Widersprüche, die ihn determinieren; es wird irrelevant, sie zu bekämpfen; das menschliche Leben und die Gesellschaft scheinen den Schlüssel zu ihrer Wahrheit nur im Irrationalen zu finden; der Wahnsinnige wird mit äußerlicher und ästhetisierender Gefälligkeit verherrlicht, ihm kann dann aber nicht mehr mit Nächstenliebe und Kompetenz geholfen werden, aus seinem tödlichen Unbehagen herauszukommen.

Aber der Wahnsinn, wie wir ihn in der Realität sehen, eignet sich nicht zu diesem Betrug. Irgendetwas funktioniert da nicht. Wer sich je der Welt der Psychose, der Schizophrenie, des Wahnsinns genähert hat, wird sich früher oder später darüber klar, daß bestimmte Mythisierungen irreal sind. Sicher, der Wahnsinnige oder der Schizophrene sind gegenwärtig, um uns daran zu erinnern, daß irgendetwas in der herrschenden Rationalität nicht läuft: sie sind eine von den Gesunden negierte Realität; sie sind das – sprechende – Gerippe im Kleiderschrank; sie erinnern uns daran, daß sich hinter der Fassade andere Realitäten verbergen; sie stören uns, indem sie uns befragen und Gehör verlangen; implizit fechten sie unsere Sicherheiten an und sagen unpassende, skandalöse Dinge, die wir nicht hören möchten; sie wecken in beunruhigender Weise die Resonanzen des Wahnsinns, der in jedem von uns verborgen (und verleugnet) ist; manchmal überraschen sie uns mit ärgerlichen, treuherzigen oder tiefgründigen Wahrheiten; durch ihre Präsenz klagen sie uns – zu Recht – vor allem an, ihre Unterdrücker zu sein; schließlich zeigen sie uns manchmal, daß die Gefährlicheren, Irrationaleren und auch Wahnsinnigeren oft die anderen sind, daß es sich oft um uns handelt und nicht um sie, die dieses Etikett tragen. Aber aus ihrem Wahnsinn erreicht uns niemals, auch nicht beim geduldigsten Zuhörer, das Echo der Wahrheit, die von den anderen kategorisch geleugnet würde; über die Unordnung hinaus taucht kein Schema von Lehre auf. Der Wahnsinn bringt weder Kunst, noch Philosophie, noch Wissenschaft hervor; es erscheinen niemals, soviel man sie auch suche, Handlungsvorschläge: man erblickt keine praktikable Subversion, keine Methode, nicht einmal die Methode der Nicht-Methode, keine Alternative.

Die Antipsychiatrie hat uns zumindest eines gelehrt: daß es sehr oft besser ist, die Reise des Wahnsinns nicht mit psychiatrischen Eingriffen zu behindern. Das aber ist wahr auch nur in dem Sinne, daß das Nicht-Behindern der Reise ihre beste Therapie sein kann: manchmal, wenn man viel Glück hat, kommt einer nach einigen Tagen oder Wochen wieder heraus.

Nun, im Chaos und im Schmerz dieser Reise tauchen manchmal – selten – interessante und fremdartige Erfahrungen auf: aber nie (um es zu wiederholen) etwas, das einer anderen Methode ähnelte, einer wichtigen Wahrheit, einer Welt, die verschieden von der der »Gesunden« ist, einer irgendwie praktikablen Form, alternativ zu sein. Und darum ist das (immense) Risiko den Preis nicht wert, so daß es unter anderem ein verantwortungsloses und niederträchtiges Unterfangen ist, die Reise in den Wahnsinn zu fördern.
(Also erfanden sich einige Autoren einen ihnen bequemen Wahnsinn; Deleuze und Guattari z.B. reden von einer Schizophrenie, die gänzlich ihrer Erfindung angehört, die offensichtlich ein Artefakt ist, ein literarischer und philosophischer Nebel: so ist es ihnen ein Leichtes zu zeigen, daß sie Träger revolutionären Aufbegehrens ist.)

9. Der Wahnsinn als Normalität

Die Fragen, die wir uns stellen müssen, sind also vielleicht etwas different. Ist die Alternative zur herrschenden Rationalität die Irrationalität, oder ist sie nicht vielmehr die Neuzusammensetzung der herrschenden Spaltung zwischen Intellekt und Affekt, zwischen Rationalität und Irrationalität? Ist der Wahnsinn, der wirkliche (der existiert, und wie er existiert) – nicht jener literarische, der als Freiheit und Subversion gesehen wird – wirklich Irrationalität? Kann es nicht sein, daß der Wahnsinnige gerade das Gegenteil von dem ist, was uns eine lange, gefällige und heuchlerische Tradition präsentiert, nämlich nicht ein Individuum, das Freiheit ausdrückt, sondern eine Person, die die Freiheit verloren hat, nicht jemand, der wählt, sondern jemand, der nicht mehr wählen kann, Produkt eher von Repression und Normalisierung als von Verweigerung, ja geradezu das typischste Produkt bürgerlicher Normalität, unlöslich von dieser und dem Netzwerk ihrer Täuschungen, insgesamt also ein Wesen, das *hypernormalisiert* worden ist, und auch ein – vom System fabriziertes – Beispiel für eine Nicht-Revolte, eine Unfähigkeit zur Teilhabe an der Kultur? Kann es nicht sein, daß der Wahnsinn Teil der *psychiatrischen Institution* seit seiner Entstehung ist? Kann es nicht sein, daß die soziale Gewalt, die, wie wir alle wissen, gegen den Wahnsinnigen ausgeübt wird, auch und vor allem im Inneren seiner Person, von ihm selbst gegen sich selbst ausgeübt wird und daß gerade darin sein Wahnsinn besteht?
Und ist im übrigen das Bedürfnis und das Verlangen, das Bewußtsein zu *destrukturieren,* sich kleine Ekstasen mit LSD zu fabrizieren, das eigene Bewußtsein *drinnen* zu ändern mit Hilfe der Abkürzung abstrakter und intensiver existentieller Erfahrungen, wirklich getragen von einer revolutionären Instanz, oder ist es nicht umgekehrt Resultat einer generellen Tendenz bürgerlicher Ideologie, bürgerlichen Denkens und bürgerlicher

Gewohnheit, vereint mit dem regressiven – und immer weiter verbreiteten – Lockruf nach Instanzen religiösen Typs? Sind sie nicht vielleicht eine Religion (und nicht einmal eine der besseren): die Idee, zuerst sich selbst zu ändern, um dann die Welt ändern zu können, der Mythos der inneren Erneuerung, die Ideologie der Innerlichkeit, der Spontaneität, der Loslösung und der Toleranz (kurioserweise manchmal vereint mit einem »heiligen« –daß Gott uns davon befreie! – und aggressiven Manichäismus), und die – vielleicht nicht immer explizite – Suche nach einem Wahren im verwirrenden Universum des Vorsprachlichen? Und schließlich: Ist nicht vielleicht die verschwiegene Transformation der revolutionären Perspektive (die ja bekanntlich nicht der Newski-Prospekt ist und daher manchmal Verblüffung über den unmittelbaren Weg hinterläßt) in eine triumphale, rein immanente Eschatologie eine Religion?

Es ist unangenehm zuzugeben: aber das, was wir so gern als Wahnsinn denken, ähnelt in Wirklichkeit, von Nahem betrachtet, meist der Anmaßung dessen, was Aymone possessiven Individualismus nennt, ja sogar des bis zum Äußersten getriebenen possessiven Individualismus: d.h. er ähnelt dem Traum von der totalen Freiheit des Subjekts, dem Wunsch, jede soziale Konvention brechen zu können, sich »alles und sofort« aneignen zu können, dem Wunsch, in der Einzigartigkeit des Aktes, in einer »unvernünftigen« Unmittelbarkeit, außerhalb der Fesseln von Zeit und Geschichte, das Fest, die Omnipotenz und die Befriedigung zu wollen und auszudrücken.

Der Wahnsinn (oder besser das, was man für den Wahnsinn hält) wird also die Erfüllung des konservativen und bürgerlichen Bildes der Freiheit, nämlich als totale Freiheit des individuell Erlaubten: und dieses Bild der Bequemlichkeit-hier-und-jetzt geht – in der Praxis – in eine reaktionäre und letztlich faschistische Forderung über, weil es einen instinktiven Traum von Gewalt freisetzt, von totaler Macht, von Willkür und – implizit aber unvermeidlich – von Arroganz und Präpotenz.

(Oder sollen wir im Gegenteil denken, daß der Wahnsinn Demut und erlebte Unterdrückung sei, Einfachheit des Geistes und Ausgrenzung, erhöht durch eine neue Version der Bergpredigt? Es taucht hier die Hoffnung auf, daß – wenn es wünschenswert ist, daß nach der Revolution die Letzten die Ersten sind – es schon jetzt möglich sei, die Behinderten und Törichten zum Modell zu nehmen, um die Kanonen des Kapitals zu zerschmettern. Aber diese Theorie ist heute in der Minderheit.)

Wahrlich, alles dies *sind keine* zufälligen Fehler, die man als bedeutungslose Dummheiten abtun sollte: es sind falsche, aber meines Erachtens nicht zufällige Konzepte, und sie verbergen Widersprüche und bedeutungsvolle Qualen. Doch ist es wichtig, darauf zu bestehen, daß der Wahnsinn, wiewohl er vieles ist und nichts exakt zu Definierendes ist, nicht den mythischen Bildern ähnelt, mit denen er zusammengebracht wird. Er ist nicht die Verweigerung der Norm, ist nicht Alterität, nicht das

»Wir wollen alles«, nicht *Unvernunft,* auch nicht Ausschluß und geistige Armut; im Gegenteil, er ist *in die Norm eingeschlossen,* ist Teil unserer gemeinen täglichen psychologischen Welt dergestalt, daß seine Monster die notwendige Nachtseite der bürgerlichen Rationalität sind. Nicht der Schlaf der Vernunft, sondern die bürgerliche Vernunft produziert Ungeheuer. Der Wahnsinn ist nichts kategorisch Verschiedenes von Erfahrungen, die wir fast alle gemacht haben und die – mit wenigen Ausnahmen – keiner von uns wiederholen will: die Erfahrung von Verzweiflung und die Mischung von Selbstbestrafung und paralysierender Angst, der Verlust der Fähigkeiten und Freuden des Körpers, die Erfahrung von Konfusion und Panik, die Alpträume einer Fiebernacht, die täuschende Erregung der Trunkenheit, die Befangenheit in unentzifferbaren und feindlichen Umgebungen, in destruktiven Pädagogiken, in widersprüchlichen Botschaften oder wiederholten Fehlern; der »Horror-Trip« mit einer Dosis LSD; und untrennbar davon die Paralyse, die Einsamkeit, die Empfindung von Tod und (wahrer) Nicht-Kommunizierbarkeit eines jeden, der in diesen Dingen untergegangen ist, wenn sie zu lange dauern und zu hart sind, wenn man von den anderen nicht Verständnis, Trost und Hilfe, sondern Unterdrückung und Geringschätzung, indifferente Toleranz oder Paternalismus erfährt. Insgesamt ist dies also genau die Inhumanität des kapitalistischen Ameisenhaufens: hier hat es keinen Sinn, eine klare Demarkationslinie zwischen Normalität und Wahnsinn zu ziehen, zwischen »klinischem« Wahnsinn und vielen anderen Leiden, zwischen monströsen Weisheiten, Ausbrüchen und Fehlern und der sozialen Repression, die sie von Anfang an konditioniert und verwaltet. Der Wahnsinn ist also keine Alternative zu jener bürgerlichen Normalität, die »nicht funktioniert«: er ist einer der Aspekte der Tatsache, daß diese Normalität nicht human ist.

10. Eine Anmerkung zu Normalität, Krise und Heilung

Es dürfte die Mühe lohnen, vor Schluß des Aufsatzes noch einige Präzisierungen über die Normalität zu machen. Die Normalität ist ein Ensemble von Verhaltensnormen und – in einer gegebenen Gesellschaft – untrennbar davon die unsere Psyche beherrschende Struktur. In unserer Gesellschaft ist die Normalität universell von bürgerlichen Werten und Interessen beherrscht. Einer der Aspekte dieser Normalität ist die Repression und damit auch die psychische Selbstrepression: die Unterdrückung von alternativen Erfordernissen, Bedürfnissen und Wünschen. Ein anderer Aspekt der Normalität ist gegeben durch die Phänomene, die man Entfremdung, Verfremdung, falsches Bewußtsein nennt. Im Bereich dieser letzten Phänomene (die *auch* psychologische Phänomene sind) ist der Aspekt der falschen Freiheiten zentral: d.h. die dem Subjekt induzierte Tendenz, Fluchtlinien (auch Linien der Flucht vor der Realität) zu verfolgen, die rein individuell sind, sich unter dem Etikett des total Erlaubten (aber wohlgemerkt: der Freiheit des Erlaubten), des Konsums, des Privaten, der Feste und der Zügellosigkeit verkaufen. Dies alles ist die Normalität, zu der wir eingeladen sind, zu der wir täglich verführt werden. Und man kann beobachten, daß diese Normalität auch Repression ist, wenn sie Flucht und falsche Freiheit ist. Nun kann man vielleicht sagen, daß der Wahnsinn genau und essentiell die Situation ist, in der es dem Subjekt nicht mehr gelingt, die eigene Regression wie auch die Flucht vor der Realität zu handhaben und zu mäßigen, noch sich dagegen zu verteidigen: an einem bestimmten Punkt wird es davon überrannt.

Existiert aber die Möglichkeit einer alternativen Normalität? Diese muß offensichtlich konstruiert werden, ausgehend von der Veränderung der historischen Bedingungen und Lebensformen, und das ist kein individuelles, sondern ein kollektives Problem. Eine alternative Normalität existiert bis heute nicht; und vielleicht hat niemand das Rezept, um sie zu konstruieren: vielleicht existiert nicht einmal der Raum und die Praxis, um sie aufzubauen. Eine neue, alternative, revolutionäre Normalität (warum sie dann noch Normalität nennen?) wird entstehen müssen in Verankerung in der Geschichte des Menschen und als Aneignung der Geschichte, als nicht repressive Normalität, die alle Möglichkeiten des Menschlichen totalisiert. Dies ist zweifellos ein *politischer Weg;* in der Abweichung untertauchen zu wollen, ähnelt dagegen dem Willen, die Schizophrenie als Krankheit zu rehabilitieren: eine politisch inkonsistente und nicht praktikable Hypothese.[22]

So paradox es also scheinen mag, der Wahnsinn ist ein *schlechter Rückfall* in die Normalität, beim Versuch, sie zu verlassen; oder er ist das Scheitern der Verschiedenheit, das Erdrücktwerden von der Geschichte der anderen, das Enteignetwerden; er ist der Verlust von sich an die Geschichte und an sich selbst; er ist ein Sich-Verlieren, das zum Tod bestimmt ist. Das *Sich-Verlieren* kann aufgewertet werden in der (im Grunde regressiven und irrationalen) Unterstellung der *Authentizität des Seins* oder im Glauben an einen heilbringenden Plan oder im Umschlagen der Bedeutungen wie bei den alten und neuen mystischen Theorien, auf einem völlig esoterischen Weg. Oder es kann nur aufgewertet werden im *Sich-Wiederfinden jenseits der Krise,* nicht *in* ihr – meines Erachtens ist das der richtige Weg –; es kann dann Bedeutung annehmen als Auf-sich-Nehmen und Auflösung eines Todesrisikos, das der Gesellschaft, in der wir leben, innewohnt. Das Todesrisiko auf sich zu nehmen bedeutet dann jedoch notwendig, es überwinden zu wollen. Die Krise ist uns auferlegt; und daher ist das *Sich-zur-Diskussion-Stellen,* das Aufraffen, das Abschütteln der dürftigen Versicherungen bürgerlicher Existenz, das Nicht-Negieren der Existenz der Krise, der Versuch, die alten Werte und Lebensweisen zu ändern, nötig; all das sind Erfahrungen, die Mut, Vertrauen, Leiden und Risiko implizieren; aber dieses Leiden bleibt immer ein zu zahlender *Preis,* kein dargebrachtes Opfer und keine Verklärung (wann werden wir uns endlich von 2000 Jahren christlicher Konditionierung befreien?); wenn dieser Preis zu hoch wird, kann er auch verwirrende und schmerzliche Abweichungen implizieren, das Scheitern des Projekts, den Wahnsinn. Die Idee, ausgerechnet der Weg durch den Wahnsinn könne nötig sein, um sich selbst zu gewinnen, nachdem man einmal im Licht auf der anderen Seite des Tunnels angekommen sei, ist noch heute Teil (zentraler Teil!) magisch-religiöser Ideologie. Um es zu wiederholen: man braucht nicht Psychiater zu sein, um zu bemerken, daß bei den offiziell als »geistesgestört« etikettierten Personen und auch bei vielen anderen, die das Glück gehabt haben, nie einem Psychiater in die Hände zu fallen, das psychologische Desaster dahin tendiert, das Subjekt in einem Teufelskreis einzuschließen. *Wenn* man rauskommt, bemerkt man oft, daß diese Erfahrung nützlich gewesen ist, daß man gelernt hat, daß man gereift ist: aber man hat nicht vom Desaster und vom Wahnsinn gelernt, *außer genau das, wie man sie verlassen hat;* oder man hat von den Aspekten der Krise gelernt, die *nicht* Desaster und Wahnsinn waren. Sich verändern, sich in Frage stellen kann Quelle von Leiden und Schwierigkeiten sein, aber es sollte bedeuten, Klarheit zu gewinnen, nicht sie zu verlieren, die Bruchstücke des Lebens zusammenzusetzen, nicht sie zu zerschlagen, zu meditieren, sich wiederzufinden, sich auszudrücken, neue Identität zu finden, die Freuden des Körpers wiederzufinden, sich zu realisieren, nicht sich aufzulösen, zu suchen, zu wählen, auszusondern, nicht sich ohne Unterschied von 1000 Polymorphismen durchqueren zu lassen, die eigene Vergangenheit zu verstehen und sich der Zukunft zu öffnen, sicher nicht, in die Kindheit zurückzukehren. Das ist, wenn man so will, das beste Ziel eines Heilungsprozesses und daher eine Therapie, es ist aber vor allem eine politische Ausrichtung. Und hierüber sollte man sich einigen: oder sich vielleicht trennen.

Anmerkungen

[1] In der französischen Ausgabe dieses Textes (Paris 1977) wird »dissenso« durchgängig mit »rupture« (Bruch) übersetzt. (A.d.Ü.)

[2] Die letzten Jahrgänge der Zeitschrift *Aut Aut* (und auch das Buch von Rovatti, Tomassini und Vigorelli, *Bisogni e teoria marxista,* Mazzotta 1976) stellen das interessanteste Beispiel einer marxistischen Forschung in dieser Richtung dar, weil sie die Linie einer Vertiefung der marxistischen Bedürfnistheorie verfolgen. Im Umfeld dieser Forschung hat *Aut Aut* richtigerweise auch eine Reihe von streng-kritischen und intelligent-vernichtenden Artikeln gegen den Pseudo-Revolutionarismus des sogenannten linken Lacanismus aufgenommen (Deleuze-Guattari); diese heute so in Mode gekommenen Theorien haben bekanntlich das materialistische Bedürfniskonzept durch einen ahistorischen, instinktivistischen und total undialektischen Begriff vom Wunsch ersetzt. Meines Erachtens können sich auch die Positionen einiger Philosophen von *Aut Aut* nicht dem Verdacht des Idealis-

mus entziehen, wenn sie der heutigen Arbeiterklasse in einer Weise, die man als aprioristisch-charismatischen Operaismus bezeichnen kann, die Fähigkeit zuschreiben, direkt und bewußt das *Bedürfnis nach Kommunismus* auszudrücken.

[3] Anspielung auf Franco Fornari, den z.Zt. bekanntesten italienischen Psychoanalytiker. (A.d.Ü.)

[4] »Die militante Ideologie läßt die Schützengräben des Individuellen schutzlos; und das Gebiet, das die Geschichte des weltlichen Denkens in zwei Jahrhunderten und mehr der Herrschaft der Theologie entziehen konnte, ist in Gefahr, den Negromanten (= Hexenmeistern, Medizinmännern) in die Hände zu fallen«, Italo Calvino, La sfida al labirinto, in *Il Menabò 5,* Einaudi 1962, S. 95.

[5] Ich empfehle jedem, der besser verstehen will, was Psychiatrie ist, die Lektüre zweier außergewöhnlicher Bücher über Psychiatriegeschichte: K. Dörner, *Bürger und Irre,* Fischer Taschenbuch 1975 und H. Ellenberger, *The discovery of Unconscious. The history and evolution of Dynamic Psychiatry,* Basic Books 1970, New York, der sich jedoch vorwiegend mit einer späteren Epoche befaßt. In Italien hat F. Giacanelli Interessantes dazu beigetragen, den institutionellen Ursprung der Psychiatrie zu definieren (siehe sein Vorwort zur ital. Ausgabe von Dörner).

[6] »Territorio« bezeichnet im modernen italienischen Sprachgebrauch nicht nur ein geographisches Areal (z.B. einer Stadt), sondern dessen gesamten sozialen Kontext. (A.d.Ü.)

[7] Chirurgische Durchtrennung von Verbindungen zwischen Hirnrinde und Stammhirn. (A.d.Ü.)

[8] Eine erschöpfende, ehrliche und vielfach faszinierende Beschreibung der »neuen Psychiatrie« inner- und außerhalb der Kliniken hat uns D. H. Clark in *Social Therapy in Psychiatry,* Penguin Books 1973, geliefert, der implizit ein schönes Licht auf die dem psychiatrischen Reformismus inhärenten Grenzen wirft. Hierzu und zur »antiinstitutionellen«, pseudorevolutionären Verschleierung desselben verweise ich auf mein Vorwort zur ital. Ausgabe von Clark, wo sich auch der Entwurf einer systematischeren Argumentation über die (nunmehr abgenutzte, aber in der Linken immer noch angesehene) Linie einer bestimmten Psychiatrie findet, die sich weitgehend mißbräuchlich demokratisch tauft.

[9] T. Aymone, »Partecipazione e politica del territorio«, in *Inchiesta,* VI, Nr. 22, Sept. 1976, S. 11

[10] ebd. S. 12

[11] Oft benutzter Slogan in Publikationen und Diskussionen im Umkreis von Psichiatria Democratica (A.d.Ü.)

[12] In Wirklichkeit gibt es unterirdische, aber bedeutende Berührungspunkte zwischen den Praktizisten der Psychiatrie und Foucaultschen und Lacanschen Intellektuellen: der Populismus, der Fetischismus des »Ausgeschlossenen«, der Mißbrauch von effektvollen Paradoxien und emotiven Slogans, die substantielle Weigerung, sich ernsthaft damit zu beschäftigen, was im Kopf eines leidenden oder etikettierten Menschen vor sich geht. Es ist bedeutsam, daß die Reformisten-Praktizisten wie die ästhetisierenden Nutznießer der Mythologie vom »Anderen« ein großes Interesse haben, den Wahnsinn auf Distanz zu halten, und daß sie daher ein entsprechendes Bild von ihm liefern, das an jenes reaktionäre des vorigen Jahrhunderts erinnert. Es ist das bequeme Bild einer substantiell unverständlichen Entität, die zu verwalten, zu betrachten oder zu exorzieren ist, aber in die man nicht eindringen will: das Bild eines obskuren, fernen und unkenntlichen Übels: das Bild der Krankheit. Das aber ist ein altes Bild, das man heute nicht mehr vertreten kann. Die Psychopathologie selbst hat reinen Tisch mit einer solchen *Alterität* des Wahnsinns gemacht.

[13] P. A. Rovatti, »Per una analisi fenomenologica del marxismo: ritorno al soggetto e dialettica della totalizzazione«, in *Aut Aut,* Nr. 116, März 1970, S. 60–81.

[14] ebenda, S. 66 f.

[15] ebenda, S. 72

[16] ebenda, S. 76

[17] ebenda, S. 72

[18] ebenda, S. 77
[19] ebenda, S. 73
[20] ebenda, S. 73
[21] R. Panzieri, marxistischer Wissenschaftler, der, aus der PSI kommend, zu Beginn der 60er Jahre die *Quaderni Rossi* gründete, um die sich viele der bedeutendsten Köpfe der außerparlamentarischen Opposition gruppierten und bildeten, Übersetzer des *Kapital,* gest. im Oktober 1964. (A.d.Ü.)
[22] Der traditionellen Psychiatrie zufolge ist die Schizophrenie eine Krankheit. Nach einer Reihe von Kritiken an dieser Konzeption (darunter die sehr bekannten von Laing) neigt man in der heutigen Psychiatrie richtigerweise mehr dazu, »Schizophrenie« als einen Konventionsbegriff zu betrachten, der dazu dient, eine Reihe von Verhaltensweisen zu bezeichnen. (Die Redeweise: »er verhält sich so, weil er schizophren ist«, ist daher sinnlos; es ist dagegen sinnvoll zu sagen: »wir nennen ihn schizophren, weil er sich so verhält«.) Wahrscheinlich haben viele als schizophren »diagnostizierte« Personen jedoch bestimmte psychologische Probleme gemeinsam, die man heute langsam beleuchtet. Daher fährt man, etwas uneigentlich, fort, von »Schizophrenie« zu sprechen. Jene »Spaltung«, auf die sich Bleuler bezog, als er zu Beginn des Jahrhunderts den Begriff prägte, existiert wahrscheinlich nicht: der Schizophrene ist nicht gespalten; er ist höchstens zersplittert, in dem Sinne, daß – im Falle einer schweren Störung – seine Identität verwirrt, destrukturiert, aufgelöst ist. Die psychologischen Erfahrungen von jemand, der LSD nimmt oder tiefe Meditation betreibt, haben manchmal Affinität zur Schizophrenie und können zu ihr führen.

11. Welche Bedürfnisse? Einige Bemerkungen*

Als Erstes muß ich sagen, daß ich in der Tat nicht glaube, vollständig klare Vorstellungen über diese Sache mit den Bedürfnissen zu haben. Mein Beitrag soll eher ein Versuch sein, auf einige Dinge hinzuweisen, die mir weniger klar sind, aber auch zu ordnen, einige Demarkationslinien in dieser verworrenen Landschaft zu ziehen. Im Grunde genommen kann ich nur einige Fragen aufwerfen.

Das Thema, das Problem der Bedürfnisse entwickelt sich zum zentralen Punkt der aktuellen Diskussion in der Linken. Ich glaube, wir wissen alle mehr oder weniger warum. Es handelt sich nicht um eine akademische Diskussion: Es hängen wichtige Entscheidungen davon ab.[1]

Ich glaube, eine weitere Notwendigkeit wäre die, den Studenten und den jüngeren Genossen – die vielleicht nicht die ganze Diskussion verfolgt haben und hin und wieder Schwierigkeiten oder nicht die Geduld haben mögen, bestimmte, eher philosophische Aspekte der Diskussion zu verfolgen – eine einleitende Abhandlung (einleitende, nicht populärwissenschaftliche) zu liefern über das Problem der revolutionären Subjektivität einerseits, der marxistischen Thematik der Bedürfnisse andererseits. Ich habe das so gut wie möglich zu tun versucht in einem Kapitel des *Kritischen Handbuch der Psychiatrie*[2] aber mir scheint, daß auch andere, vielleicht auf andere Weise, diese Aufgabe in Angriff nehmen sollten. Ich will damit sagen, man darf nie müde werden, in nicht gekünstelter, nicht obskurer und nicht intellektualistischer Form (also ohne jenen Hauch von Komplizenschaft: »Wir, die wir Hegel lesen, verstehen uns schon«), vor allem aber in systematischer Form zu klären, wovon man ausgeht, welche die marxistischen Grundlagen des Diskurses sind, welche seine konkreteren und einfacheren Aspekte sind, auf denen sich die komplexeren und bisweilen abstrakteren Aspekte aufbauen. Sonst bleibt man immer bei einer Diskussion unter Intellektuellen. Ich will mich hier darauf beschränken, einige Beobachtungen zu machen.

1. Wie ich schon angedeutet habe, verweist das Bedürfnis auf das politische Problem des Subjekts. Die objektivistische (und stalinistische) Theorie des politischen Kampfes und der Revolution ist gescheitert; es ist notwendig geworden, sich weit mehr, als es der traditionelle Marxismus

---

* Erstmals deutsch publiziert in: *Psychologie und Gesellschaft* II/1, 1978, Focus Verlag. Übersetzung: Ulrich Wienand.

getan hat, mit dem Problem des Protagonisten der politischen Aktion zu beschäftigen. Was motiviert, was treibt diese Person, was geht in ihrem Kopf vor, wer ist sie, was will sie, was wünscht sie? Was bewegt sie, und wie, und warum in diesem speziellen Augenblick und in dieser Richtung; was bewegt die Jugendlichen und die Massen, die auf die Straße gehen und sich organisieren? Was bewegt mich, was bewegt uns? Und wie ist der *neue* Mann, die *neue* Frau? Diese Bedürfnisse, die uns interessieren, lassen sie sich alle im Bedürfnis nach Revolution zusammenfassen, oder ist die Angelegenheit komplizierter und auch widersprüchlicher? Werden wir, um eine Antwort auf diese Fragen zu erhalten, nur hören müssen, was uns die (bürgerlichen) Soziologen, Psychoanalytiker und Psychologen sagen? In welchen Begriffen werden wir also den »Bewußtseinsgrad« der Bewegung und der Massen bestimmen, wenn dies nicht mehr nur ein Problem von Graden ist? Und, abgesehen vom Problem der Mittel, *wer* wird diese Bilanz ziehen? Aber damit sind wir schon beim 2. Punkt.

2. Es gibt in der Tat eine Krise des traditionellen Bildes der politischen Avantgarde, und auch die objektive, funktionelle Krise der leninistischen Konzeption der Avantgarde. Man glaubt nicht mehr an die Hegemonie der organisierten Gruppe als institutioneller Hüterin des revolutionären Bewußtseins, die deshalb imstande wäre, Bedürfnisse anderer zu interpretieren und zu artikulieren. Es gilt heute als ungerechtfertigt, die Definition der eigenen Bedürfnisse an irgendwelche Leader oder an die Organisation zu delegieren. Jeder, der Politik macht, in einer Organisation arbeitet oder einfach kämpft oder sich gegen etwas auflehnt, fordert legitimerweise das Recht für sich, das alles aus einer persönlichen Erfordernis, aus eigenen Bedürfnissen heraus zu tun, die er in völliger Freiheit und Autonomie definiert hat. Die Verweigerung des Delegierungsprinzips geht über das hinaus, was sie 1968 zu sein schien: Die Krise der Organisationen hat wenigstens ein positives Ergebnis erbracht, nämlich die Forderung danach zu vertiefen und zu radikalisieren, daß jeder ein eigenes Urteil im Namen einer nicht-entfremdeten Subjektivität ausdrücken könne.

3. Vor allem nach 1968 ist eine breitere, wenn nicht sogar tendenziell totalisierende Konzeption des politischen Bedürfnisses entstanden: Die Kämpfe für die Menschenrechte und für qualitative Forderungen, das alltägliche Leben, die Sexualität, die Liebe, der Körper, die Kunst, jede mögliche Form, sich auszudrücken, sind untrennbare Bestandteile einer globalen Konzeption des Bedürfnisses und daher auch des politischen Kampfes geworden. Auch das scheint mir eine große Errungenschaft zu sein.

Der marxianische Begriff des Bedürfnisses bleibt meiner Meinung nach das wertvollste Hilfsmittel, um diese komplexe politische Realität zu interpretieren, die eine praktische Realität ist: Ich glaube, daß aus der Entwicklung des Bedürfnisbegriffs nach marxistischer Methode und Perspektive die wertvollsten Handlungsanweisungen entwickelt werden können.

Diese Analyse kann man aber nicht in dogmatischer Weise betreiben. In der Tat erschöpft der marxistische Bedürfnisbegriff, der im Zentrum der Problematik steht, diese nicht. Sagen wir es ehrlich: der Bedürfnisbegriff ist zweideutig. Schlimmer noch, er enthält verschiedene Zweideutigkeiten. Und ich glaube nicht, daß sie alle ohne irgendeine Simplifizierung in der Rekapitulation und Entwicklung einer *Bedürfnistheorie* begriffen werden können, die in ihrer Kompaktheit und Kohärenz Gefahr läuft, die Fluchtpunkte des Begriffes nicht wahrzunehmen, d.h. nicht wahrzunehmen, daß der Begriff »Bedürfnis« in widersprüchlichen Formen eine Realität bezeichnet, die sehr viel weiter ist und ihm an allen Ecken davonläuft. Die marxistische Bedürfnistheorie läuft Gefahr, nicht (wie es der Marxismus sein sollte) ein *Leitfaden* zu sein, sondern ein *System:* sie riskiert, in irgendeiner Weise ein Problem einzuschließen, das offen ist, und nicht alle Widersprüchlichkeiten und Obskuritäten wahrzunehmen, die existieren, nicht jene Unsicherheiten, die wir tagtäglich haben.
Auch andere Methoden, Hinweise oder Systeme können unsere Verlegenheit nicht beheben. Ich glaube z.B. nicht, daß, wie einige behaupten, aus einer Heirat der Psychoanalyse mit dem Marxismus die Lösungsmethode hervorgehen kann, die uns aus der Klemme hilft.
Man denke an die Verwendung und an die Bedeutung, die im täglichen Gebrauch und in der zeitgenössischen Kultur Begriffe wie Notwendigkeit, Mangel, Nachfrage, Erfordernis, Verlangen, Wunsch haben: in welcher Beziehung stehen sie zum Bedürfnisbegriff? Oder man denke daran, wie unklar die Beziehung zwischen objektiver und subjektiver Seite des Bedürfnisses ist, oder die zwischen instinktmäßigen, naturhaften und biologischen Aspekten und den historischen Aspekten; oder die zwischen individuellen und kollektiven Bedürfnissen; oder die zwischen »wahren« und »falschen« oder entfremdeten Bedürfnissen.

Die größten Schwierigkeiten und Mißverständnisse sind vielleicht die, die das Verhältnis von Subjektivität und Objektivität des Bedürfnisses oder das Verhältnis zwischen Bedürfnis und Wunsch betreffen. Nach dem marxistischen Ansatz, den ich für den korrektesten halte, fallen die Bedürfnisse nicht vom Himmel, sie entstehen nicht spontan im menschlichen Herzen, sie sind nicht Ausdruck von unveränderlichen Instinkten, sie sind weder universell noch rein willkürlich, sie leiten sich weder von der Freiheit noch von dem Wunsch als Kategorien des Geistes ab: Die Bedürfnisse sind zu allererst materieller Mangel, Armut und Hunger, die Welt der *Verknappung,* d.h. der Gewalt; und von dieser Realität bahnen sie sich in immer komplexerer Weise einen Weg als *Unbehagen* und *Nachfrage,* aber immer als Produkt von historischen Widersprüchen, d.h. vor allem der Klassenauseinandersetzung. Sie sind immer sozial und kulturell bestimmt. Gibt es aber ein objektives Bedürfnis, unabhängig von seiner Bewußtheit? Das Problem ist nicht einfach.
Betrachten wir ein Beispiel, das ein wenig ein Grenzfall ist, Wenn wir

sagen, daß der unterernährte Körper eines 16monatigen proletarischen Kindes ein Bedürfnis nach Proteinen hat, müßten wir in Wirklichkeit sagen: Dieser Organismus kann nicht in der elementarsten Weise, für die er programmiert ist, funktionieren, weil Bestandteile zu seiner Ernährung *fehlen;* er ist deswegen ein *leidender* Organismus, und dieses Leiden manifestiert sich mit aller Wahrscheinlichkeit auch subjektiv in dem Kind als *Unbehagen.* Unserem Urteil nach drückt dieses Kind also ein Bedürfnis aus, und wahrscheinlich handelt es sich um ein Bedürfnis, das weit über die Proteine hinausgeht, es ist ein globales Bedürfnis nach Leben, nach Wachstum, nach Zuneigung, nach einem Universum von Wünschen: nach Gerechtigkeit. Aber dieses Kind weiß nicht, wonach es Bedürfnis hat, es drückt nur ein Leiden und vielleicht einen generellen und undifferenzierten Wunsch aus: nicht ein Bedürfnis. Sein Bedürfnis nach Proteinen ist eine biologische Realität, aber nur im Sinne von Mangel: Die *appetitive* Seite des Bedürfnisses, d.h. sein besonderer und grundlegender Charakter, *auf ein bestimmtes Etwas, das fehlt, hinzuzielen* (Bedürfnis nach ...), ein Etwas, das als *Objekt* des Bedürfnisses identifiziert wird, befindet sich in unserem Bewußtsein, nicht in seinem. Sein Bedürfnis hat einen Sinn als solches erst in dem Moment, da wir es als sinnvoll definieren. Das Bedürfnis ist also zweifach bestimmt. Einmal als *Mangel* (das Kind ist sicherlich nicht aus »naturhaften« Gründen unterernährt), zum zweiten als *Bewußtsein* und *Urteil.* Oder, um die oben benutzten Termini wieder aufzugreifen, einmal als Unbehagen, das zweite Mal als Nachfrage oder Erwartung. Es gibt daher kein Bedürfnis ohne Nachfrage; sonst reduziert sich das Bedürfnis auf blindes Unbehagen, und das Objekt bleibt, diesseits seiner Nachfrage, gefangen in der Unbewußtheit.

Man versteht jetzt die fundamentale Zweideutigkeit des Bedürfnisbegriffes besser, eine Zweideutigkeit, die auch bei Marx schon existiert: Einerseits ist Bedürfnis Mangel, Armut, weshalb man richtigerweise von *Freiheit von Bedürfnis* spricht; andererseits ist es Erwartung, Projekt, Bewußtsein, Reife und Reichtum an Zielen; deswegen spricht Marx von einem Menschen *reich an Bedürfnissen,* in der Perspektive einer zukünftigen Gesellschaft. Besteht die Differenz *nur* darin, daß man sich zuerst von den *primären* Bedürfnissen (Hunger, Durst etc.) befreien sollte, um dann zu den *höheren* zu gelangen? Sicher nicht. Ist eine solche Unterscheidung überhaupt möglich? Wenn es einerseits sehr wahr ist (und hier nochmals betont wird, weil es dauernd vergessen wird), daß es keinen Sinn hat, sich von der (meinetwegen auch »revolutionären«) »Notwendigkeit« bezaubern und verführen zu lassen, Bedürfnisse nach Kultur, nach Selbstverwirklichung, nach freier und polymorpher Phantasie zu befriedigen, während zwei Drittel der Menschheit nicht genug zu essen haben, so muß man andererseits auch betonen, daß es nicht möglich ist, eine Grenze zwischen notwendigen und überflüssigen Bedürfnissen zu ziehen, zwischen niederen und höheren Bedürfnissen, zwischen biologischen und gesellschaftlichen, zwischen »armen« und »reichen« Befriedigungen, und auch nicht zwischen materiellen und geistigen Bedürfnissen. Bedürfnisse, die am elementarsten und natürlichsten scheinen, sind in Wirklichkeit von der herrschenden Kultur induziert; die »reichsten« und komplexesten Bedürfnisse können tiefen und in gewisser Weise auch elementaren Notwendigkeiten des menschlichen Wesens entsprechen, die nicht die Möglichkeit haben, sich zu entfalten, solange nicht die Phase der brutalen Armut überwunden ist; konsumistische und reaktionäre Bedürfnisse können von den am meisten Unterprivilegierten artikuliert werden (und das geschieht oft), während sich bürgerliche Schichten in der Avantgarde befinden können, indem sie radikale Bedürfnisse nach Veränderung in dieser Gesellschaft artikulieren; und so weiter.

Eine nicht neue Fragestellung ist dann die, was notwendig und was überflüssig ist. Es gibt sicher fundamentale Bedürfnisse und andererseits nebensächliche, und auch *irgendwie* falsche oder induzierte Bedürfnisse (die auf dem Konsumismus, der Konkurrenz und dem possessiven Individualismus basieren): Aber wie kann man in der Praxis diese Unterscheidungen durchführen? Und auch in der Theorie und im allgemeinen: sind nicht die induzierten oder mystifizierten Bedürfnisse vielleicht nur die Rinde, die verführerische, aber im Grunde sehr dünne Schale, unter der die realen Bedürfnisse liegen? Sind das Bedürfnis nach Nahrung oder das nach Gerechtigkeit die fundamentalen Bedürfnisse? Oder das Bedürfnis nach Sicherheit? Oder das, sich selbst zu entwickeln und auszudrücken?

In Wirklichkeit entspricht jede dieser Alternativen einer Ideologie. Aber noch vor all diesem steht die Frage: Ist das Bedürfnis zu tilgendes Unbehagen, Differenz, die ausgeglichen werden muß, Mißverhältnis und Spannung, die zu beseitigen und zu befriedigen sind, oder ist es vielmehr der Antrieb der Gesellschaft, Triebfeder und Signal einer fruchtbaren Kette von Widersprüchen, Zugang zu immer komplexeren, vielleicht immer radikaleren Errungenschaften, die schließlich ständig wachsen? Muß das Bedürfnis zunehmen oder abnehmen? Soll es bekämpft oder hervorgehoben werden? Was also ist es eigentlich? Wir berühren hier das Problem des Wunsches.[3]

Die *Nachfrage,* von der oben die Rede war und die sich als konstitutives Element des Bedürfnisses herausgestellt hat, impliziert ihrerseits einige Elemente: die Präsenz eines Leidens oder Unbehagens; die, wenn auch vage oder dunkle und konfuse, Bewußtheit der Existenz eines Gutes, das dieses Unbehagen löschen kann; und schließlich, auf dieser Basis, den Wunsch.

Der Wunsch ist eine psychologische Seinsweise, irreduzibel und vielleicht unbeschreibbar, insoweit er elementarer und konstitutiver Bestandteil der Existenz ist; seit Freud wissen wir, daß er einerseits Expansion, Energieeinsatz nach außen, Begabung und Eroberung, Multiplikation des

Lebens ist, andererseits der Wunsch nach Befriedigung, Tendenz zum Frieden, zum Nirwana, zur Kontraktion, zum Tod. Der Wunsch ist konstituierender Teil des Bedürfnisses.

Es gibt heute in Europa zwei wesentliche Betrachtungsweisen bezüglich des Wunsches. Die erste geht auf jene Disziplin zurück, die die Struktur des Wunsches am besten erforscht hat, nämlich die Psychoanalyse, bei völliger Akzeptierung des allgemeinen methodologischen Standpunktes, und sie entwickelt diese Orientierung gemäß einer besonderen philosophischen Richtung (die idealistisch, wenn nicht reaktionär ist, auch wenn bestimmte ihrer Tendenzen als »links« gelten), des Lacanismus. Die zweite Betrachtungsweise ist die des marxistischen Standpunkts, der offensichtlich bestimmte andere Beiträge vewerten kann, wie z.B. psychoanalytische, aber er hebt diese Beiträge im Inneren einer methodologischen Hegemonie auf, die mit dem Idealismus unvereinbar ist.

Der ersten Betrachtungsweise zufolge ist der Wunsch gewissermaßen unabhängig vom Bedürfnis, ist nicht historisch determiniert und in gewisser Weise dem Bedürfnis gegenüber primär. Der marxistischen Ansicht nach dagegen ist der Wunsch (und mit ihm andere Komponenten wie vor allem das Unbehagen) die subjektive, d.h. erfahrungsmäßige Seite des Bedürfnisses.

Diesem zweiten Standpunkt entsprechend gibt es keinen Wunsch *im allgemeinen,* also jenseits der verschiedenen historischen Determinationsmöglichkeiten, und ohne Objekt des Wunsches. Der Wunsch ist eine konkrete Spannung zwischen zwei historisch bestimmten Polen: einerseits dem wünschenden Subjekt als Träger von Leiden, Widersprüchen, Impulsen, inmitten einer *Geschichte,* die nie nur individuell (aber immer sehr persönlich) ist, und einer Ausdrucksweise in bezug auf die Anderen und die Zukunft; und andererseits einem Bild, einer Darstellung eines Ziels, bezüglich dessen sich die Energie des Wunsches sofort als *Projekt* ausgedrückt. Der Wunsch entsteht hier aus dem Leiden und nicht umgekehrt, und er gründet sich mehr auf *strukturelle* und *materielle* als auf psychologische Widersprüche: Er entsteht aus dem konkreten praktischen Leben, d.h. aus der Erfahrung der sozialen Praxis, den Machtverhältnissen, der Arbeit, der Politik, dem Privatleben; und er artikuliert und verifiziert sich in eben dieser Praxis der menschlichen Beziehungen, unfähig, außerhalb derselben zu existieren. Wenn er »im Kopf« des Subjekts lebt, dann nur als Reflex dieser Praxis.

Nun, mir scheint, daß alles dies sehr richtig ist. Tatsächlich aber fährt die marxistische Theorie fort, vor allem die objektive Seite der Bedürfnisse zu entwickeln, sie hat Schwierigkeiten, den Reichtum und die Spannung der subjektiven Seite völlig zu berücksichtigen. Im besonderen hat sie Mühe, der Thematik des Wunsches zu folgen, insoweit diese wichtige Aspekte der aktuellen politischen Situation, der Forderungen und Kämpfe der Jugendlichen und der Frauen ausdrückt und umfaßt. Folgt man der Logik des marxistischen Diskurses, so riskiert man, das Problem zu vereinfachen, in der Annahme nämlich – die einen fatalen und immer wiederholten Fehler darstellt –, daß eine einfache, direkte und verständliche Beziehung zwischen den objektiven sozialen Widersprüchen und der Subjektivität der Massen existiere: Die Beziehung ist, ganz offensichtlich, sehr viel gewundener und unvorhersehbarer.[4]

All das kann zu einer Erklärung beitragen, wieso heute in der Linken wieder Konzeptionen von Bedürfnis und Wunsch zum Vorschein kommen, die nicht nur dem Marxismus völlig fremd sind, sondern typischer- und traditionellerweise bürgerlich und manchmal sogar reaktionär sind. Die bürgerliche Konzeption der Beziehung zwischen Bedürfnis und Wunsch basiert auf einer Verschleierung, die im Herzen des liberalen Gesellschaftsverständnisses liegt: Der Wunsch *identifiziert sich hier mit dem Bedürfnis.*

Wenn man nicht mit großer Klarheit eine Ware als Objekt des Wunsches bezeichnet, heißt das der liberalen Tradition nach, daß man kein Bedürfnis danach hat; aber andererseits, wenn man etwas wünscht, und dieses Etwas ist legitim erreichbar, muß das Bedürfnis sofort befriedigt werden, einer im Grunde räuberischen Ideologie entsprechend. Es ist typisch für die bürgerlichen Denker des 19. Jahrhunderts (aber auch die des 20.) zu behaupten, daß die Armen in Wirklichkeit nicht eben viel an spezifischen Bedürfnissen hätten, weil sie, völlig im Zustand ihrer Bedürftigkeit versunken, nicht wüßten, was sie wünschten, nicht die *richtigen Forderungen* stellten und es daher nicht nur verdienten, sondern sogar wünschten, ohne es zu bemerken, in dem Zustand zu bleiben, in dem sie sind. Umgekehrt ist der bürgerliche Wunsch (der in letzter Analyse Wunsch nach *Aneignung* ist) die Identifikation von Zielen, die von Mal zu Mal erreichbar *und deswegen* legitim sind. Die Identifikation des Wunsches mit dem Bedürfnis bringt die Universalisierung des pragmatistischen Prinzips mit sich, demzufolge der Beweis für die Legitimität des Bedürfnisses letztlich in der Fähigkeit liegt, es zu befriedigen.

Mit anderen Worten: Wenn es gelungen ist, sich ein gewünschtes Objekt anzueignen, heißt das, daß dieses Objekt legitimerweise wünschbar war und daß man *daher* Bedürfnis danach hatte; deshalb war es richtig, es sich anzueignen. Der Faschismus mit seinen irrationalistischen Ideologien macht nichts anderes, als diese Orientierung bis zur letzten logischen Konsequenz fortzuführen: Hier drückt sich der Wunsch offen als Recht des Stärkeren aus, er wird immer mit Gewalt ausgeübt und ist keinen anderen Prinzipien verantwortlich, außer der streng individualistischen Anmaßung desjenigen, der in der Negation der Rechte von Anderen (und daher jeder möglichen Begrenzung des eigenen Wunsches) dabei endet, diesen zum Selbstzweck auszuüben, d.h. tendenziell ohne Objekt, letztlich als absolute Willkür. Die irrationalistische Ideologie verbindet dann den Wunsch mit den Mythen von Blut und der Gewalt der Instinkte.

Marx hat, noch vor Freud, von der Entfremdung der Bedürfnisse gesprochen, von Objekten, die begehrt werden, weil sie in Fetische verkehrt sind; und er hat als erster begonnen, den fundamentalen Punkt zu identifizieren, nämlich, daß die Wünsche untereinander widersprüchlich sein und im Widerspruch zu den Bedürfnissen stehen können: Man wünscht nicht immer das, wonach man Bedürfnis hat, nicht immer führt das, was wir unmittelbar begehren, dahin, wohin wir gehen wollen, sondern manchmal entfernt es uns davon; nicht alle Bedürfnisse sind gleich, es gibt *falsche Bedürfnisse,* individuelle Bedürfnisse, die die weit legitimeren Bedürfnisse anderer Personen verletzen, und auch Bedürfnisse, die uns vergiften und zerstören. Das Bedürfnis nach *Konsum* und der Wunsch nach Besitz drücken induzierte Bedürfnisse aus, sind eine generell (zu den Zielen des Kapitals hin) verkehrte Weise, die Verherrlichung des eigenen Egoismus zu suchen. Schon bei Marx findet man den Gedanken, daß der Mensch nicht immer weiß, wonach er Bedürfnisse hat, *aber immer glaubt, es zu wissen.* Marx hat nie die Einfalt besessen zu glauben, daß das ganze Problem in der Unterdrückung legitimer Bedürfnisse und schon reifer und bewußter Wünsche des Proletariats von seiten des Kapitals läge: Er begründet die Geschichte der revolutionären Subjektivität, aber er begründet sie als *Problem.* Er ist sich also vollkommen klar darüber, daß die bürgerliche Ideologie dahin tendiert, die gesamte Gesellschaft zu beherrschen, daher auch die Massen und auch die Einzelnen, die sich in einer Situation von *falschem Bewußtsein* befinden. Daraus ergibt sich die Notwendigkeit eines Weges, eines langen Marsches, einer kollektiven Geschichte von Erfahrungen, von Bewußtwerdungen, Theoretisierungen, Fehlern, neuen Versuchen: durch die politische Praxis von einem Zustand falschen Bewußtseins zur fortschreitenden Identifizierung der Bedürfnisse des Proletariats und der Menschheit zu gelangen; kraft der Konstruktion eines neuen Typs menschlichen Wesens von einem *naturhaften,* prähistorischen Zustand zum vollständig historischen Menschen zu gelangen. Und der vollständig historische Mensch, der der Mensch der Zukunft ist, kennt endlich die Wahrheit der eigenen Bedürfnisse.
Andererseits hat die Bourgeoisie aber zu zeigen versucht, daß das derzeitige Unglück nur auf die Unterdrückung des Wunsches zurückzuführen ist: nicht auf das falsche Bewußtsein, nicht auf die Entfremdung. In der fortgeschrittenen industriellen Gesellschaft ist nicht mehr der Typ von Bürger gefragt, der gehorcht und nicht denkt, sondern der, der diskutiert, wünscht und »kreiert«. Um eine komplexe Technologie zu behandeln, muß man diszipliniert sein, aber auch intelligent und erfinderisch; um viel zu konsumieren, muß man optimistisch, enthemmt und »kreativ« sein; um sich an eine Welt anzupassen, die immer inhumaner wird, muß man die Gelegenheiten zum Ausbrechen, zum Vergessen vervielfachen und potenzieren, die falschen Umstülpungen der Macht im Karneval, im Spiel, im Fest. In den USA predigen Psychologen und Psychoanalytiker

seit vielen Jahren die Enthemmung, die Spontaneität, die Freude, die Wiedergewinnung des Körpers, die Freiheit der Wünsche: Aber immer in spezifischen und separaten Phasen und Räumen, zumeist jenseits der Produktionssphäre, in institutionalisierten Umgebungen, außerhalb der Arbeitszeit, manchmal im Zusammenhang mit der Innovation des Konsums. Man versucht dem Bürger klarzumachen, daß er schon weiß, was er will, wenn er nur in sich schaut, d.h. daß er nicht entfremdet, nur »unterdrückt« ist. Und seine Wünsche sind seine Bedürfnisse. Er muß also vor allem gegen die Repression kämpfen, die in ihm ist; und das System wird ihm dann auch Gelegenheiten und Kanäle liefern, um das zu bekommen, was er wünscht, ja sogar, um seine Wut gegen die Autorität und die Disziplin, der er in bestimmten Momenten seiner Existenz unterliegt, herauszuschreien (gegen den Vorgesetzten im Büro, die Steuern, die Verkehrspolizei, die Mutter oder die Schwiegermutter: nicht viel mehr im Grunde, oder?). Wenn er (in seinem Inneren) ausreichend frei und kreativ ist, wird er auch seinen Beitrag zum Abbau der sozialen Repression und zu einer rationaleren Verteilung der Reichtümer leisten können . . . er ist ja erwachsen, oder? Und *er weiß, was er will.*
In Wirklichkeit weiß keiner von uns immer, was er will. Für jeden von uns ist es richtig und wichtig, von der Anerkennung der *eigenen* Bedürfnisse auszugehen, und auch vom Ausdrücken des eigenen Wunsches. Aber wir dürfen uns nicht vormachen, daß dieser Wunsch von einer instinktuellen Wahrheit ausginge, die die Geschichte transzendiert. Unser Gefühlsleben wie unsere Rationalität sind von Formen der bürgerlichen Welt beherrscht. Den Wunsch zu befreien ist kein einfacher Prozeß, weil das heißt, den Wunsch seiner herrschenden historischen Bestimmtheit zu entziehen: ihn auf einer alternativen sozialen Praxis zu begründen.
Bisher war die Thematik des Wunsches vom bürgerlichen Denken kolonisiert. Das Problem, das sich damit stellt und auf das ich keine Antwort weiß, lautet: Wie kann die heutige Linke, die Untiefen des Stalinismus und des dogmatischen Marxismus hinter sich lassend, sich dieser Thematik bemächtigen, sie aus den Händen der Bourgeoisie reißen und gegen diese wenden?

Anmerkungen

[1] Es würde übrigens die Mühe lohnen, die Entwicklung der in den letzten Jahren in Italien erschienenen Texte zu verfolgen: sie sind von beachtlichem Niveau und Interesse; inzwischen gibt es schon eine relativ große Zahl dieser Texte; ich glaube, man sollte sie kennen und berücksichtigen. Neben den Texten von A. Heller und den Artikeln, die in den letzten Nummern der *Ombre Rosse* erschienen sind, sollte man auf die Zeitschrift *Aut Aut* Bezug nehmen, die seit einigen Jahren eine m.E. interessante und wichtige Anstrengung macht,

in marxistischen Termini zu definieren, was das revolutionäre Subjekt ist, welchen Stellenwert dessen Bedürfnisse haben und was sie sind. Der kürzlich erschienene Band von Rovatti, Tomassini und Vigorelli, *Bisogne e teoria marxista,* Mazzotta 1976, greift die in dieser Zeitschrift diskutierte Thematik wieder auf.

[2] *Manuale critico di psichiatria,* Feltrinelli 1975; deutsche Ausgabe: Frankfurt 1978, im Syndikat: 6. Kapitel.

[3] Der Begriff »Wunsch«, wie er in der derzeitigen kulturellen und politischen Diskussion in Italien gebraucht wird, ist vom Gebrauch des französischen »désir« beeinflußt und damit vom Lacanschen Ansatz. Er hat auch eine instinktuelle Konnotation und nähert sich daher in einigen Aspekten dem Freudschen Trieb an.

[4] Nebenbei bemerkt, das Problem der Instinktualität der Bedürfnisse existiert und stellt sich immer wieder: Wenn sie einerseits nicht als primär und ahistorisch betrachtet werden kann, muß man sie andererseits doch berücksichtigen, auch wenn es extrem schwer ist, ihre Position und ihre Bedeutung zu definieren.

12. Eine Anmerkung zu Rationalität, Irrationalität und Irrationalismus*

Das Problem sollte uns vor allem im Verhältnis zu den aktuellen politischen Knotenpunkten interessieren. In meinem Fall liegt der Gegensatz Rationalismus/Irrationalismus nicht in der Welt der kodifizierten Ideen, sondern im Kopf der Personen und im Verhalten. Bei dem Versuch, das Problem der *Vermittlung von Bewußtseinsformen* zu verstehen, gehe ich notwendigerweise vom Konkreten aus. Dieses hat in meinem Falle die Merkmale eines besonderen professionellen Konkreten – mit allen Deformationen, die das mit sich bringen kann –, d.h. es ist für mich ein psychologisches oder psychosoziologischs *Spezifikum.* Das Handwerkszeug, das ich hierfür besitze, ist auch politisch; und auf die Politik, die Kultur, die Philosophie verweisen mich die Gedanken, Sorgen und unbewußten Motive der Personen, denen ich begegne und die mich manchmal bitten, mit ihnen ihre Probleme zu verstehen. Diese Probleme beziehen sich oft nicht nur auf Triebe und Zensur, auf das Bedürfnis nach Lust und die Hindernisse in der Realität, sondern auch, untrennbar davon, auf die Ideologie; und im Knäuel der Widersprüche, das ich zu entwirren suche und in dem ich mich oft verliere, bezeichnet das Begriffspaar Instinktivität-Vernunft und der Gegensatz Rationalismus-Irrationalismus oft einen der wichtigsten Aspekte eines psychologischen Konfliktes, der auch politischer Konflikt ist.

Rationalismus und Irrationalismus, Rationalität und Irrationalität sind Kategorien, die wahrscheinlich aus dem Idealismus stammen: als solche sind sie richtigerweise kritisiert worden. Sie sind sogar Kategorien, die man liquidieren *sollte,* das ist aber nicht leicht und kann meines Erachtens weder im unmittelbaren und mehr oder weniger voluntaristischen Umschlagen noch im rein philosophischen Vorgehen geschehen.

Ich glaube nicht, daß der psychologische oder psychopolitische Aspekt des Problems sich zu vorschnell-definitorischen Formeln hergibt, und ich kann hier nicht einmal soviel darüber sagen, wie nötig wäre. Zunächst sollte man Simplifizierungen vermeiden. Es ist vielleicht überflüssig zu sagen, daß der psychologische Aspekt, auf den ich anspiele, nicht einmal eine *Sichtweise* des Problems ist, sondern nur eine Sichtweise eines Aspek-

* Erstmals deutsch publiziert in: G. Jervis/F. Rella, *Der Mythos der Antipsychiatrie,* Merve, Berlin 1978. Übersetzung: Ulrich Wienand.

tes des Problems. Darüber hinaus hat er nur einen Wert, wenn er nicht die Psychologie ent-historisieren will, sondern sie als individuelle (und interpersonelle) Seite politischer Probleme betrachtet. Weiter: es ist klar, daß die Rationalität kein der Psyche innewohnendes, konstitutives Charakteristikum ist, und ebensowenig die Irrationalität; Instinktivität und Irrationalität sind nicht genau dieselbe Sache, das Irrationale ist nicht das, was biologisch oder »unkontrolliert« ist (angenommen und nicht zugestanden, daß dieser Begriff einen Sinn habe), andererseits ist die Rationalität nicht nur die Härte und der Kalkül, den die Umwelt den Menschen auferlegt. Man könnte hier noch mehr Vorbehalte vorbringen. Und doch sind diese Kategorien, Rationalität und Irrationalität, auf diesem Gebiet nützlich, ich glaube sogar behaupten zu können: sie sind zur Zeit unentbehrlich; ich weiß nicht, ob sie mit hinreichenden Argumenten und Vorteilen durch andere deskriptive und interpretative Kategorien ersetzt werden können.

Die menschliche Psyche läuft in Mechanismen ab, die wir wenig kennen, die aber nicht willkürlich oder unendlich sind; zum Teil funktioniert das Gehirn sicher wie ein riesiger Computer, und unser Geist ist in eine *kalkulierende Operativität* eingebunden; vielleicht gibt es sehr komplexe operative Moduln, die logische Strukturen, Geometrien, mathematische Operationen und Symboliken von einer beunruhigenden Rationalität sind; wenn Chomsky recht hat, zeigt auch er uns einen Weg, Vertrauen in die Vernunft zu haben. Auf anderen und operativ sehr viel komplexeren Ebenen kann man auch die Vernunft von Freud nicht liquidieren: es kann keine dem Überleben dienliche Beziehung zur Außenwelt geben, die nicht mit den Vermittlungen, den Aufschüben, der Abwehr und letztlich der List eines *Ich* arbeitet, das so tief in jedem von uns die Vernunft verwurzelt, daß sich jede Distanz zu ihr verbietet.

Können wir hier sagen, daß die bürgerliche Rationalität eine sehr viel reichere, mit anderen Rechten ausgestattete Psyche gebeugt und verstümmelt hat? Wir wissen von Affekten und Wünschen, von koexistierenden und unvereinbaren Diversitäten, Träumen, Bildern und Symbolen, die Teil von uns selbst sind, nicht weniger als das berechnende Denken: Freud hat ihre Realität aufgedeckt; Jung hat mit vielleicht größerer Weisheit gezeigt, daß es nicht immer richtig ist zu erwarten, daß das berechnende Denken das Haupt dieses Universums sei. Befindet sich also der Teil, den die bürgerliche Rationalität uns amputiert hat, in den Instinkten, Symbolen und Mythen? Ich vermag darauf ehrlicherweise keine Antwort zu geben, aber ich neige dazu, zu glauben, daß man sich das Problem nicht in so simplizistischen Termini stellen kann.

Eine genaue Prüfung der Frage kann vielleicht durch eine andere methodologische Betrachtung einen Schritt vorwärts machen. Vielleicht ist es wahr, daß wir in einer halbierten Vernunft leben; vielleicht ist es auch wahr, daß das Abschieben all dessen, was der Logik unseres sozialen

Systems geopfert worden ist, in die Unvernunft, uns innerlich geteilt und verarmt leben läßt: diese Behauptungen können wir ernst nehmen. Aber der Springpunkt ist ein anderer: wenn es diese Operation gegeben hat, ist sie unserer Psyche nicht äußerlich gewesen; im Gegenteil: sie konstituiert sie so, wie wir sie heute kennen; und die einzige, die wir vielleicht wirklich kennen, ist die des abendländischen Menschen, Maß unserer selbst und aller Dinge. Wir wissen nicht, bis zu welchem Punkt unsere psychische Struktur universalen menschlichen Konstanten entspricht und inwieweit historischen Konditionierungen, die womöglich seit vielen Generationen sedimentiert sind; insbesondere wissen wir nicht, wieweit die kapitalistische Rationalität die Rationalität des berechnenden Denkens vergewaltigt hat und wo sie es hingegen potenziert hat; und wir wissen nicht einmal, ob diese Frage einen Sinn hat.

Ich neige dazu, zu glauben, daß man nicht von einer Struktur der Psyche *vor* oder *außerhalb* ihrer historischen Bestimmtheit sprechen kann und daß es keinen Sinn hat, sich auf eine natürliche Vernunft oder auf eine Instinktualität oder eine Symbolik, die dem Spiel sozialer Konditionierungen vorausgehen, zu berufen; ich glaube, daß sich in der abendländischen Welt, mindestens seit der griechischen Klassik, eine globale Rationalität/Irrationalität formiert und mit der Zeit und den sozialen Umwälzungen geändert hat, innerhalb derer es sinnlos ist, zwischen Natürlich und Kulturell unterscheiden zu wollen.

Ich glaube zu verstehen, daß in der abendländischen menschlichen Psyche Konflikte und Risse existieren, die in ihrem Zentrum Antinomien haben, die nicht direkt dem Begriffspaar Rationalität/Irrationalität zuzuordnen sind: Gegensätze zwischen berechnendem Denken und den Affekten, zwischen der totalisierenden Hypothese der sogenannten Instinkte und den Listigkeiten des Ich, zwischen Verweigerung oder Akzeptierung des Kalküls und den Vermittlungen. Rationalität und Irrationalität beherrschen in verschiedenen Formen und Aspekten das Leben und die psychologische Entwicklung von jedermann, beginnend mit der frühen Kindheit: sie herrschen als solche, ob es uns gefällt oder nicht, und es ist nicht möglich, dieser Realität viele andere Namen zu geben. Ein solcher Gegensatz ist, weil er *auch* psychologisch ist, nicht naturgegeben, sondern historisch, und er entspricht komplexen sozialen Widersprüchen, die wahrscheinlich vor der Entstehung des Kapitalismus liegen. Ich glaube nicht, daß die sozialen Widersprüche sich heut so geändert haben, d.h. daß die Geschichte der bürgerlichen Kultur und ihre Dämmerung an einem solchen Entwicklungspunkt angelangt sind, daß sie eine historische Änderung der psychischen Strukturen der Individuen bestimmen könnte, so daß es möglich erschiene, in kurzer Zeit den Gegensatz zu überwinden und mit ihm diesen fortdauernden, verwickelten, aber klaren Bruch zwischen Vernunft und Unvernunft. Die *soziale Praxis,* die diese Kategorien trennen und überwinden kann, ist noch nicht geboren.

Wir beobachten heute sehr häufig einen doppelten Fehler. Einerseits wird die Vernunft nicht nur als Kompromiß mit dem Kapitalismus begriffen (d.h. als untrennbar von der kapitalistischen Rationalität beherrscht, und bis hierhin stimmen wir zu), sondern sie wird auch als der Natur des Menschen fremd betrachtet, seiner Freiheit wie eine Gußform übergestülpt. Andererseits und symmetrisch dazu werden Instinktualität, Irrationalität, Wunsch ohne Gesetz und Grenzen als etwas Unschuldiges, der Geschichte Entzogenes und fortwährend im Gegensatz zu den Geboten des Systems Stehendes begriffen. In dieser doppelten Sichtweise, die ich schon vom psychologischen Standpunkt aus für naiv und simplizistisch halte, glaubt man, nochmals klar zwischen Vernunft und Unvernunft trennen zu können. Man ist sich dabei nicht im Klaren darüber, daß, wenn es wahr ist, daß diese Unterscheidung existiert, daß die Antinomie lebendig ist und einem zur Zeit unaufhebbaren und unauflöslichen psychologischen Gegensatz entspricht, es allerdings nicht möglich ist, diese beiden Realitäten der Seele zu trennen und voneinander zu entfernen, außer auf Kosten eines Schnitts, der die Psyche und die Natur des Menschen tötet.

Aber es geht nocht weiter. Wenn es wahr ist, daß wir, wenn wir guten Glaubens eine Ware kaufen, auf deren Etikett »Vernunft« geschrieben steht, im Paket statt dessen die kapitalistische Rationalität finden, dann laufen wir Gefahr, uns nicht bewußt zu sein, daß wir uns bei der Suche nach einer anderen und entgegengesetzten Ware, Instinkt oder Unvernunft oder Wunsch, was auch immer es sei, ebenso Inhalte, Tendenzen und Ausdrucksformen erwerben, die schon vom System konditioniert sind. Es gibt keinen triftigen Grund dafür zu glauben, wie man jedoch gemeinhin glaubt, daß unser soziales System die Individuen über die Rationalität und nicht über die Irrationalität konditioniere; es scheint mir eine unkorrekte Interpretation des Freudschen Rationalismus, anzunehmen, daß die Instinkte »natürlich« und die Vernunft »sozial« sei. 70 Jahre und mehr Psychologie und auch Psychoanalyse, der Ansporn und die Lehre des marxistischen Denkens sollten uns zumindest als Impfung gegen bestimmte Ideologien dienen: die Persönlichkeit und die Psyche des Menschen kann man nicht in einen sozio-rationalen und einen natural-instinktiven Teil trennen; sie sind *beide* unter das Soziale subsumiert und von ihm determiniert; und es ist das Soziale, das mittels der Familie, der interpersonellen Beziehungen, der Affekte, mittels Liebe und Haß widersprüchlich, aber tendenziell den Interessen der Systemstabilierung entsprechend, alles beherrscht und bestimmt: sowohl die Unvernunft wie den Wunsch, die Instinktualität wie die innere Repression, das berechnende Denken wie die Symbole, die aus dem Unbewußten auftauchen. Selbstverständlich entstehen in diesem Prozeß Widersprüche, aber es scheint mir töricht und reduzierend, sie auf einen Kampf zwischen »dissidentem Wunsch« und »repressiver Rationalität« zurückführen zu wollen.

Sowohl der Wunsch wie die Rationalität sind dissident; umgekehrt können sowohl die »unvernünftige« Instinktualität wie der berechnende Gedanke Teil derselben Falle sein, die das Individuum in Gehorsam oder in der Unmöglichkeit der Rebellion festhält. Die Widersprüche, die der Kapitalismus in diesem Prozeß manifestiert, lassen sich auf die Tatsache zurückführen, daß der Kapitalismus das Bedürfnis (rational und emotiv in einem) *produziert,* seine eigenen Widersprüche zu überwinden; und dieses Bedürfnis ist durch die Vertiefung seiner Risse akuter geworden und betrifft sicher in reichlichem Maß die Tatsache, daß die kapitalistische Rationalität immer inhumaner und unerträglicher wird, und daß ebenso die kapitalistische Irrationalität immer gewaltsamer, steriler, regressiver und verzweifelter wird. Wenn die eine in unnatürlicher Weise von der anderen getrennt ist, teilen sie das Individuum und seine Psyche, die – auch in spezifisch pathologischem Sinne – zwischen einer Vernunft und einer Affektivität auseinanderbricht, die tragisch voneinander abgekoppelt sind.
Eine der Fallen der kapitalistischen Ideologie besteht genau darin, glauben zu machen, daß die Instinktivität vom sozialen System entbunden sei: indem sie das tut, stellt die bürgerliche Kultur eine Reihe von Moduln, besser gesagt von kulturalisierten Empfindungs- und Verhaltensstrukturen bereit, deren Funktion genau die ist, Wunsch, Instinktivität und Affektivität in vorgefertigten und institutionalisierten Rhythmen und Bahnen zu kanalisieren, die dazu dienen, die Dissidenz auf vage, völlig unschädliche Ebenen oder in selbstmörderische Sümpfe abzuschieben: dem vergeßlichen und naiven Subjekt vorgaukelnd, daß es wer weiß was für eine Subversion entdecke. Die Suche nach einer Instinktualität, einer Symbolik oder Unvernunft, die dem Dissens Gestalt geben und Sprungfeder und Energie für die Rebellion darstellen, ist mehr als berechtigt; aber die abendländische Kultur hat schon viele Formen vorgesehen, in denen Instinktualität, Symbolik und Unvernunft sich entfalten können: einerseits weil Instinktualität, Symbolik und Unvernunft im Inneren einer gegebenen Kultur entstehen und nicht außerhalb; andererseits, weil sie sich in historischen Modalitäten, in bestimmten Tendenzen, sozialen Modellen von Sensibilität und Verhalten artikulieren, von denen das 19. und 20. Jahrhundert voll sind. Wenn der Mensch glaubt, die Imagination, das Spiel als Subversion, das Abgründige, Spontane und Willkürliche zu entdecken, bleibt er in Wirklichkeit sehr wohl in seiner Kultur verwurzelt: man erfindet heute nicht mehr viel Neues, sondern oft wiederholt man wenig kreativ schon vorhandene Modelle. Ich habe an anderer Stelle, bezüglich der Ideologie der Droge und des Mythos der Antipsychiatrie[1], wie auch in anderen Aufsätzen einige mögliche Beispiele für diese Täuschung dargestellt. Marcuses Idee einer repressiven Entsublimierung, d.h. von Tendenzen zum Ausbruch und zur Lust, die befreiend zu sein scheinen, in der Art und Weise aber, wie sie sich entfalten, repres-

siv sind, ist nicht hinreichend bedacht worden: es gehört schon eine bestimmte Dosis an Dummheit oder Mißtrauen dazu zu glauben, diese Art Warnung von Marcuse, von mir oder anderen sei als zensorischer Ruf nach Disziplin und Hemmung, gegen das Bedürfnis nach Lust, gegen Wut und Befreiung, gegen die Rebellion zu verstehen. Im Gegenteil, es ist gerade die Illusion und die Naivität eines metahistorischen Naturalismus in diesem Bedürfnis nach Lust, in der Wut oder der Rebellion, die die notwendige Voraussetzung für ihre Repression darstellen. Romantische Modelle, literarische Avantgardismen, dekadente Irrationalismen, Ideologien von Instinkt und Gewalt, von Unmittelbarkeit, von Unreflektiertheit, von Fest und nicht vermittelter Totalisierung des Wunsches dienen dazu, Lust und Wunsch zu betrügen: sie führen sie auf autoritäre politisch-kulturelle Ebenen, wo die Pflichtverletzung Gesetz ist.

Hier spielt der Irrationalismus seine Rolle. Ich glaube, daß man ihn ohne allzu viel Phantasie definieren kann: nicht so sehr als Kritik an der herrschenden Rationalität, vielmehr als Tendenz auf der Ebene des sozialen Austausches und als normatives Prinzip, *individuelle* (und eindeutig individualistische) Instanzen wiederaufzuwerten, zu potenzieren und anzupreisen, die man als Instinktualität, Unvernunft, Irrationalität und auch als Gewalt definieren kann. Auch hier interessiert es mich nicht sehr, ob der Begriff aus philosophischer Sicht kritisierbar und überholt scheinen kann. Meines Erachtens hört der Irrationalismus nicht auf, als lebendige Tendenz in allen und überall zu existieren. Er ist Teil der Struktur unserer Psyche; er ist eine latente Tendenz, auch wenn er sich manchmal expliziter und klarer manifestiert. Diese Tendenz kann nicht auf dem Papier überwunden werden, wenn sie als reale Tendenz in unserem Kopf existiert; und im Kopf kann sie nur in der Folge einer sozialen Praxis überwunden werden, die ihrerseits das Werk von Generationen erfordern wird und vielleicht heute noch nicht einmal begonnen hat. Wir sind sehr weit entfernt vom »Sprung aus der kapitalistischen Rationalität« und ebenso vom »entschiedenen Verlassen der Zweideutigkeiten des sogenannten Irrationalismus«! In Wahrheit sind wir *mittendrin,* bis über beide Ohren.

Ich möchte mit einigen Beobachtungen schließen, die eher politisch sind und sich auf die aktuelle Situation beziehen. Die Bewegung der Massen entdeckt heute in besonders zugespitzter Form eine Kritik an der herrschenden Vernunft als der Rationalität des Systems wieder und erlebt sie dramatisch auf der eigenen Haut; und im Versuch, die eigenen Bedürfnisse zu verstehen, und im Ausdrücken der eigenen Wünsche entdeckt sie, daß das, was gewöhnlich als Irrationalität, Fehlen von gesundem Menschenverstand, Maßlosigkeit verkauft wird, Potentialitäten an Bewußtsein und Revolte birgt, Werte und Wahrheiten, die gewöhnlich zensiert sind. Man ist sich jedoch nicht immer bewußt, daß die Antwort in der Tat nicht im Irrationalismus zu suchen ist. Die Irrationalität ist nichts

anderes als die andere Seite der bürgerlichen Vernunft, und auch der Irrationalismus gehört in dieselbe Reihe: er entspricht denselben Interessen nach Systemstabilität oder sogar der Nostalgie bezüglich autoritärerer Formen sozialer Kontrolle. Jenseits des Bildes vom unmittelbaren Bruch existiert keine andere Vernunft, keine subversive Unvernunft, kein praktikables politisches Projekt. Und es ist doch gerade die irrationalistische Kritik am *Projekt im allgemeinen,* die sich in perverser Form an die aktuelle Krise des politischen Universums klebt, und sie scheint fatal auf einen *Versuch der Zerstörung des politischen Projekts im allgemeinen* hinauszulaufen. In diesem Moment kann ein solcher Versuch nur scheitern, aber er läßt der Politik schlechtester Sorte jeden Raum. In diesem Raum koexistieren in zweideutiger Weise die verzweifelte, selbstbelohnende, blinde und *manische Flucht* einer Subversion, die als Fest und extemporane Gewalt begriffen wird, und zusammen mit ihr die Rationalität, das Kalkül und der Zynismus derer, die, ohne selbst zu leiden, die Verzweiflung und das Leiden der anderen für einen langfristigen politischen Plan ausnutzen; und es koexistieren hier auch wirkliche revolutionäre Antriebe, die Gefahr laufen, in ein immer verdorbeneres ideologisches Gesamtbild verkehrt zu werden.
Ich glaube, nichts Originelles zu sagen, wenn ich behaupte, daß wir Intellektuellen der Neuen Linken mit verantwortlich für diesen Verfallsprozeß sind: auch wenn wir nicht alle gleich verantwortlich sind. Eines der Kernprobleme, zu dem wir uns nicht klar verhalten haben, ist gerade das der Rationalität und des Irrationalismus; und bis heute gibt es darüber meines Erachtens noch keine Klarheit und kein Einverständnis. Die Tatsache, daß die KPI die Kriminalisierung der Bewegung zuläßt und in Italien der erste Verteidiger der kapitalistischen Rationalität ist, erlaubt uns nicht, uns selbstsicher zu fühlen: es ist nicht *notwendig* wahr, daß jeder, der sich links von der KPI stellen will, Klarheit anzubieten habe, eine starke Massenbasis habe und mit einem praktikablen politischen Programm ausgestattet sei. Das Pendant zum Wiederbeginn der Kämpfe ist ein Rollback der Ideen: die Verzweiflung ist keine Erfolgsgarantie, sondern kann in der jetzigen Situation auch Irrtum und Niederlage bedeuten. Hier sollte man eine klare Position einzunehmen versuchen, und zwar ohne sich im Kampf der Ideen in intellektualistische Flucht, ästhetisierende Genugtuung und regressive Versuchungen zu begeben, was das Thema von Rationalität und Irrationalismus angeht.

Anmerkungen

[1] »L'ideologia della droga e la questione delle droghe«, in *Quaderni Piacentini* 58–59, 1976, S. 3–32; »Der Mythos der Antipsychiatrie«, in diesem Band.

13. Über die Methode im psychiatrischen Diskurs

Wenn man von Psychiatrie spricht (aber im Grunde gilt das für jeden Wissens- oder Tätigkeitsbereich des Menschen), darf man nicht vernachlässigen, daß man das Bedürfnis nach Informationen und auch nach Bildung berücksichtigen sollte. Eine Sache ist die Diskussion mit »Experten« oder der kritisch-wissenschaftliche Beitrag, mit dem man sich an Personen wendet, von denen man annimmt, sie verfügten über viele Informationen und eine breite theoretisch-praktische Vorbildung und Grundlage bezüglich des spezifischen Themas, welches man zu behandeln beabsichtigt; etwas anderes ist es, wenn man sich *auch* an Studenten wendet, an Psychiatriearbeiter in der Ausbildung, an Personen, die wohl über Allgemeinbildung verfügen, aber bezüglich des Themas keine spezifische berufliche Vorbildung und keine tägliche Praxis haben. Ich habe, glaube ich, schon mehrmals klargestellt, daß ich, zumindest was die Psychiatrie angeht, *gegen* eine Diskussion bin, die nur unter Experten geführt wird oder sich nur an Experten wendet. Ich glaube nämlich nicht, daß die Psychiatrie – von ihrer Theorie her – derartig schwierig ist, daß sie nicht von jedem Menschen durchschnittlicher Bildung verstanden werden könnte, wenn man nur eine angemessene Sprache benutzt; ist die psychiatrische Sprache (und wenn ich psychiatrisch sage, beziehe ich mich implizit auch auf die Psychoanalyse) schwer verständlich, unklar und dunkel, so gibt es, glaube ich, meistens gute Gründe für die Annahme, daß jemand etwas mystifiziert; die Bemühung, jeden in die Lage zu versetzen, daß er verstehen und, wenn möglich, urteilen kann, gehört, glaube ich, zu einer klaren politischen Entscheidung, die der »Experte« treffen muß; die Psychiatriedebatte, d.h. die psychiatrische Theorie muß auf eine psychiatrische Praxis bezogen werden, in die mit Recht alle ihre Nase stecken können, weil sie, als ein politisches Problem, jeden angeht. Schließlich existiert heute eine diffuse Tendenz, sich für die Leiden und Widersprüche in den interpersonellen Beziehungen zu interessieren, in die wir alle verstrickt sind, und sich in psychologischen, psychoanalytischen, psychiatrischen Termini damit zu beschäftigen. Diese Tendenz kann man kritisieren und anprangern, und das ist ganz richtig; nicht gerechtfertigt aber ist damit die Verachtung für diejenigen, die mehr von dem Thema wissen und verstehen wollen. Das bedeutet, daß man mit allen, Experten und Laien, sprechen und daß dabei jeder das Recht haben muß, das Wort

zu ergreifen. In diesem Prozeß ist es notwendig (und auch das ist eine politische Haltung, eine Entscheidung), daß die Figur des Experten entmythologisiert, kritisiert und auch angegriffen wird; und daß man sich darüber klar wird, welchen grundsätzlichen regressiven und tendenziell reaktionären Charakter es hat, dem womöglich »linken« Experten in irgendeiner Weise eine »charismatische Aura« zuzuschreiben. Dies heißt jedoch nicht, daß es *in der heutigen Gesellschaft* keine Einzelnen gäbe, die durch ein persönliches Privileg in der Lage sind, andere einiges in bezug auf die psychiatrische Theorie und Praxis zu lehren, und die eben kraft dieses Privilegs lehren, d.h. Informationen und Bildung weitergeben sollen. Aber Vorsicht: das bedeutet nicht *simplifizieren;* man muß entschieden *gegen* die skandalsüchtige, demagogische, leichtfertige und simplizistische Art vorgehen, in der die Psychiatrie, zumal die neue Psychiatrie in den Tageszeitungen und Illustrierten dargestellt wird.
Vielleicht ist nicht genug über die Bedeutung der Tatsache nachgedacht worden, daß einige der Zentren, in denen *gegen* die alte Psychiatrie und für eine »neue Psychiatrie« gekämpft worden ist, in diesen Jahren richtiggehende Schulen für Hunderte und vielleicht Tausende von Medizin- und Psychologiestudenten, für junge Akademiker, Pfleger und Verwaltungsbeamte waren. Erneuerte psychiatrische Krankenhäuser wie die von Arezzo und Triest haben mehr für die Ausbildung neuer Psychiatriearbeiter getan als hundert Bücher und akademische Vorlesungen. Es ist jedoch notwendig, daß die Bedeutung dessen, was man tut oder tun sieht, auch öffentlich diskutiert, reflektiert, politisch und kulturell analysiert wird, und notgedrungen wird in die Diskussion, die Reflexion, die Analyse ein breiteres Publikum verwickelt, Menschen, die womöglich noch nie eine Irrenanstalt betreten haben, oder Tausende von Studenten und jungen Berufstätigen, die schon mit der Psychiatrie in Berührung gekommen sind, aber noch viel diskutieren, reflektieren, lernen müssen.
Für die Mehrheit der Leser, z.B. von *Sapere,* ist es notwendig, besser informiert zu werden, aufklärendes und lehrreiches Material zu erhalten. Praktisch müssen alle Ausführungen über die Psychiatrie, wenn sie kein »komplizenhaftes« Gespräch »unter Experten« sein wollen, zugleich *kritische* und *didaktische* Bedeutung annehmen, d.h. *zum Denken anregen* und *lehrreich sein.* Was jedoch nicht bedeutet – und dies klarzustellen ist wichtig –, daß nur die Herrn Doktoren mit den Supertiteln das Wort ergreifen sollen; im Gegenteil, zum Reden ermutigt werden sollen vor allem die anderen, die keine Titel haben, aber ihre Erfahrungen (womöglich als Opfer der Psychiatrie) erzählen können oder auch nur Kritik anzumelden haben, und nicht die Akademiker mit den Supertiteln, die wahrscheinlich schon zuviel reden und schreiben.
Man muß *erklären.* Aber was erklären? Vor allem die Zweifel und Widersprüche und auch einige politische, technische und kulturelle Probleme.

Diverse komplizierte Fragen wie die Situation der Reform im Gesundheitswesen, die Gemeindepsychiatrie, die Bedeutung des Wahnsinns, die Geschichte der Entdeckung des Unbewußten, die Hypothesen, auf denen die überspanntesten psychotherapeutischen Techniken basieren, usw. Aber zugleich müßten auch die in der »neuen Psychiatrie« vorhandenen internen Widersprüche offen diskutiert werden.
In den letzten zehn Jahren hat die italienische »neue Psychiatrie« mancherlei Erfahrungen, Gärungsprozesse, Projekte und Mobilisierungen hervorgebracht; stärker als im Ausland lehnte sie sich an politische Themen an; an der psychiatrischen Versorgungslage in Italien hat sie viel verändert; sie hat dazu beigetragen, auch beim breiten Publikum, im allgemeinen Bewußtsein der Bevölkerung Vorstellungen und Grundsätze zu wandeln. Fast alle stimmen jedoch jetzt überein, daß die psychiatrische Erneuerung in Italien in der Krise steckt: und zwar sowohl bezüglich der öffentlichen Initiativen, was mit der Wirtschaftskrise, der allgemeinen politischen Lage, dem Wegfallen von Spielräumen und Möglichkeiten auf adminstrativer Ebene, bei den Gewerkschaften und den Parteien in Zusammenhang steht; als auch hinsichtlich ihrer internen Dynamik, die durch die Unzulänglichkeit der Diskussionen, Analysen, Ideen und kulturellen Vorschläge immer unfruchtbarer wurde. Aber es gab und gibt auch einen Mangel an Öffentlichkeit über Fakten, einen Mangel an Information und Bildung, an Kritik und Didaktik. Unter anderem hat sich der Abstand vergrößert zwischen gutem Willen und Bewußtheit, zwischen Praxis und Theorie, zwischen Empirismus und Reflexion, zwischen *Werbung* und Öffentlichmachung von Fakten und Problemen, zwischen simplifizierenden Appellen und Selbstkritik, zwischen einer zuweilen noch nach dem alten Muster konzipierten Art, »Politik zu machen«, und einer pünktlichen politischen, ideologischen und kulturellen Analyse der »Wissenschaftlichkeit« der Psychiatrie.
Darüber muß man meiner Ansicht nach reden. Alle sind sich einig, daß die Irrenanstalten etwas Häßliches sind, aber es ist unglaublich, wie wenig gerade und vor allem der wohlmeinendste Teil der Öffentlichkeit informiert ist; und nicht immer haben diejenigen, die Aufschluß geben konnten, dies auch getan. Seit zehn Jahren war die psychiatrische Linke Italiens geteilt: und es wäre der Mühe wert, offen über die politischsten, die ideologischen, ethischen und kulturellen Aspekte der von jedem Einzelnen getroffenen oder nicht getroffenen Entscheidungen zu sprechen. Ich möchte hier eine Hypothese aufstellen. Viele von uns haben in diesen Jahren, und insbesondere nach 1968, gelernt, daß es zwei Arten gibt, die Politik aufzufassen. Die eine ist die traditionelle Art, wo Politik Karriere und Macht bedeutet, Mafia und Einflußbereiche, Intrigen und Lügen, Wohlanständigkeit und damit verbundene Kleinlichkeiten, Pflichtverletzung, persönliche Interessen, aber auch formalistische und falsche Demokratie, Versammlungen, in denen nichts entschieden wird,

obwohl so getan wird, weil die Entscheidungen schon andernorts getroffen wurden, Wahllisten, die im psychologisch günstigsten Moment fertig aus der Tasche gezogen werden, demagogische Reden, Ehrfurcht vor denen, die die Macht haben, Einstimmigkeit um jeden Preis, Fädenziehen nach einem fertigen Plan: es ist die an die Berufspolitiker delegierte Politik, die Politik des Opportunismus im großen Stil und des Sektierertums in Kleinigkeiten, bei der die realen Probleme nie wirklich in klarer Form der öffentlichen Kritik zugänglich gemacht werden. Und dann ist da die andere Art, die Politik aufzufassen: als etwas, wo jeder Protagonist sein kann, wo es die anderen sind, die handeln, nicht die Politiker; die Politik, bei der die realen Probleme für alle sichtbar gemacht und offen diskutiert werden; bei der die unverständlichen und geheimen Dinge entmystifiziert und klargestellt werden; bei der eine kollektive Wiederaneignung der Kritik erfolgt, das Delegierungsprinzip in Frage gestellt wird, Kritik geübt wird an den Institutionen – an allen Institutionen, an der Schule, der Familie, dem Staat, den Irrenanstalten – *als einem Teil dieses Gefüges;* bei der der Experte den anderen über sich selbst Rechenschaft ablegen muß und verspottet wird, wenn er versucht, mit falschen Karten zu spielen; bei der andere das Wort haben und lernen, zu reden und zu handeln. Man darf nicht triumphalistisch sein: auch diese zweite Art, die Politik zu begreifen, kann degenerieren, kann neue Pflichtverletzungen hervorbringen, oberflächliche, gewaltsame, bornierte, intolerante und undemokratische Methoden und Verfahrensweisen, sie kann begleitet sein von einem Verfall und einer Sinnentleerung der Ideen, der Reflexion und der Analyse. Geschieht das, so hat wieder die alte Politik die Oberhand, die Politik des Systems, die auf diesem Gebiet immer wieder als Siegerin hervorgeht, weil sie schon viel länger die Regeln kennt, nach denen sie spielt.

Ich habe nicht die Absicht, hier die italienische »neue Psychiatrie« der letzten zehn Jahre anhand von Parametern zu analysieren, die womöglich ungerecht oder schematisch werden könnten, wenngleich es legitim ist, sich zu fragen, wieviel von der *Basisbewegung* vor allem bei der Jugend auch im psychiatrischen Bereich Ausdruck einer neuen Art ist, das Problem politisch aufzufassen, und wie groß hingegen der Teil der neuen Psychiatrie ist, der von der alten Art, Politik zu machen, reabsorbiert wurde. Interessanter ist vielleicht, sich zu fragen, ob nicht auch in der Psychiatrie die Art zu sprechen und zu diskutieren, zu schreiben, zu erklären und Thesen zu vertreten, zu analysieren und zu lehren jenen beiden Arten von Politikauffassung entspricht. Auf der einen Seite gibt es nämlich eine alte Kulturpolitik, deren Helfershelfer wir alle sind, bestehend aus Komplizentum, intellektueller Verführungskunst gegenüber dem Hörer oder dem Leser, defensiven Triumphalismen und demagogischen Vereinfachungen, auf falsche Weise naiven Appellen an die Gefühle, einer generellen Senkung des allgemeinen Diskussionsniveaus, einer Entwertung der Analyse und der kulturellen Instrumente, unterschlagenen Informationen und dem gleichzeitigen Verweis auf eine »Wissenschaftlichkeit« oder eine »hohe Kultur«, die sich niemals ganz offenbart und nie akzeptiert, in Frage gestellt zu werden. Auf der anderen Seite steht eine neue Art, die politisch-kulturelle Analyse aufzufassen, eine Art, die noch niemand von uns besitzt, die aber bei allen im Mittelpunkt des Studiums stehen müßte: die von der Information ausgeht, von der Offenlegung der Schwierigkeiten, der Bemühung um Klarheit und Diskussion, und die dahin tendiert, auf intelligente Weise, und von unten, alle Institutionen des Wissens und der Macht und vor allem die »Experten« in Schwierigkeiten zu bringen; die von realen Erfahrungen ausgeht, ohne jedoch deren Widersprüche, Zerrissenheit und Mißerfolge zu verbergen, und die bei der Diskussion und Darlegung der theoretischen und praktischen Probleme die wichtigsten erkennt und sie allen zugänglich macht.

Aber noch einmal, diese letzte Linie kann es nicht ohne eine präzise *didaktische* Verantwortlichkeit geben: und sie besteht nicht in einer Lehre in abgetrennten offiziellen Einrichtungen noch in der Bestätigung der Distanz zwischen Lehrendem und Lernendem, sondern ganz im Gegenteil in Information, Dienstleistung, Auseinandersetzung, Austausch, Diskussion.

Wie der betrauerte Vorsitzende Mao sagte, muß man damit beginnen, Untersuchungen zu machen.

Man muß jedoch bei der Themawahl Prioritäten zu setzen wissen: Es ist nutzlos oder irreführend, weiter über irrelevante Fragen zu diskutieren, wenn die Hauptprobleme gar nicht aufs Tapet gebracht und womöglich nicht einmal die nötigsten Informationen gegeben werden. Denn dann ist der Verdacht legitim, daß etwas verteidigt werden soll, was ich als den *alten Spielraum der Politik* bezeichnen würde: des Komplizentums, der persönlichen und ständischen Interessen, der Angst vor einem öffentlichen Urteil und, von unten, der Einstellung, daß man Schmutzige-Wäsche-in-der-Familie-Waschen solle, der Trennung zwischen der kulturellen Welt des »Experten« und der Welt der »anderen«. Ich möchte ganz offen sein: Ich habe den Eindruck, daß die in *Sapere* stattfindende Debatte über Psychiatrie zuweilen wenig prägnant ist und oft den Kern der Probleme nicht aufgreifen will, sondern sich in gelehrten Abhandlungen, marginalen Protesten und Selbstverteidigungen verliert.

Ich möchte ganz konkrete Vorschläge machen und die meines Erachtens wichtigsten Themenkreise benennen, zu denen man Stellung nehmen, Untersuchungen und Studien machen, Doktorarbeiten, Artikel und Essays schreiben sollte.

1. Das konkrete Problem der psychiatrischen Gewalt

1.1. Elektroschock und Mittel zur Ruhigstellung. Der Glaube, an diesem Punkt schieden sich die Geister, ist weit verbreitet: infam ist, wer Schocks und Zwangsjacke anwendet, alle anderen machen ihre Sache gut. Meiner Ansicht nach ist das eine naive und zuweilen demagogische Vereinfachung. Die massive Verabreichung von Psychopharmaka kann schmerzhafter, schädlicher und repressiver sein als z.B. der Elektroschock. Und wenn es stimmt, daß dieser nie mehr zur Anwendung kommen sollte, so ist ebenso wahr, daß es nicht genügt, ihn nicht zu benutzen, um sich ein ruhiges Gewissen zu verschaffen. Aber wenn man ihn nicht anwendet, und wenn man in einer Irrenanstalt auch keine massiven Dosen von Psychopharmaka verabreicht, was kann man dann in einer gegebenen Situation konkret tun? Gibt es eine Psychiatrie ohne Freiheitsbeschränkung, Zwang und Gewalt? Wenn es sie in Ansätzen gibt, an welchem Punkt beginnt sie? Und wann verwandelt sich brutale Unterdrückung in Manipulation und Täuschung? Gibt es eine »gute« Psychiatrie?

1.2. Ist es möglich, und wann, ohne irgendeine Form von stationärer Psychiatrie auszukommen? Nach Meinung aller ist dies nicht *immer* und in allen Fällen möglich. Und dann? Welche Erfahrungen sind gemacht worden? Was folgt daraus?

1.3. Wie sehen die Alternativen zur Irrenanstalt aus? Der Gefahren sind wahrscheinlich zwei: erstens, daß die in der Gemeinde verstreuten »alternativen« Zentren nichts anderes sind als dezentralisierte Stückchen Irrenanstalt, die vielleicht menschlich und modern geführt werden (weshalb es also falsch ist, vom Verschwinden der Irrenanstalt zu sprechen); zweitens, daß die Gemeindepsychiatrie zu einer Psychiatrisierung der Gemeinde führt. Auch hier, warum wird auf Kongressen und Tagungen nicht das Nächstliegende getan, nämlich die gemachten Erfahrungen auszutauschen und zu vergleichen? Und welche Erfahrungen hat man im Ausland gemacht? Meiner Ansicht nach besteht oft die Tendenz, den technisch-organisatorischen Neuheitscharakter gewisser italienischer Erfahrungen gegenüber dem, was seit mehreren Jahren in einigen Ländern gemacht wird und wovon man viel lernen könnte, überzubewerten.

2. Die psychiatrische Linke in Italien. Es ist nicht möglich, von neuen Alternativen zu sprechen, wenn man, wie zumeist, nicht viel darüber weiß, wie die Dinge wirklich im eigenen Land abgelaufen sind.

2.1. Die Dokumentationen. Die interessantesten Dokumente sind vielleicht nie veröffentlicht worden, könnten jedoch leicht der Öffentlichkeit zugänglich gemacht werden. Es gibt getippte interne Papiere von »Psichiatria Democratica«; vor drei Jahren hielten die Psychiatriearbeiter der Emilia Romagna eine Reihe von Versammlungen ab, in denen sie einen sorgfältigen Bericht über die Situation der psychiatrischen Versorgung in Emilia erstellten; dieser Bericht, an dem sowohl Mitglieder als auch Nicht-Mitglieder der KPI mitarbeiteten, wurde niemals veröffentlicht; Luciano Carrino und die Gruppe um ihn schrieb, als er Triest verließ, ein sehr schönes Papier, das nur sehr begrenzt zirkulierte; usw.

2.2. Die Geschichte der progressiven Organisationen. Es wäre schade, wenn niemand die Geschichte der »Associazione per la lotta contro le malattie mentali«[1] schreiben würde, vielleicht mit Hilfe von Interviews mit deren wichtigsten Protagonisten vor allem in Florenz und insbesondere in Turin, und eine Bilanz daraus zöge. Was »Psichiatria Democratica« angeht, so wurde die Politik der Führungsgruppe erst während des nationalen Kongresses im September 1976 für alle deutlich, vorher und nachher jedoch blieb sie dem Publikum und auch den allermeisten Mitgliedern weitgehend unbekannt. Der Demissionsbrief – sehr schön, sehr politisch und auch sehr unnachgiebig –, mit dem Gianfranco Minguzzi von seinem Amt als nationaler Sekretär von »Psichiatria Democratica« zurücktrat, blieb den meisten unbekannt. Interviews und Umfragen wären sicherlich nützlich.

2.3. Die Pfleger. In den alternativen oder »progressiven« psychiatrischen Organisationen sind die Pfleger nicht immer »angeglichen«. Zuweilen vertreten sie ständische oder rechte Standpunkte, manchmal tragen sie fundierte und intelligente Einwände und Vorschläge vor. Mit den Pflegern statt nur mit dem Herrn Direktor zu sprechen ist fast immer eine Möglichkeit, besser zu erfahren, wie die Dinge stehen, und sich nicht täuschen zu lassen. Wann wird man endlich beginnen, *von unten* Umfragen durchzuführen, von unten die Geschichte zu rekonstruieren, anstatt immer nur von oben? Und die progressiven Neuerungsinitiativen von Pflegergruppen? Fast immer sind es wichtige und bedeutende Erfahrungen! Und warum wird keine Analyse ihrer gewerkschaftlichen Forderungen und Positionen versucht, die doch im Guten wie im Schlechten ein so großes Gewicht in der italienischen Psychiatrie haben?

2.4. Die Erfahrungen der freiwilligen Praktikanten. Hier gibt es eine Welt zu entdecken, die noch kaum dokumentiert ist. Seit Görz haben die freiwilligen Praktikanten dann auch in Triest, in Ferrara, in Arezzo und in vielen traditionellen Krankenhäusern äußerst wichtige Erfahrungen gemacht und oft Dokumente und Vorschläge oder Kritik formuliert, die großes Interesse verdienen. Zum Teil gilt auch hier, was bezüglich der Pfleger gesagt wurde.

3. Die Parteien und insbesondere die KPI und ihr Verhältnis zur Psychiatrie. Es wäre zum Beispiel notwendig – und ist nicht schwierig –, die verschiedenen (und in einigen Punkten stark divergierenden) politischen Linien der KPI in Emilia, in der Lombardei und im Latium zu untersuchen, ihre Entwicklungen und Widersprüche im Licht der (teilweise

schon dokumentierten) Geschichte der nationalen Parteistandpunkte einzuschätzen und daraus Lehren zu ziehen, die die Zukunft der Psychiatrie in Italien aus der Nähe betreffen.

4. Das Schicksal der Psychologen vor und insbesondere nach der Einrichtung der Habilitationskurse in Padua und Rom. Auch hier gibt es schon gedrucktes Material, aber man müßte (auch durch Untersuchungen) versuchen, Bilanzen, Hypothesen und Vorschläge in bezug auf die Entwicklung der psychiatrischen Versorgung zu erarbeiten. Dieser Punkt wird immer zentraler, weil von der Haltung der Psychologen nach dem Examen (angenommen oder abgelehnt zu werden) viel in der Psychiatrie abhängen wird.

5. Die Psychoanalaytiker, die Geschichte der verschiedenen italienischen Gesellschaften für Psychoanalyse, der Dissidentengruppen, die schon seit Anfang der 60er Jahre und vor allem in den letzten Jahren existierten. Diesem Kapitel wird in nächster Zukunft auch in Anbetracht der steigenden Zahl von Psychiatriearbeitern, die eine Analyse machen oder gemacht haben und in den Institutionen arbeiten, ein immer größeres Gewicht zukommen.

Diese Vorschläge könnten noch weiter präzisiert, korrigiert und bereichert werden.

Postskriptum

Der Aufsatz von Giuseppe Germano, »Alcune contraddizioni da chiarire«[2] in *Sapere* Nr. 804 vom September 1977, der voller Ideen, stimulierender und diskreter Kritik ist, bietet die Gelegenheit, den schon gemachten Bemerkungen über die Methode im psychiatrischen Diskurs noch einige Überlegungen hinzuzufügen.

Das Hauptproblem, das er anspricht, ist die Frage der »therapeutischen Techniken«, die ja in den letzten Jahren nichts Neues war, mehrmals aufgeworfen, aber selten und von nur wenigen Personen behandelt und fast nie diskutiert wurde.

Man kann vielleicht sagen, daß die »befreiende« Praxis der »neuen Psychiatrie« in Italien, was das Verhältnis zu den therapeutischen Techniken angeht, von vielen in folgende Etappen unterteilt gesehen wird:

a) Erste nicht-technische Phase: Befreiung der Irrenanstaltsinsassen von den Zwangsmitteln und Abschaffung der unmenschlichsten Pseudotherapien.

b) Zweite nicht-technische Phase: Rückgabe persönlicher Gegenstände an die Patienten, Räume, in denen sie sich bewegen können, Gelegenheiten zum Sprechen.

c) Erste halbtechnische Phase (d.h. Fähigkeiten erfordernd, die nicht unbedingt jeder aufweist, die aber nicht spezifisch psychiatrisch sind): Schaffung von Animationspunkten, von Gruppen, funktionierenden Versammlungen, Entscheidungszentren, die die Anstaltsinsassen mit einbeziehen.

d) Zweite halbtechnische Phase: Beschaffung von finanzieller Unterstützung, von Renten, Wohnungen für Entlassene, Arbeitsplätzen, Stützpunkten für die medizinische Betreuung.

e) Erste technische Phase (d.h. spezifisch psychiatrisch): Psychopharmaka und Gespräche, Gesellschaft und Begleitung, Hilfe und Kontrolle in Krisenmomenten, Familienversammlungen, Hausversammlungen etc., um die soziale Wiedereingliederung der Entlassenen zu fördern und Neueinweisungen zu vermeiden.

f) Zweite technische Phase: Einzel- oder Gruppenbehandlungen, die als solche definiert und gerechtfertigt sind, kontinuierlichen Charakter haben, irgendwie formalisiert und technisch-therapeutisch orientiert sind, sofern sie sich nur nicht auf die mechanische und routinemäßige Verabreichung von Psychopharmaka beschränken.

Hier drängen sich einige Beobachtungen auf. Die erste ist, daß es eine Tendenz zur Arbeitsteilung gibt: einige Personen beschäftigen sich nur mit a), b) und c); andere überwiegend mit d) und e); andere mit f). Meistens besteht auch ein Auffassungsunterschied zwischen denjenigen, die sich vor allem auf Punkt a) stützen, und denjenigen, die auf Punkt c) zurückgreifen. Es gibt auch Leute, die sich überhaupt nicht mehr mit dem Behandlungsproblem beschäftigen. Ich habe in Italien wie im Ausland illustre »neue« Psychiater und »Erneuerer« kennengelernt, die *seit Jahren* nicht einmal mehr eine Stunde im Gespräch mit einem der von ihnen Betreuten zugebracht haben, um zu versuchen, seine Gefühle und Gedanken zu verstehen. Für diese Herren war die psychiatrische »Praxis« eine rein organisatorische und beruhte auf einem Reigen von Versammlungen, Konferenzen, Reisen etc.

Zweite Bemerkung. In Italien besteht eine Tendenz, zu der auch ich vor Jahren beigetragen habe, die Aufgaben der »neuen Psychiatrie« oft auf demagogische Weise so dazustellen, als seien sie auf Punkt a) oder eventuell auf die Punkte a), b) und c) beschränkt. Die Therapieprobleme wurden ignoriert oder als »Technizismen« abgestempelt. Die – sakrosankte – Polemik gegen die Familien-Beziehungstherapie hat es ermöglicht, einer kritischen Auseinandersetzung mit therapeutischen Orientierungen, die weniger leicht abzutun sind (wenn auch aus ganz verschiedenen Gründen: von den Psychopharmaka bis zur Psychoanalyse), aus dem Weg zu gehen und zu übersehen, daß es außer der Beziehungstherapie noch ganz andere Manipulationstechniken gibt.

Dritte Bemerkung. Die ganze Liste von a) bis f) ist falsch. Sie nimmt als gegeben an, daß eine gewisse obligatorische *Reihenfolge* eingehalten werden muß und daß man unterscheiden kann zwischen dem, was technisch, und dem, was nicht technisch ist; dem, was Therapie, und dem, was Befreiung ist; dem, was politisch, und dem, was technizistisch ist. In Wirklichkeit ist alles viel komplizierter. Außerdem verführt diese Liste fälschlicherweise und etwas reklamehaft zu dem Glauben, daß es während der Phasen a) und b), die nur »befreiend« scheinen, nicht nötwendig ist, mit enormen Problemen bezüglich der therapeutischen Technik, vom Einsatz von Psychopharmaka bis hin zu anderen Kontrolltechniken, fertig zu werden. Meiner Ansicht nach entstehen diese Unterscheidungen bzw. Phasen von a) bis f) aus apologetischen Notwendigkeiten und sind keine wirkliche Hilfe für den, der wissen will, »was man macht« und »was man machen muß«. In Wirklichkeit ist alles in der Psychiatrie politisch (d.h. ein gesellschaftliches Problem von Machtverhältnissen), vor allem das, was als reine Therapie erscheint; aber fast alles kann irgendwie als »Behandlung« oder »Therapie« bezeichnet werden, doch hat jede »Behandlung« etwas Ambivalentes an sich, und auch was als antitechnische »Befreiung« erscheint, ist eine ambivalente Behandlung; die Behandlungen sind (in verschiedenem Maße, aber ohne deutliche Grenzen) Unterdrückung, Mystifikation, Zukleistern, Befreiung, nie ganz klar eine einzige Sache allein; und auch was sie im Patienten auslösen, ist nicht immer eindeutig einschätzbar. Insbesondere ist überhaupt keine Unterscheidung möglich zwischen dem, was die Anwendung einer Technik ist, und dem, was reine Kritik, gesunder Menschenverstand, Hilfe, vorgebliche Negation der Technik ist. Eine Versammlung zu leiten ist eine Frage der Technik, und keine leichte, die erlernt werden muß; eine Abteilung oder ein Krankenhaus zu eröffnen auch, und ebenso einen gemeindepsychiatrischen Dienst zu organisieren. Jedes Gespräch mit einem Patienten verläuft *sowieso* nach technischen Bedingungen; und die therapeutische Gemeinschaft ist nicht mehr und nicht weniger eine Technik als die Psychoanalyse. So zu tun, als benutze man nicht Techniken irgendwelcher Art, kann nur zweierlei bedeuten: entweder die eigenen Techniken zu verbergen, damit sie der Kontrolle entgehen; oder unbewußt Techniken zu benutzen, die, da sie ja unbewußt und somit keiner Selbstkritik unterzogen, nicht überwacht, nicht theoretisch formuliert noch verglichen werden, Schaden anrichten und sich unweigerlich als von niedrigem Niveau erweisen. Vielleicht ist also der schlimmste Technizismus der, bei dem man vorgibt, die Techniken negieren zu wollen; oder der, bei dem man über die eigenen Techniken nicht spricht.

Anmerkungen

1 »Vereinigung zum Kampf gegen Geisteskrankheiten« (A.d.Ü.)

2 »Einige Widersprüche, die der Klärung bedürfen« (A.d.Ü.)

14. Beitrag zu einer notwendigen Klärung

Es besteht die Gefahr, daß die Beschleunigung des schon laufenden Unterdrückungsprozesses und die Einengung politischer Spielräume infolge des Mordes an Aldo Moro einen großen Teil der Linken unvorbereitet treffen; und es ist klar ersichtlich, daß diese Unvorbereitetheit in großem Maße ein Mangel an Aufarbeitung ist. In diesem Rahmen muß die Diskussion über Gewalt vor allem einer Realität Rechnung tragen, die aus der Krise der Selbstlegitimation der bürgerlichen Legalität und aus jener Gewalt seitens des Staates herrührt, die Radikale und Jugendliche dazu drängt, die Grenzen der konventionellen Politik zu durchbrechen. Im übrigen existiert noch eine typisch defensive und oft unklare Art und Weise, das Problem der Gewalt innerhalb der Linken zu behandeln.

Die Notwendigkeit einer größeren Klarheit bezüglich dieses Themas betont vor allem die KPI, aber in einer Weise, die bei uns nicht auf Zustimmung stoßen kann: »Größere Klarheit« scheint vor allem eine einschüchternde Aufforderung zu sein, sich auf die Seite des Staates zu stellen und seine Gewalt zu unterstützen. In der Tat droht die Position der KPI (Gewalt = Terrorismus = subversiver Angriff auf die Verfassung und die Institutionen der Republik), bei weiten Kreisen vorherrschend zu werden, und diese Hegemonie ist wie in einem Spiegel auch bei jenem Teil der radikalen Basis wieder auffindbar, der schließlich (auch wenn er es nicht immer offen zugibt) in der Illegalität und in der Gewalt die einzig übriggebliebene Form von möglicher Auflehnung gegen das Kapital sieht.

Die Gewalt generell zu verdammen kann dazu dienen, die von ihr ausgehende Faszination zu erhöhen, insbesondere dann, wenn die Vorstellung von der gewaltsamen Illegalität sowohl den symbolischen (und rituellen) Wert eines Ausbruchs und eines Racheaktes, mit denen der Unterdrückte sich identifiziert, als auch die Vorstellung von der Effizienz eines Unternehmens, mit der die Roten Brigaden sich die psychologischen und exekutiven Techniken der italo-amerikanischen Mafia mit einem peinlich genauen, produktiven Puritanismus anzueignen scheinen, in sich vereinen kann. In diesem Fall verfehlt die Verurteilung der regressiven, »blinden und bestialischen« Gewalt ihr Ziel und kann nur dazu führen, daß diejenigen, die in sich selbst die noch immer zum Scheitern verurteilte Auflehnung der emotionalen Revolte fühlen, jene andere Gewalt, die der Roten Brigaden, zum Mythos machen, die als rationale Herausforderung, als präzise und effizient erscheint. Was nicht ins Bewußtsein dringt, ist, daß die emotionale Falle eben in diesem Moment zuschnappt: als Projektion der eigenen Hoffnungen auf ein autoritäres und elitäres Modell von sadistischer Effizienz, das die noch stümperhafte Tradition des hierzulande existierenden Faschismus verblassen läßt.

Innerhalb der »klassenbewußten« Linken im allgemeinen erscheint die mehr oder minder explizite oder unbeholfene Verteidigung der »gesunden« alten Gewalt, die dem Begriff von revolutionärem Kampf selbst innewohnt, auf typische Weise von moralistischen Rechtfertigungsversuchen durchdrungen, erscheint also nicht immer von einer strengen theoretischen Argumentation oder einem expliziten politischen Plan gestützt. Vielleicht sind eine solide theoretische Argumentation und ein politischer Plan, die die physische Gewalt rechtfertigen würden, nicht mehr möglich. Das nehme ich an, aber über diesen Punkt herrscht Unbehagen und es ist schwierig, eine eindeutige Stellungnahme zu hören. »Solange die Gerechtigkeit des Staates Gewalt ist, ist die proletarische Gewalt Gerechtigkeit«, schrieben die Autonomen, Marx paraphrasierend, in Rom an die Häuserwände, und es ist bezeichnend, daß dieser Satz – nicht mehr *geschichtliches* Urteil, sondern *taktischer* Rechtfertigungsversuch – im aktuellen Kontext zur reinen Demagogie, im Grunde zu Moralismus wird. Die »proletarische Gewalt« bzw. das, was dafür ausgegeben wird, scheint von der Gewalt des bürgerlichen Staates selbst autorisiert zu sein, und das genügt: so gesehen erscheinen Illegalität und physische Aggression nicht etwa auf ein zukünftiges, in einer politischen Strategie ausgedrücktes Ziel gerichtet, sondern als unmittelbar emanzipatorische Reaktion gerechtfertigt.

Der wahre, auf Gewalt basierende politische Plan, das »in einer politischen Strategie ausgedrückte Ziel« ist, wenn vorhanden, das der Roten Brigaden, das wir alle ablehnen; es bringt den Faschismus nach Italien zurück.

Das Thema Gewalt, und indirekt auch das Thema Gewaltlosigkeit, scheint somit nicht nur von alten Vorurteilen, sondern auch von neuen ideologischen Verschwörungen überschattet zu sein. Angesichts der Ereignisse ist es *nicht glaubwürdig,* von Gewaltlosigkeit zu sprechen, und doch verdient das Problem insgesamt erneut einige Beachtung.

Man muß hier auf ganz elementare Weise eine Hypothese und einen Zweifel bedenken: erstens die Hypothese, daß zum jetzigen Zeitpunkt die Strategien der revolutionären Illegalität in Italien aussichtslos sind und sogar mit den Interessen und den repressiven Plänen des italienischen Staates und wahrscheinlich mit den Vorhersagen des State Departement und des Kreml übereinstimmen; zweitens der Zweifel, daß die Ethik und die politische Neubegründung einer Alternative zur kapitalistischen Gesellschaft etwas sehr viel Komplexeres sind, als wir noch vor einigen

Jahren dachten, so daß sie nicht mehr dem automatischen Umsturz von Werten überlassen bleiben können, der als Folge der Machtergreifung seitens der unterdrückten Klassen angestrebt wird. Mit anderen Worten, die revolutionäre Gewalt ist kein Wert, sondern ein Mittel, das, im falschen Augenblick benutzt, scheitern und eine Zunahme der Unterdrückung hervorrufen kann; überdies ist sie nicht richtungweisend und scheint nicht auszureichen, um nach der Revolution eine alternative Gesellschaft hervorzubringen.

Das Thema Gewaltlosigkeit ist Klischees zum Opfer gefallen und scheint sich fest mit Vorstellungen von Defensivhaltung und Schwäche verbunden zu haben. Der Unmut über die Heuchelei und das – wahre oder mutmaßliche – Geheule von Evangeliums- und Ghandi-Anhängern, Vegetariern und Vivisektionsgegnern, Hippies der ersten Garnitur, radikalen Randgruppen, Ökologen und verzichtfreudigen Gemüsekleingärtnern scheint verschmolzen zu sein mit der Bewußtheit darüber, daß der politische Kampf in Italien nunmehr die Phase der guten Manieren überwunden hat und nicht mehr mit Achtung vor der menschlichen Person und den demokratischen Rechten – so dies je der Fall war – geführt werden kann.

Vielleicht war nicht klar geworden, daß die gewaltlosen Strategien (angefangen vom staatsbürgerlichen Ungehorsam bis zu den *sit-ins* und all den Formen von Organisation des Dissens, sei es auf Massenebene, sei es in kleinen Gruppen) kein individualistischer und folkloristischer Aspekt des *movement* der 60er Jahre sind, sondern Teil – vielleicht nicht einmal der wichtigste – einer ganz einfach demokratischen Auffassung von Dissens. Man muß festhalten, daß es in der italienischen Geschichte und Kultur den demokratischen und gewaltlosen Strategien im wesentlichen an zivilen und politischen Traditionen mangelt: Heute tragen wir die Folgen davon.

Pseudodemokratische und naive Aspekte gewisser Kampfstrategien ablehnend, was vielleicht richtig war, hat man schließlich das Kind mit dem Bade ausgeschüttet: dann aber wurde darüber gejammert, daß Pannella mit seinem unerträglichen Getue alles verdorben hat, während die Jungen in großer Zahl auf intimistische und parareligiöse Standpunkte einschwenken. Da die revolutionäre Tradition in Italien nicht mit dem »kulturell-gesellschaftlichen« Heranwachsen von Formen von Zusammenschluß, von Bewußtseinsbildung und demokratischem Dissens verbunden war, bleibt ein leerer (und demokratieloser) Raum zwischen dem Opportunismus der KPI und denen, die physische Aggression oder bewaffneten Kampf predigen.

Nachdem es die KPI ist, die die Demokratie verteidigt, zeigt ihre formalistische und veraltete Art, sie zu verteidigen, die Heucheleien des autoritären Staates von morgen auf; aber an den Universitäten und in den Schulen wenden die Autonomen und der MLS[1] Formen von Übertretung

und Gewalt, wenn nicht gar von echtem physischen und psychologischen Terrorismus an, die, anstatt sich als Überwindung der demokratischen und liberalen Grundsätze und Schemata darzustellen, sie ignorieren und mit eiskalter Rohheit mit Füßen treten. Vielleicht hat Italien mehr noch als die Entwicklung gewaltloser Formen von Zusammenschluß und Ungehorsam in der Gegenkultur gerade eine über mehrere Generationen dauernde Erziehung zur Basisdemokratie gefehlt.
In dieser Situation ist es signifikant, daß die beiden vorherrschenden Interpretationen des Ausdrucks Gewalt, obwohl scheinbar antithetisch, im wesentlichen darauf abzielen, geschehende Gewalttaten zu rechtfertigen. Auf der einen Seite steht die KPI, die recht unreflektiert einen typischen Aspekt der kleinbürgerlichen Weltanschauung aufgreift und praktisch Gewalt mit physischer Gewalt und illegaler Gewalt gleichsetzt: auf diese Weise rechtfertigt sie tendenziell den *Status quo* und die Gewalt der Polizei. Auf der anderen Seite gibt es einen sehr viel artikulierteren und intelligenteren Standpunkt, der als Massenbewußtheit bei der Jugend vorhanden ist, noch bevor er theoretisch formuliert wurde. Nach diesem Standpunkt gibt es keinen wesentlichen Unterschied zwischen Gewalt als Durchbruch in die Illegalität und der offensichtlichen oder verschleierten, aber legalen Gewalt, die die in der bürgerlichen Gesellschaft herrschenden Verhältnisse kennzeichnet, sondern die schlimmste Gewalt ist jene, die von den Ausgebeuteten, Ausgeschlossenen, ihrer Rechte, ihrer Wünsche und menschlichen Möglichkeiten Beraubten erduldet wird.
Aber dieser zweite Standpunkt führt, wenngleich grundsätzlich durchaus teilbar, zu Widersprüchen und Mißverständnissen, wenn er in dogmatischer und apologetischer Weise verstanden und umgesetzt wird. Einmal habe ich in einem freien Radiosender eine Gruppe von Jugendlichen gehört, die den Umstand verteidigten, daß sie in ein Theater eingedrungen waren, wo Giorgio Gaber ein Konzert geben sollte. Die Eintrittskarten, gaben sie zu, waren nicht teuer, das Theater war in Wirklichkeit ein Kino am Stadtrand, Gabers Vorstellung war eigentlich eine politische Veranstaltung; sie gaben zu, daß sie durch ihre Stürmung des Theaters andere (die Eintritt bezahlt hatten) daran gehindert hatten, ihre Plätze einzunehmen; sie beklagten sich, aber im Grunde verstanden sie, daß der Abend letztlich geplatzt war und Gaber für niemanden hatte singen können. Aber Eintritt zu verlangen, sagten sie, ist eine Form von Gewalt; Musik und bestimmte politische Lieder zu hören ist uns ein Bedürfnis; die Unterscheidung zwischen primären Bedürfnissen und sekundären Bedürfnissen ist absurd, man muß »sich die Bedürfnisse aneignen«: Und der Hauptunterschied zwischen der Gewalt derer, die nicht zahlende Besucher nicht hereinlassen, und der Gewalt derer, die ihren Einlaß erzwingen, ist der, daß die ersteren die bürgerliche Ordnung verteidigen, während die letzteren einer Bewußtseinsbildung Ausdruck verleihen und »ein Stück Kommunismus in die Praxis umsetzen«.

Die Beispiele könnten vervielfacht werden. Bei Vorfällen von physischer Aggression oder Bedrohung, heute in den Versammlungen vorherrschende Praxis gegenüber »nicht linientreuen« Genossen, werden zum Teil gleichartige, zum Teil dogmatische Rechtfertigungen alter stalinistischer Prägung angeführt.
Wir können versuchen, einige Punkte zu klären:
a) Es gibt eine Mentalität und eine Ideologie der Aneignung (bzw., wenn uns das lieber ist, der Enteignung), der individuellen Gewalt, der Einschüchterung und der Verhinderung der Ausdrucksmöglichkeit anderer, die weder mit Revolution noch mit Sozialismus und am allerwenigsten mit Demokratie etwas zu tun hat.
b) Soll eine einzelne Tat in politischen und nicht in moralistischen Termini beurteilt werden, so genügt es nicht, ihre Ursachen zu verstehen (und die Ursachen für die Wut der Jungen sind verständlich und auch entschuldbar), sondern man muß ihre Folgen abschätzen, und ob diese Folgen mit dem erklärten politischen Ziel in Einklang stehen.
c) Wahrscheinlich kann eine zukünftige Gesellschaft nicht dadurch vorbereitet und antizipiert werden, daß man sich die Gewalt aneignet, die der bürgerlichen Gesellschaft eigen ist, sondern vielmehr, indem man sich dem widersetzt, was die »Bourgeoisie in uns selbst« an Unmenschlichkeit und gewaltsamen Übergriffen bedingt. Es bedarf zwischenmenschlicher Verkehrsformen, die, anstatt sich in selbstbefriedigendes Sektierertum umzusetzen, die Hinwendung zu Verschlossenheit und Gewalt zu bekämpfen wissen. Dies bedeutet, daß man nach immer besseren Systemen zum Schutz der Rechte von Dissidenten und Minderheiten, zur Erhöhung der Kommunikation und gegenseitigen Achtung suchen, also für die Demokratie kämpfen muß.
d) Nicht alle Arten von Gewalt sind gleich: weder nach der Absicht derer, die sie ausüben, noch nach dem Schaden dessen, dem sie angetan wird. Kein Zweifel, die ursprüngliche Gewalt wird, versteckt oder legitimiert, in der Familie, der Kaserne, der Fabrik, beim ökonomischen Wettbewerb oder beim gesellschaftlichen Ausschluß etc. erfahren; aber auch hier wurde durch eine pseudo-politische, in Wahrheit moralistische und rohe Ideologie ein komplexes System von Machtverhältnissen personalisiert in dem Versuch, die Welt und die Gesellschaft in Gute und Böse einzuteilen. Das Ergebnis war, daß man, anstatt eine historische und politische Analyse der diversen institutionellen Systeme zu erstellen, lieber Schandsymbole schuf, von Mal zu Mal nach einem Sündenbock suchte, sich mit ehrlosen Helden identifizierte und manchmal vor allem sich selbst rechtfertigte. Dadurch wurde paradoxerweise gerade die Suche nach den wirklichen Absichten und individuellen Verantwortlichkeiten beeinträchtigt: alles wurde verflacht. Wie banal es auch sein mag, es muß daran erinnert werden, daß es einen riesigen Unterschied macht, ob man einen Menschen foltert, bis er verrückt wird, oder ihn rein psychologischen

Pressionen aussetzt; ob man einen politischen Gegner physisch angreift bzw. terrorisiert oder ihn in einer Abstimmung schlägt; ob man mit physischer Gewalt und Nötigung Güter, Dienstleistungen oder Geld erpreßt, oder ob man (wie das im Ausland auch von revolutionären Organisationen gemacht wird) verlangt, daß Genossen, die an einer politischen Veranstaltung in einem Theater teilnehmen wollen, Eintritt bezahlen.
e) Wenn es wahr ist, daß die Trennung zwischen erlaubten, der Erhaltung des *Status quo* dienenden Gewalttaten und illegalen Gewalttaten je nach historischer Epoche und Kultur variiert, also zumindest teilweise konventionell ist, so bedeutet dies nicht, daß die Behauptung, die vom Gesetz verfolgten Gewalttaten seien legitim, per se der Vorbereitung oder Vorwegnahme einer besseren Gesellschaft dient. Solange wir in dieser Gesellschaft leben, kann z.B. Diebstahl nicht als Wert betrachtet werden, ob er nun »legal« von den Banken verübt wird oder auf ganz gewöhnliche Weise für den Hausgebrauch; oder vielleicht kann man nur unter der Bedingung ihn als Wert zu rechtfertigen beginnen, daß man so mutig und ausreichend gut organisiert ist, um schon jetzt auf das *eigene* Privateigentum zu verzichten. So führt die aktive Bekämpfung aller von der bürgerlichen Gesellschaft aufgestellten Verbote ohne die Schaffung eines neuen Systems von Verhaltensnormen für das Zusammenleben nur zu Streit auch unter denen, die sich als Revolutionäre ausgeben. Eine Gesellschaft, die durch vorsätzliche politische Lügen aufgebaut und verteidigt wird, die die psychische oder physische Zerstörung ihrer Gegner für gut befindet und die gleichwohl zu den uns bekannten und verhaßten Gesellschaften alternativ wäre, ist nicht vorstellbar.

Ich glaube nicht an die Güte der revolutionären Gewalt im Gegensatz zur bürgerlichen Gewalt: und wenn die Revolution kein Galadiner ist und Greuel und Gewalttaten erfordert, so muß klar ausgesprochen werden, daß dies zumindest eine ernste Unannehmlichkeit darstellt; und daß Tötungen, Demütigungen und Gefangennahmen erneut Gewalt erzeugen und nicht nur bei denen, die sie erleiden, sondern auch bei ihren Urhebern Narben hinterlassen. (Darin besteht vielleicht der Umstand, daß sie kein Galadiner ist . . .)
»Alles um uns ist so angeordnet, daß ein ehrbarer und abgeschiedener Geist ernsthaft an Verbrechen denkt«, schrieb Fortini am 30. Mai 1977 im *Corriere della Sera.* Aber obwohl die Gewalt, die wir erleiden, uns der Gewalt geneigt macht, sollten wir alle wissen, daß ein Verbrechen kein ausführbares Vorhaben ist. Es dient heute nur dazu, die Gewalt, die wir erleiden, zu verstärken, und macht uns unseren Gegnern ähnlicher; und was hier auf dem Spiel steht, ist weder unsere persönliche Rettung noch unsere Selbstachtung, sondern die Suche nach normativen Grundsätzen, die auch in Zukunft die Handlungen aller leiten sollen. Das Mindeste, was man sagen kann, ist, daß der Entwurf einer revolutionären Ethik noch in

den ersten Anfängen steckt: Aber vielleicht werden wir in den nächsten Jahren genau daran Genossen und Gegner messen.

Über den Fall Moro (ich schreibe diese Zeilen am Tag nach seiner Tötung) war in der Debatte der Linken zweifellos ein Unbehagen zu verzeichnen, das insbesondere in vielen Beiträgen auf den Seiten von *Lotta Continua* deutlich hervortrat. Ich halte mich nicht bei der Analyse einzelner Punkte auf; im übrigen teile ich den Inhalt der von der Direktion der Zeitung geäußerten Standpunkte. Ich glaube jedoch, daß zumindest zwei Punkte vielen Lesern nicht klar geworden sind. Erstens: stimmt es, daß die Roten Brigaden Unrecht tun, oder schlimmer, geschieht dies *auch* deshalb, weil in Italien letztlich keine vorrevolutionäre Situation herrscht? Zweitens: warum sind wir grundsätzlich gegen die Tötung eines Klassengegners?
Nun gut, ich glaube, man muß ganz offen sagen, daß in Italien weder eine revolutionäre noch eine vorrevolutionäre Situation herrscht; und ich glaube, man muß vor allem gegen die Tötung eines politischen Gegners sein, weil der politische Plan einer Alternative zur derzeitigen Gesellschaft schon jetzt ein ethisches Projekt ist, das sich der kapitalistischen Ethik durch die Wahl eigener Werte entgegenstellt; und Gewalt gehört nicht zu diesen Werten.
Ich glaube nicht, daß politische Gewaltausübung oder Taten, die die bürgerliche Legalität durchbrechen, *besonders in der heutigen Situation in Italien,* etwas anderes hervorbringen als eine Beschleunigung des Prozesses, der unter Beihilfe der KPI unser Land der Regierung durch eine autoritäre und antidemokratische Macht näherbringt. Sei es, daß diese Macht auch in Zukunft die KPI einschließt, sei es, daß der Tod Titos oder irgendein anderer, das Gleichgewicht im Mittelmeerraum verändernder Faktor es für die Amerikaner nötig macht, in Italien einen noch offener autoritären Staat zu errichten – ich glaube, daß man entschieden pessimistisch sein muß: im allgemeinen, was die Zukunft Italiens angeht, und insbesondere, was die Möglichkeit betrifft, daß es einer wirklichen linken Opposition gelingt, sich kurz- oder mittelfristig den praktizierten herrschenden Tendenzen entgegenzustellen. Sicher ist, daß alle in diese Richtung zielenden Kräfte in gar keiner Weise ermutigt oder unterstützt werden können.
In der Situation, in der wir uns befinden, müssen die Tendenzen in der klassenbewußten Linken neu überdacht werden. Von gewaltlosen Strategien und Taktiken zu sprechen bedeutet keineswegs, sich der Illusion zu überlassen, man könne den Unterdrückungsmechanismen des Staates entgehen oder Formen passiven Widerstandes anwenden; es handelt sich nicht um den Traum einer schönen Seele, nicht um einen zufälligen Notbehelf noch um einen politischen und psychologischen Abrüstungsvorschlag, sondern es bedeutet in erster Linie, sich realistisch und un-

voreingenommen die Frage nach der wirksamsten Oppositionspolitik zu stellen. Zugleich muß man sich fragen, ob es nicht notwendig ist, wieder geduldig und auf lange Sicht an die Arbeit zu gehen, damit die Linke Programme, Zusammenschlußformen und wirklich alternative Werte formulieren kann, damit es ausgeschlossen ist, daß sich auch in den eigenen Reihen die schlimmsten Formen der bürgerlichen Gewalt reproduzieren oder sich jene ebenso schreckliche wenn nicht noch schrecklichere Gewalt des Stalinismus und seiner Epigonen und Nacheiferer entwickelt.

Anmerkungen

[1] Movimento lavoratori per il Socialismo (A.d.Ü.)

Bibliographie des Autors

»Considerazioni neuropsichiatriche sul tarantismo«, im Anhang des Bandes *La terra del rimorso* von Ernesto De Martino, Il Saggiatore 1961.
»Su un caso di »perdita della visione mentale«, in *Il lavoro neuropsichiatrico*, Bd. XXX, Heft III, 1962.
»I reparti psichiatrici nell'ambito dell'ospedale comune« (in Zusammenarbeit mit F. Di Biagio), in *La settimana degli ospedali*, 5, 1963, S. 707.
»Su marxismo e psicanalisi, in *Mondo Nuovo*, V. Jg., Nr. 5, 1963, S. 18.
»Realtà della psicologia industriale« (in Zusammenarbeit mit R. Giammanco), in *Nuovi Argomenti*, Nr. 61–66, 1963/64, S. 184.
»Sulla organizzazione dei servizi psichiatrici«, in *Il policlinico* (sez. pratica) 71, 1964, S. 1288.
»Aspetti socioculturali delle schizofrenie«, in *Atti del II Corso di Aggiornamento su problemi di psicoterapie*, hrsg, von dem Gruppo milanese per lo sviluppo della psicoterapia, Milano 1964.
Vorwort zur italienischen Ausgabe von *Eros e Civiltà* von H. Marcuse, Einaudi 1964.
Vorwort zur italienischen Ausgabe von *Il problema dell'inconscio nella psicologia moderna* von C. G. Jung, Einaudi 1964.
»Carnevali privati contro la repressione sessuale?, in *La città futura*, Nr. 10–11, 1965.
Vorwort zur italienischen Ausgabe von *Classi sociali e malattie mentali* von A.B. Hollingshead und F. C. Redlich, Einaudi 1965.
»Contributo allo studio della isteria: psicopatologia della crisi di possessione«, in *Il lavoro neuropsichiatrico*, Bd. XXXVIII, Heft III, 1965.
»Il tema della fine del mondo nelle malattie mentali«, Monographie, in *Psichiatria generale e dell'età evolutiva*, Jg. III, Nr. 3, 1965.
»Alcune considerazioni in margine allo studio della psichiatria sociale«, in *Annali de neurologia e psichiatria* (Perugia), Jg. LIX, Beil. 3, 1965. In Argentinien übersetzt.
»Il ruolo sociale dello psichiatra«, in *Annali di neurologia e psichiatria*, Jg. LX, Heft 1–2, 1966.
»Note su alcuni libri di psicoanalisi«, in *Quaderni Piacentini*, Nr. 28, 1966.
»Il convegno di Londra »Dialettiche della liberazione«««, in *Quaderni Piacentini*, Nr. 32, 1967. Dt. Übs. *Dialektik der Befreiung*, rororo Aktuell, 1969.
»Gli psichiatri e la politica«, in *Quaderni Piacentini*, Nr. 32, 1967.
»Storia e politica in psichiatria: alcune proposte di studio« (in Zusammenarbeit mit L. Schittar), in *Che cos'è la psichiatria?*, Hrsg. F. Basaglia, hrsg. von der Verwaltung der Provinz Parma, 1967. Dt. Übs. *Geschichte und Politik der Psychiatrie*, Frankfurt am Main 1974.
»Drop out«, in *Che fare?*, Nr. 2, 1967.
Vorwort zur italienischen Ausgabe von *Psicoanalisi e metodo scientifico*, Hrsg. S. Hook, Einaudi 1967.
»Contributo sociopsichiatrico all'interpretatione dell'argismo sardo« (in Zusammenarbeit mit M. Risso) in *I rituali dell'Argia* von C. Gallini, Cedam 1967.
Vorwort zu *Le avventure di Pinocchio* von C. Collodi, Einaudi 1968.
»Crisi della psichiatria e contraddizioni istituzionali«, in *L'istituzione negata*, Hrsg. F. Basaglia, Einaudi 1968; in mehrere Sprachen übersetzt. Dt. Übs. *Die negierte Institution, Frankfurt am Main 1971.*
»Una lezione di violenza« (unter dem Pseudonym E. De Matteo), in *Quaderni Piacentini*, Nr. 36, 1968.

Vorwort zur italienischen Ausgabe von *Dialettica della liberazione,* Hrsg. D. Cooper, Einaudi 1969.

»Per una fondazione marxista della psicologia«, in *Il Contemporaneo-Rinascita,* Jg. 26, Nr. 30, 1969.

»Ruolo professionale e azione politica« (in Zusammenarbeit mit L. Comba), in *Quaderni Piacentini,* Nr. 38, 1969. In Frankreich übersetzt; dt. Übs. »Zum Verhältnis von beruflicher Situation und politischer Aktion« in *Sozialistisches Jahrbuch* 3, Berlin 1971.

»Promesse e difficoltà dell'assistenza psichiatrica esterna« in *La provincia di Reggio Emilia,* Nr. 6, 1970.

»Le ragioni dell'assistenza psichiatrica non manicomiale«, in *Atti del Convegno »Psichiatria ed enti locali«,* Reggio Emilia 1970.

»I militanti e lo stregone«, in *Quaderni Piacentini* Nr. 42, 1970. In Frankreich, Argentinien und Spanien übersetzt; dt. Übs. »Die Militanten und der Hexenmeister«, in diesem Band.

»Sulla difesa della salute mentale in Italia«, in *Rivista degli ospedali,* Bd. 2, Nr. 5, 1970. In Argentinien übersetzt.

Vorwort zu *Opere scelte di Frantz Fanon,* Hrsg. Giovanni Pirelli, Einaudi 1971.

Vorwort (zus. mit V. Capecchi) zur italienischen Ausgabe von *Lo stereotipo del criminale* von D. Chapman, Einaudi 1971.

»Pratica medica e controllo sociale«, in *La salute e il potere in Italia,* hrsgg. vom Collettivo dell'Istituto superiore di sanità, De Donato 1971.

»Una nota sulla psichiatria in Cina«, in *Vento dell'Est,* Nr. 24, 1971. In Frankreich übersetzt.

»Psychiatrie et lutte de classes, in *Vroutsch,* Nr. 12, Strasbourg 1972.

»Manicomi eccetera«, in *Inchiesta,* Jg. II, Nr. 5, 1972.

»La lotta per una nuova psichiatria«, in *Rinascita,* Jg. 29, Nr. 48, 1972.

»Su psicanalisi e marxismo«, in *Psicanalisi e politica,* Hrsg. A. Verdiglione, Feltrinelli 1973.

»Condizione operaia e nevrosi«, in *Inchiesta,* Jg. III, Nr. 10, 1973. Übersetzt in Frankreich, Spanien; dt. Übs. *Psychiatrie und Klassenkampf,* Merve, Berlin 1974.

Einführung zur italienischen Ausgabe von *La personalità autoritaria* von T. W. Adorno, E. Frenkel-Brunswick, D. J. Levinson, R. Nevitt-Sanford, Edizioni di Comunità 1973.

Vorwort zur italienischen Ausgabe von *Per infermità mentale* von T. J. Scheff, Feltrinelli, 1974.

»La tecnologia della tortura«, in *Sapere,* Nr. 777, 1974, in Spanien übersetzt.

»Psichiatria e sicurezza sociale«, in *Crisi della medicina,* versch. Autoren, Editori Riuniti 1974.

I diritti del malato (Hrsg.), Feltrinelli 1975.

»Psichiatria e politica, in *Psichiatria e società,* hrsgg. von G. Berlinguer und S. Scarpa, Editori Riuniti 1975.

»Psicologia e politica nella vita quotidiana«, in *Quaderni Piacentini,* Nr. 56, 1975.

Manuale critico di psichiatria, Feltrinelli 1975 (9. Auflage Oktober 1978). Dt. Übs. *Kritisches Handbuch der Psychiatrie,* Syndikat, Frankfurt 1978. In Spanien und Jugoslawien übersetzt. In Frankreich in Vorbereitung (1979).

»L'ideologia della droga e la questione delle droghe leggere«, in *Quaderni Piacentini,* Nr. 58–59, 1976. In Spanien übersetzt.

»Alcuni interrogativi«, in *Sapere,* Nr. 791, 1976.

Vorwort zur italienischen Ausgabe von *Psichiatria e terapia sociale* von D. H. Clark, Feltrinelli 1976.

»Il mito dell'antipsichiatria«, in *Quaderni Piacentini,* Nr. 60–61, 1976. Dt. Übs. »Der Mythos der Antipsychiatrie«, in diesem Band; in Frankreich übersetzt.

»Quali bisogni? Alcune note«, in *Ombre Rosse* Nr. 17, 1976. Dt. Übs. *Welche Bedürfnisse?,* in diesem Band.

Proposta di attuazione del servizio di salute mentale della provincia di Viterbo (hektographiert), Ammin. Provinciale di Viterbo, 1976.

»Un parere su razionalità, irrazionalità, irrazionalismo«, in *Aut Aut,* Nr. 161, 1977. Dt. Übs. »Eine Anmerkung zu Rationalität, Irrationalität und Irrationalismus«, in diesem Band; in Spanien übersetzt.

»La crisi della nuova psichiatria«, in *Il Manifesto,* 25. Nov. 1977.

»Freud«, Stichwort der *Enciclopedia Europea,* Garzanti 1977.

»Sul metodo nel discorso psichiatrico«, in *Sapere,* Nr. 807, 1978. Dt. Übs. *Über die Methode im psychiatrischen Diskurs,* in diesem Band.

»Contributo a un chiarimento necessario«, in *Quaderni Piacentini* Nr. 67–68, 1978. Dt. Übs. *Beitrag zu einer notwendigen Klärung,* in diesem Band.